ISO 15189医学实验室质量管理建设指导

临床生物化学和免疫学检验

刘新　等主编

化学工业出版社
·北京·

内容简介

本书由长春中医药大学附属第三临床医院、长春中医药大学附属医院、吉林大学第一医院等多家医院检验科合作编写。内容结合国内外医学实验室管理的先进理念和实践经验，以国内外相关标准和规范为基础，对医学实验室质量和能力认可管理体系进行了深入剖析和详细阐述，包括生化免疫组管理程序、生化分析仪标准化操作程序、全自动电化学发光免疫分析仪标准化操作程序、化学发光微粒子免疫分析标准化操作程序、全自动化学发光免疫分析仪标准化操作程序、糖化血红蛋白分析仪标准化操作程序、血气分析仪标准化操作程序、ELISA 法标准化操作程序、手工操作标准化操作程序。本书内容系统全面，适合医学实验室管理人员和技术人员阅读参考。

图书在版编目（CIP）数据

临床生物化学和免疫学检验 / 刘新等主编. -- 北京 ：化学工业出版社，2024. 12. -- ISBN 978-7-122-47162-8

Ⅰ. R446

中国国家版本馆 CIP 数据核字第 2024NG0039 号

责任编辑：戴小玲　刘　军　李　悦　　装帧设计：关　飞
责任校对：田睿涵

出版发行：化学工业出版社
（北京市东城区青年湖南街 13 号　邮政编码 100011）
印　　装：大厂回族自治县聚鑫印刷有限责任公司
710mm×1000mm　1/16　印张 19¼　字数 364 千字
2025 年 6 月北京第 1 版第 1 次印刷

购书咨询：010-64518888　　售后服务：010-64518899
网　　址：http：//www.cip.com.cn
凡购买本书，如有缺损质量问题，本社销售中心负责调换。

定　　价：**98.00 元**

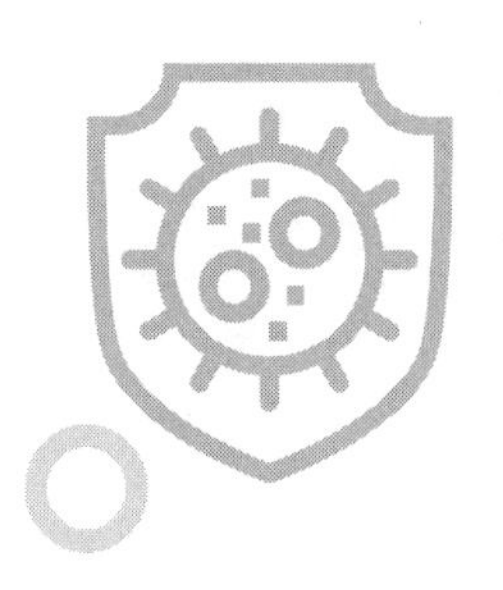

编委会

主　编　刘　新　长春中医药大学附属第三临床医院
宋　阳　长春中医药大学附属医院
刘丹萍　长春中医药大学附属第三临床医院
王　菲　长春中医药大学附属第三临床医院
安倍莹　吉林大学第一医院

副主编　卢念红　吉林大学第一医院乐群院区
谷　月　长春中医药大学附属第三临床医院
王　畅　长春中医药大学附属第三临床医院
徐艳玲　长春中医药大学附属第三临床医院
张冬娜　长春中医药大学附属医院
刘　盼　长春中医药大学附属医院
李　月　长春中医药大学附属第三临床医院
刘延青　长春中医药大学附属第三临床医院

编　委　辛续丽　深圳市前海蛇口自贸区医院
赵振东　海南省妇女儿童医学中心
李　彪　丹东市中心医院
于宏波　长春中医药大学附属第三临床医院
陈　宁　长春中医药大学附属第三临床医院
吕巧至　长春中医药大学附属第三临床医院
关　童　长春中医药大学附属第三临床医院
仲诗源　长春中医药大学附属第三临床医院
崔　爽　长春中医药大学附属第三临床医院
汤佳仪　长春中医药大学附属第三临床医院

前言

本书的编写，旨在为广大医学实验室提供全面、系统、实用的质量和能力认可管理体系建设的指导。内容结合国内外医学实验室管理的先进理念和实践经验，以国内外相关标准和规范为基础，对医学实验室质量和能力认可管理体系进行了深入剖析和详细阐述。医学实验室作为医疗体系的重要组成部分，其质量和能力直接关系到患者的诊断和治疗效果。因此，建立和完善医学实验室质量和能力认可管理体系，对于提高医学实验室管理水平、保障医疗质量和安全具有重要意义。然而，在实际操作中，许多医学实验室面临着管理体系建设不完善、操作不规范、质量控制不严格等问题，这些问题不仅影响了实验室的认可度和信誉度，也制约了实验室的进一步发展。

本书内容丰富、结构清晰、语言简练，既适合医学实验室管理人员和技术人员自学使用，也可作为相关培训机构和高等院校的教学参考用书。相信通过本书的学习和实践，广大医学实验室将更好地理解和掌握质量和能力认可管理体系的核心要素和操作技巧，为提升实验室管理水平和保障医疗质量和安全做出积极贡献。

最后，感谢所有参与本书编写和审校工作的专家和学者，是他们的辛勤付出使本书得以顺利完成。同时，也希望广大读者能够积极反馈使用过程中的意见和建议，以便不断完善和更新本书内容，为医学实验室的质量和能力认可管理体系建设提供更好的服务和支持。

编者

目录

附录 / 295

第一章

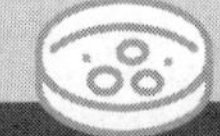

生化免疫组管理程序

生化免疫组岗位职责

一、目的

明确生化免疫（简称生免）组岗位职责，加强岗位责任心，提高工作效率，保证本专业组的各项工作按照既定的质量体系正常运行，及时、准确地为客户报告检验结果。

二、范围

适用于生免组实验室工作人员。

三、人员配置与职责

生免组人员由技术负责人、组长、副组长、质量管理员、试剂耗材管理员、文件档案管理员、仪器设备管理员、计算机和信息管理员、安全员、教育培训管理员、水机水质管理员、卫生监督员、检验技术人员组成，完成科室质量管理体系运行中生免组的各项任务。

（一）技术负责人

1. 职责

（1）负责保证并确认生化和免疫检测所开展项目、设备、设施、人员、技术能力满足临床要求，并符合认可准则及相关标准要求；持续改进管理体系有效性。

（2）负责生免组标准操作规程、技术记录表格的审核。

（3）协助科主任安排专业学术交流，了解专业相关检测技术发展动态。

（4）协助科主任筹划专业技术发展、技术改进规划，组织和审查质量控制（简称质控）活动，为外部服务提供技术性建议并评价，确保符合各项技术规范要求。

（5）规划专业科研方向，帮助研究人员获取科研所需资源，并提供技术指导。

（6）严格遵守院、科安全手册要求，积极参加安全培训和考核，做好卫生工作。

（7）根据教学大纲和（或）培训目标，指导和监督学生进行规范的临床操作。

（8）严格遵守科室各类文件管理和保密制度，并在工作中严格执行。

（9）按科室规定，主动参加继续教育，承担课堂教学和学生带教任务。

（10）积极申报各类科研基金，撰写研究论文。

（11）明确医院使命、服务理念、宗旨，热情对待所有来访者。

（12）参与科室项目持续改进，包括检验的方法选择、开发、修改、确认和验证，评估性能验证结果是否符合规定要求，并确保其临床意义适用于检验申请。

（13）严格遵守劳动纪律，服从工作安排。

2. 任职条件

（1）本科及以上学历，具有中级以上专业技术职称或者同等能力。

（2）医学检验及相关专业，3 年以上工作经验，可兼任本专业领域认可授权签字人，由实验室主任任命。

（3）掌握与生免组检测工作有关的法律、法规，了解生化和免疫检验相关专业知识和技术规范要求。

（4）接受过实验室认可的系统培训，了解认可的基本要求。

（5）具有一定的组织能力、管理能力和业务能力，能够及时了解学科发展动态。

（6）掌握管理体系方面知识，熟悉科室质量手册、程序文件、标准操作规程。

（7）能够处理工作中出现的重大技术问题。

（8）有相应的计量学知识及测量不确定度的估算能力，能对检测结果的正确性做出判断。

（二）组长

1. 职责

（1）生免组组长为科室内本专业的学科带头人，在科主任指导下，负责科室内行政、医疗、教学和科研工作，制订和落实本科室各项工作规划、计划，提供工作总结、报告。

（2）关注本专业检验技术、检验项目/参数、临床需求等方面的发展变化，提出开展新项目或调整检验项目/参数的建议或方案。

（3）组织编写本组检验项目、仪器及管理的标准操作规程并经常检查执行情况。

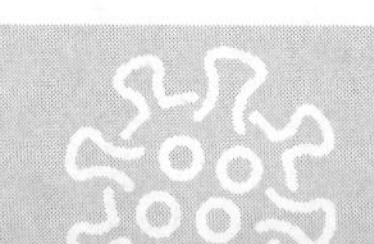

（4）负责制订本组的室内质控方案，每日检查各检验项目的室内质控情况，每月检查数据分析和月质控总结情况。

（5）积极参加国家卫健委和吉林省临床检验中心组织的室间质量评价（简称室间质评）活动，审查室间质量评价上报情况，核查质评成绩，提出改进措施，分析报告并确认签字；制订本组年度工作计划，并监督实施。

（6）负责制订本组检验系统方法性能验证的具体方案，并监督实施。

（7）参加检验工作，并掌握特殊检验技术，解决本室的复杂、疑难问题。

（8）管理本组员工，关心本组员工职业发展，负责本组内部培训、继续教育和技术考核等工作；安排本组范围内进修生、实习生的学习，切实做好带教工作。

（9）检查督促检验人员执行各项规章制度的情况，负责制订本专业组设备和设施使用的请购计划，督促设备管理员做好设备校准、维护保养、维修及相关记录，指定人员负责试剂的验收以及试剂验证和使用的相关工作。

（10）做好日常工作安排，合理分工，掌握每天各岗位工作状况，根据每天具体情况及时协调安排；保证室内成员技术全面，保障常规医疗任务的顺利完成，使工作有序、有效，环境干净、整洁。

（11）按各项技术要求，做好仪器预防性维护、校准工作，确保仪器正常运转。

（12）对标本进行全程管理，确保所有标本及时、正确处理，避免遗失和漏检。

（13）以友好态度处理来自客户的咨询及一般性医疗纠纷，积极听取组内工作人员及客户的意见和建议，并酌情进行处理，无法合理解决时向科主任反馈。

（14）根据教学大纲和（或）培训目标，指导和监督实习生、进修生进行规范的临床操作。

（15）对安全负责，确保所有工作人员遵照科室和专业组安全准则执行。

（16）严格遵守检验科各类管理和保密文件，并在工作中严格执行。

（17）积极申报各类科研基金，撰写研究论文。

（18）明确医院使命、服务理念和宗旨，热情对待所有来访者。

（19）参与科室持续改进项目，主动承担角色任务。

（20）严格遵守劳动纪律，服从工作安排。

（21）组长外出前，应向主任提出申请，由指定人员代理相关职责。

2. 任职条件

（1）本科及以上学历，具有中级以上专业技术职称或者同等能力。

（2）医学检验及相关专业，3 年以上工作经验，由实验室主任任命。

（3）具有一定的管理能力，能够有效地组织和开展生免组工作，按时完成工作任务。

（4）熟悉临床检验相关专业知识，熟练使用生免组所有设备并熟悉仪器设备性

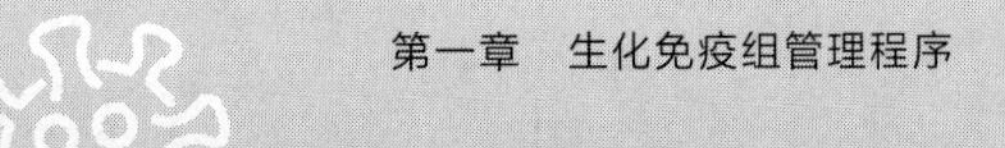

能特点。

（三）副组长

1. 职责 协助组长完成相关工作任务；组长外出时，由副组长代理组长工作。

2. 任职条件

（1）本科及以上学历，具有初级以上专业技术职称或者同等能力。

（2）医学检验及相关专业，2 年以上工作经验，由实验室主任任命。

（3）具有一定的管理能力，能够协助组长有效地组织和开展生免组工作，按时完成工作任务。

（4）熟悉临床检验相关专业知识，熟练使用生免组所有设备并熟悉仪器设备性能特点。

（四）质量管理员

1. 职责

（1）负责检查生免组实验室管理体系文件的有效性，并协助组织编制和修订。

（2）监督生免组人员的检测工作是否按照科室质量手册、程序文件及标准操作规程的规定进行，检验报告及原始记录是否按照要求进行。

（3）监督实验室服务对象对服务态度或服务质量的投诉、意见或建议有无得到相应处理，处理后实验室服务对象是否满意，如不满意，有无具体改进措施。

（4）监督是否对新员工进行培训，有无按培训计划执行和管理；人员业务培训是否按要求进行；对实习、进修人员是否按计划执行和管理。

（5）监督人员操作时是否按计划进行仪器检查和校准，有无未授权人员操作仪器，仪器的维护和维修是否有正确标识，仪器维护保养有无记录，室内质控是否按计划测定，项目失控是否按规定进行纠正。

（6）监督环境温湿度、试剂冰箱温度有无按时记录，内务管理是否符合整理、整顿、清洁、清扫的标准，安全管理是否符合规定。

（7）监督失效的试剂、校准品、质控品是否按规定处理。

（8）监督标本交接、查对、检验、保存是否按要求进行。

（9）监督开展新项目（方法）、换用试剂是否依据标准管理。

（10）监督标准物质是否有溯源证明，比对试验及室间质评结果回报后有无分析报告。

（11）定期核查各项记录表格按时填写情况，并抽查部分项目，核对是否与实际内容相符；及时上报质量负责人各项监督指标。

2. 任职条件

（1）专科及以上学历，具有初级以上专业技术职称或者同等能力。

（2）医学检验及相关专业，3 年以上工作经验，由专业组组长授权。

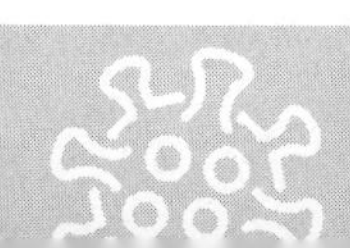

（3）熟悉生免组范围内涉及科室管理体系文件中的各项规定。

（4）资深生免组检验人员，熟悉专业组各项检验工作和质量控制流程。

（5）熟悉本组相关专业知识，掌握相关法律、法规和技术规范。

（6）具有对监督结果进行综合评定、保证监督工作有效性的能力。

（五）试剂耗材管理员

1. 职责

（1）负责生免组内所有试剂、低值耗材、办公用品的请领与管理工作。

（2）负责专业组试剂的验收工作，督促各岗位试剂使用人员完成批号和批次比对工作。

（3）每周五组织各岗位试剂使用人员自试剂库房领取试剂耗材，并负责请领物品的监督工作。

（4）每月底监督各岗位试剂使用人员进行一次试剂检查，包括试剂存放位置、试剂有效期等，并做好记录；节假日前监督各岗位试剂使用人员进行试剂准备的检查。

（5）与专业组长、仪器设备管理员一同参与对试剂供应商、厂家的服务进行评价，并对试剂的选择提供意见，完成试剂耗材的管理评审工作。

2. 任职条件

（1）专科及以上学历，医学检验及相关专业，由专业组组长授权。

（2）熟悉试剂耗材管理程序，具有一定的组织协调能力。

（3）能够完成体系文件中与之相关的规定、要求。

（4）生免组试剂耗材管理员由热爱本专业，工作细致耐心的专业技术人员担任，任职人员应身体健康，能够胜任试剂货品的搬运工作。

（六）文件档案管理员

1. 职责

（1）负责建立和维护生免组人员档案。

（2）负责文件搜集、整理，并监督记录的填写及归档。

（3）负责对生免组受控文件进行发放、借阅、复制、销毁、收回和受控管理。

（4）负责对文件（含外来文件）及图纸归档，进行分类、编号、保存。

（5）负责生免组各类记录的归档管理工作，有权督促其他人员及时提供各种记录以备科室存档，收集的资料于年末上交科室文件档案管理小组保存，做好交接。

（6）负责生免组文件的保养、清洁及正确使用，负责各种档案的管理工作。

（7）负责生免组实验室软件中资料的更新，信息管理员等一旦发现有非受控格式的文件，报给生免组文档管理员，文档管理员负责对其识别，上报给科室文件档

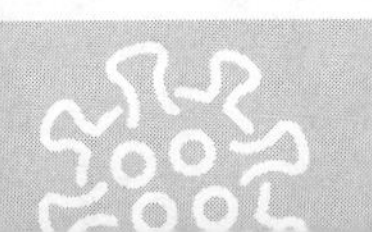

案管理小组，保证电子文件的现行有效。

2. 任职条件

（1）专科以上学历，医学检验及相关专业，由专业组组长授权。

（2）熟悉生免组检测项目基本技术要求，具备档案管理的基本知识。

（3）工作认真、细致、条理性强，具有较强的学习能力，文字处理能力，熟练使用电脑办公软件。

（4）能够完成体系文件中与之相关的规定、要求。

（七）仪器设备管理员

1. 职责

（1）负责本组仪器设备的管理：设备档案的建立，三证的检查、仪器设备的新增、报废，指导各仪器设备使用人员对检测数据的备份和管理。

（2）负责每年初制订组内仪器的保养、校准、性能验证计划，提交组长审核。

（3）与专业组长、试剂耗材管理员共同参与对试剂供应商、厂家以及仪器校准、检定服务商进行评价，并对试剂的选择提供意见。

2. 任职条件

（1）专科及以上学历，医学检验及相关专业，由专业组组长授权。

（2）熟悉科室仪器设备使用和管理程序，掌握仪器计量、检定和校准相关知识。

（3）熟悉本组仪器设备的基本检测原理及结构，具有一定的沟通能力。

（4）能够完成体系文件中与之相关的规定、要求。

（八）计算机和信息管理员

1. 职责

（1）按照科室信息系统管理文件要求完成组内信息系统维护、监控、培训、异常状态处置及应急方案的执行。

（2）收集改进建议，提供改进方案，协助实验室信息管理系统（LIS）服务商升级维护。

（3）定期对 LIS 功能进行评估。

① 新设备投入使用前，进行原始数据与 LIS 系统数据一致性验证；发布新开展项目检验报告前，进行 LIS 医院信息管理系统（HIS）、体检系统参考区间验证记录。

② 监督各岗位人员定期备份原始数据，并进行数据备份与复盘数据一致性验证。

③ 每月进行一次设备原始数据与 LIS 数据、HIS 数据、体检系统数据一致性的验证，以及手工项目转录、审核的准确性验证。

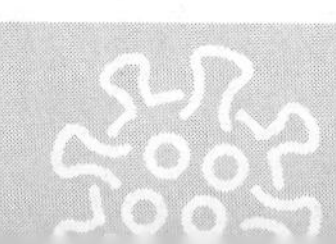

（4）一旦发现有非受控格式的文件，报告给本组文件档案管理员，由本组文件档案管理员对其进行识别，保证电子文件现行有效。

2. 任职条件

（1）专科及以上学历，医学检验及相关专业，由专业组组长授权。

（2）熟悉科室信息管理程序，熟悉计算机软件和了解网络管理知识。

（3）能够完成体系文件中与之相关的规定、要求。

（九）安全员

1. 职责

（1）定期对组内的水、电、门、窗等进行检查，发现问题及时上报后勤保障部进行处理。

（2）定期检查易燃、易爆、危险品，确保在规定位置安全存放。

（3）定期检查组内消防设施，封条是否完好，消防设备有无缺损、失效，协助科室不定期开展消防安全培训。

（4）负责组内生物安全工作的实施和监督，定期进行生物安全培训、考核及应急演练。

2. 任职条件

（1）本科及以上学历，由专业组组长授权。

（2）掌握科室安全管理程序，掌握生物安全知识，工作细心，反应敏锐。

（十）教育培训管理员

1. 职责

（1）协助组长完成本组内部培训、继续教育的工作计划，监督完成个人履历填写。

（2）负责组织组内培训和技术考核，整理并保管生免组培训记录，交由文件档案管理员归档。

（3）安排本组范围内进修生、实习生的学习，切实做好带教工作。

2. 任职条件

（1）医学检验相关专业，专科及以上学历，初级及以上职称，由专业组组长授权。

（2）熟悉临床检验相关专业知识，工作耐心、细心。

（十一）水机水质管理员

1. 职责

（1）负责水机的使用、维护、水质监测。

（2）负责水机相关记录的管理。

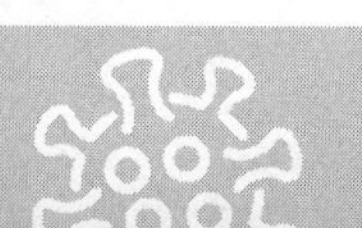

2. 任职条件

（1）专科及以上学历，由专业组组长授权。

（2）了解水机的结构和原理。

（3）能够完成体系文件中与之相关的规定、要求。

（十二）卫生监督员

1. 职责

（1）负责生免组的卫生监督工作。

（2）负责生免组的环境美化工作。

2. 任职条件

（1）专科及以上学历，由专业组组长授权。

（2）工作认真负责，不怕脏、不怕累。

（十三）检验技术人员

1. 职责

（1）严格执行技术标准、规范、规程，进行临床检验工作，并对其工作质量负责。

（2）负责组内标本的接收、检测及检验后样本的保存。

（3）负责工作区域温湿度监测。

（4）按时完成检验任务，做好原始记录，及时出具规范的报告。

（5）负责所在岗位报告的完成、审核与签发。

（6）负责本组检验结果的解释。

（7）负责维护、保养仪器设备及配套设备，保证其处于受控状态。

（8）负责仪器设备的报修、配合厂商工程师工作，并做好验收和验证工作。

（9）负责保持仪器设备和工作环境干净、整洁。

（10）有权抵制不公正的行为，有义务为患者的结果保密。

（11）负责执行检验过程的质量控制程序和对本岗位室内质量控制进行分析和处理。

（12）负责对医疗垃圾等有害物质的安全处置和处理。

2. 任职条件

（1）医学检验相关专业，专科及以上学历，初级及以上职称。

（2）熟悉临床检验相关专业知识，熟练使用常用仪器设备。

（3）完成上岗前培训和考核；工作认真负责，能团结协作。

（4）特殊岗位［如抗人类免疫缺陷病毒（HIV）初筛等］工作人员应取得相应上岗证。

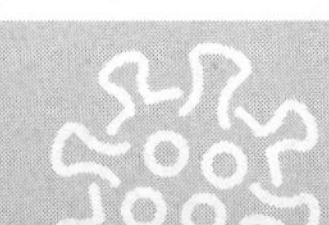

（十四）设备管理人

1. 职责

（1）负责责任设备的监管，包括设备的维护保养、质量控制监督、性能验证、仪器校准等。

（2）负责责任设备的试剂监管，如遇试剂批号或货号改变，做好比对工作，填写试剂批号更换及验证记录。

（3）负责责任设备的室间质评的监管工作，并做好质评结果分析，监督填写室间质评样品接收确认表、室间质评执行情况登记表、室间质评分析及失控纠正措施表。

（4）负责每年初与设备管理员共同制订责任仪器的保养、校准、性能验证计划，提交组长审核。

（5）负责责任设备的内部比对和实验室间比对，记录结果并形成实验室内部比对结果评价表或实验室间比对结果评价表，由组长签字审核。

（6）与专业组长共同制订新项目的方法选择、开发和验证方案，对检验方法进行验证，提交技术负责人进行评审。

（7）负责责任仪器标准操作程序（SOP）的编写和修改，提交组长审核。

（8）负责责任设备疑难检验结果的解释。

2. 任职条件

（1）本科及以上学历，医学检验及相关专业，由专业组组长授权。

（2）熟悉科室仪器设备使用和管理程序，掌握仪器计量、检定和校准相关知识。

（3）熟悉责任仪器设备的基本检测原理及结构，具有一定的沟通能力。能够完成体系文件中与之相关的规定、要求。

（4）特殊岗位（如 HIV 抗体初次筛查等）工作人员应取得相应上岗证。

四、岗位及责任

（一）生化岗

负责的设备包括：全自动生化分析仪、糖化血红蛋白分析仪、血气分析仪、大实验室的化学发光分析仪等生化室的所有设备。

（1）进行生化岗设备的试剂准备。

（2）启动日立、罗氏仪器，备份并删除前日数据。

（3）负责生化岗仪器的室内质控，如次日质控品不足，则复溶新的质控品，并进行标识分装。

（4）查看质控结果，若失控应及时对失控项目进行纠正处理，之后进行失控前

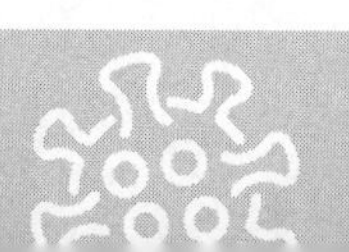

后比对试验，填写室内质控失控前后比对试验记录表，并在LIS上填写失控报告，必要时做留样再测，填写室内质控失控前后比对试验记录表。

(5) 负责生化岗所有标本的检测及报告审核；在岗期间，如遇仪器故障，负责岗位内所使用的仪器设备的维修（联系工程师或自行修理），并填写仪器设备故障和维修记录。当故障影响检测性能时，填写维修记录及维修前后比对实验记录、仪器设备维修前后比对实验记录表。

(6) 负责生化岗的试剂的更换、生化标本检测结束前的质控、日常保养。查看质控结果，若失控应及时对失控项目进行纠正处理，并在LIS上填写失控报告，必要时做留样再测，填写室内质控失控前后比对试验记录表。

(7) 下班前核对当日标本数，放入冰箱：标本需编号，并按顺序放入标本架中。

(8) 负责填写生免组表格。

(9) 每日与夜班进行交接工作，并填写24h交接班记录表。

（二）感染免疫岗

感染免疫岗包括感染免疫室的所有设备。

(1) 进行感染免疫岗设备的试剂准备。

(2) 负责感染免疫岗仪器的室内质控，如次日质控品不足，则复溶新的质控品，并进行标识分装。

(3) 查看质控结果，若失控应及时对失控项目进行纠正处理，纠正后进行失控前后比对试验，填写室内质控失控前后比对试验记录表，并在LIS上填写失控报告，必要时做留样再测，填写室内质控失控前后比对试验记录表。

(4) 负责感染免疫岗的标本检测及报告审核；在岗期间，如遇仪器故障，负责岗位内所使用的仪器设备的维修（联系工程师或自行修理），并填写仪器设备故障和维修记录。当故障影响检测性能时，填写维修记录及维修前后比对实验记录和仪器设备维修前后比对实验记录表。

(5) 负责感染免疫岗的试剂的更换、日常保养。

(6) 下班前核对当日标本数，放入冰箱。标本需编号，并按顺序放入标本架中。

(7) 负责填写生免组表格。

(8) 每日与夜班人员进行交接工作，并填写24h交接班记录表。

（三）免疫手工岗

免疫手工岗包括病毒检测室的所有设备。

(1) 8:00进行过敏原、抗核抗体谱的检测及报告审核（除周末及法定假日外）。

(2) 8:00进行第一批EB病毒的检测及报告审核。

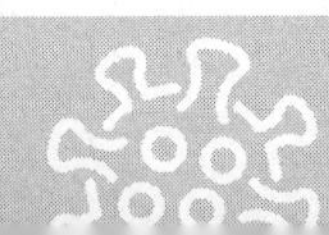

（3）11:30 进行呼吸道病毒、柯萨奇病毒抗体、糖尿病自身抗体测定、幽门螺杆菌分型测定、甲肝、丁肝、戊肝、庚肝、抗风疹病毒、抗心磷脂总抗体、类风湿因子抗体、抗水痘-带状疱疹病毒、抗腮腺炎病毒、第二批 EB 病毒等手工项目的检测及审核。

（4）进行结核抗体、抗心磷脂抗体、幽门螺杆菌抗体、沙眼衣原体、流感病毒检测（咽拭子）、柯萨奇病毒 A16 型、抗肠道病毒 71 型等手工项目的检测及审核。

（5）负责病毒检测室仪器的日常维护和保养。

（6）负责病毒检测室的室内质控工作。

（7）负责填写病毒检测室表格。

（四）夜班岗

（1）掌握全自动生化分析仪、糖化血红蛋白分析仪、血气分析仪、化学发光分析仪等仪器的标本检测及报告审核。

（2）掌握各仪器关机方法，详见各仪器标准操作规程。

① 全自动生化分析仪关机前需事先放置清洗架，1 号位置为“碱液”，2 号位置为“日立清洗液”，3 号位置为“血清”，备份当日数据并删除仪器操作电脑的数据信息后执行关机程序。

② 夜班期间两台全自动生化分析仪交替使用，23 时将当日下午关机的仪器开启，24:00 后使用此机器；24:00 前一直在用的仪器停止使用并关机，确保一直有运行的生化分析仪器。

③ 罗氏化学发光分析仪关机前需将试剂拿出放入冷藏冰箱，备份当日数据并删除仪器操作电脑和 DM 电脑的数据信息。

（3）掌握各仪器开机方法。

① 各仪器开机方法详见各仪器标准操作规程。

② 连接各仪器的 LIS 电脑开机，登录 LIS，确保第二天早班交班前所有仪器均属于正常运行状态，LIS 系统能够正常传输结果。

（4）早上 6:30 拿质控结果（注：生化质控需避光放置）。

五、生免组常规记录明细表

（一）环境条件

室内温度、湿度记录表。

（二）安全防护

空气消毒登记表、外来人员登记表、医疗废物收集交接表、日常防护消毒工作记录。

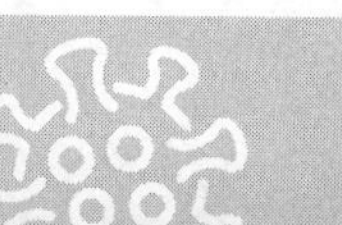

（三）恒温设备

冰箱温度及保养消毒记录表、水浴箱温度及保养消毒记录表。

（四）纯水设备

纯水机运行状况及维护记录表、纯水细菌培养监测记录表。

（五）分析仪器

仪器设备使用及维护保养记录、仪器设备安全检查记录。

（六）质量控制

室内质控失控前后比对试验记录表。

（七）标本与结果

检验后标本的保存和处理记录、原始报告修改记录表、特殊报告发放登记表、延迟报告记录表、口头报告临床结果记录表。

（八）试剂

试剂批号更换及验证记录。

六、相关记录

24h 交接班记录表。

（刘　新）

生化免疫组定量项目质量目标

一、目的

为实现科室质量方针，满足国家及行业要求，满足临床要求并不断持续改进，生免组制订了生免组定量项目质量目标。

二、适用范围

生免组所开展的定量检测项目。

三、程序

（1）来源：质量目标以实验室允许总误差（TEA）的形式表达。本组质量目标确定参考《临床化学检验常用项目分析质量标准》（WS/T 403—2024）质量要

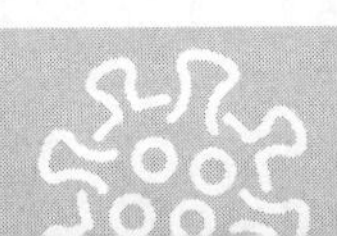

求和生物学变异的要求，并结合实验室的实际情况提出。

(2) 生免组定量项目允许偏倚（Bias）、允许不精密度（变异系数，CV）及允许总误差（TEA），详见表 1-1。

表 1-1 临床化学检验常用项目分析质量要求

检验项目	允许不精密度	允许偏倚	允许总误差
钾	2.5%	2.0%	0.2mmol/L(≤3.3mmol/L)；6.0%(>3.3mmol/L)
钠	1.5%	1.5%	4.0%
氯	1.5%	1.5%	4.0%
钙	2.0%	2.0%	0.1mmol/L(≤2mmol/L)；5.0%(>2mmol/L)
磷酸根离子	4.0%	3.0%	10.0%
葡萄糖	3.0%	2.0%	0.21mmol/L(≤3mmol/L)；7.0%(>3mmol/L)
尿素	3.0%	3.0%	0.32mmol/L(≤4mmol/L)；8.0%(>4mmol/L)
尿酸	4.5%	4.5%	12.0%
肌酐	4.0%	5.5%	6μmol/L(≤50μmol/L)；12.0%(>50μmol/L)
总蛋白	2.0%	2.0%	5.0%
白蛋白	2.5%	2.0%	6.0%
总胆固醇	3.0%	4.0%	9.0%
甘油三酯	5.0%	5.0%	14.0%
高密度脂蛋白胆固醇	6.0%	8.0%	0.16mmol/L(≤0.8mmol/L)；20.0%(>0.8mmol/L)
低密度脂蛋白胆固醇	6.0%	8.0%	0.4mmol/L(≤2mmol/L)；20.0%(>2mmol/L)
载脂蛋白 AⅠ	8.0%	10.0%	0.2g/L(≤0.8g/L)；25.0%(>0.8g/L)
载脂蛋白 B	8.0%	10.0%	0.15g/L(≤0.6g/L)；25.0%(>0.6g/L)
脂蛋白(a)	10.0%	10.0%	45mg/L(≤150mg/L)；30.0%(>150mg/L)
总胆红素	6.0%	5.0%	2.4μmol/L(≤16μmol/L)；15.0%(>16μmol/L)
直接胆红素/结合胆红素	8.0%	6.7%	1μmol/L(≤5μmol/L)；20.0%(>5μmol/L)
丙氨酸氨基转移酶	6.0%	5.0%	6U/L(≤40U/L)；15.0%(>40U/L)
天冬氨酸氨基转移酶	6.0%	5.0%	6U/L(≤40U/L)；15.0%(>40U/L)
碱性磷酸酶	5.0%	10.0%	9U/L(≤50U/L)；18.0%(>50U/L)
淀粉酶	4.5%	7.5%	9U/L(≤60U/L)；15.0%(>60U/L)
肌酸激酶	5.5%	5.5%	15.0%
乳酸脱氢酶	4.0%	4.0%	11.0%
γ-谷氨酰基转移酶	3.5%	5.5%	4.4U/L(≤40U/L)；11.0%(>40U/L)
α-羟丁酸脱氢酶	7.5%	10.0%	25.0%

续表

检验项目	允许不精密度	允许偏倚	允许总误差
胆碱酯酶	6.0%	8.0%	20.0%
铁	6.5%	4.5%	2.1μmol/L(≤14μmol/L); 15.0%(>14μmol/L)
镁	5.5%	5.5%	0.12mmol/L(≤0.8mmol/L); 15.0%(>0.8mmol/L)
胱抑素 C	6.0%	8.0%	20.0%
肌酸激酶-MB(μg/L)	10.0%	10.0%	4.5μg/L(≤15μg/L);30.0%(>15μg/L)
肌酸激酶-MB(U/L)	10.0%	8.0%	3.75U/L(≤15U/L);25.0%(>15U/L)
肌红蛋白	10.0%	10.0%	30.0%
同型半胱氨酸	8.0%	10.0%	3μmol/L(≤12μmol/L);25.0%(>12μmol/L)
HbA_1c(NGSP 单位)	2.0%	3.0%	0.4%HbA_1c(≤6.7%HbA_1c); 6.0%(>6.7%HbA_1c)
HbA_1c(IFCC 单位)	3.0%	3.6%	4.3mmol/mol(≤50mmol/mol); 8.6%(>50mmol/mol)
pH(血气)	0.02	0.015	0.04
CO_2 分压	4.0%	4.0%	5mmHg(≤62.5mmHg);8.0%(>62.5mmHg)
O_2分压	5.0%	5.0%	6mmHg(≤60mmHg);10.0%(>60mmHg)
免疫球蛋白 G	6.0%	8.0%	20.0%
免疫球蛋白 A	6.0%	8.0%	20.0%
免疫球蛋白 M	7.5%	10.0%	25.0%
补体 C3	6.0%	8.0%	20.0%
补体 C4	7.5%	10.0%	25.0%
C 反应蛋白	7.5%	10.0%	25.0%
类风湿因子	7.5%	10.0%	25.0%
抗链球菌溶血素 O	7.5%	10.0%	25.0%
前白蛋白	7.5%	10.0%	25.0%
游离三碘甲状腺原氨酸	7.0%	8.0%	0.7pmol/L(≤3.5pmol/L); 20.0%(>3.5pmol/L)
总三碘甲状腺原氨酸	7.0%	8.0%	0.26nmol/L(≤1.3nmol/L); 20.0%(>1.3nmol/L)
游离甲状腺素	7.0%	8.0%	2.4pmol/L(≤12pmol/L); 20.0%(>12pmol/L)
总甲状腺素	7.0%	8.0%	24nmol/L(≤120nmol/L); 20.0%(>120nmol/L)
促甲状腺刺激激素	7.0%	8.0%	0.1U/L(≤0.5mU/L); 20.0%(>0.5mU/L)
皮质醇	7.0%	8.0%	20nmol/L(≤100nmol/L); 20.0%(>100nmol/L)
雌二醇	8.0%	10.0%	50pmol/L(≤200pmol/L); 25.0%(>200pmol/L)

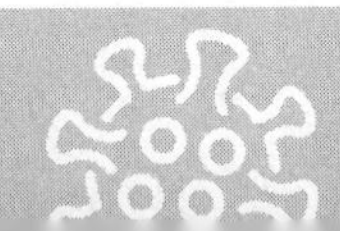

续表

检验项目	允许不精密度	允许偏倚	允许总误差
卵泡刺激素	7.0%	8.0%	2IU/L(≤10IU/L);20.0%(>10IU/L)
黄体生成素	7.0%	8.0%	2IU/L(≤10IU/L);20.0%(>10IU/L)
孕酮	7.0%	8.0%	2nmol/L(≤10nmol/L);20.0%(>10nmol/L)
催乳素	7.0%	8.0%	20mIU/L(≤100mIU/L); 20.0%(>100mIU/L)
睾酮	7.0%	8.0%	1nmol/L(≤5nmol/L);20.0%(>5nmol/L)
C-肽	7.0%	8.0%	0.25nmol/L(≤1.25nmol/L); 20.0%(>1.25nmol/L)
胰岛素	8.0%	12.0%	35pmol/L(≤140pmol/L); 25.0%(>140pmol/L)
叶酸	9.0%	12.0%	2.4nmol/L(≤8nmol/L);30.0%(>8nmol/L)
维生素 B_{12}	8.0%	10.0%	25.0%
甲状腺球蛋白	8.0%	10.0%	2μg/L(≤8μg/L);25.0%(>8μg/L)
甲状旁腺激素	10.0%	10.0%	3pmol/L(≤10pmol/L);30.0%(>10pmol/L)
总前列腺特异抗原	7.5%	10.0%	0.75μg/L(≤3μg/L);25.0%(>3μg/L)
游离前列腺特异抗原	7.5%	10.0%	0.35μg/L(≤1.4μg/L);25.0%(>1.4μg/L)
癌胚抗原	7.5%	10.0%	1.5μg/L(≤6μg/L);25.0%(>6μg/L)
甲胎蛋白	7.5%	10.0%	2.5ng/mL(≤10ng/mL);25.0%(>10ng/mL)
糖链抗原 19-9	7.5%	10.0%	5kIU/L(≤20kIU/L);25.0%(>20kIU/L)
糖链抗原 125	7.5%	10.0%	10kIU/L(≤40kIU/L);25.0%(>40kIU/L)
糖链抗原 15-3	7.5%	10.0%	7.5kIU/L(≤30kIU/L);25.0%(>30kIU/L)
$β_2$-微球蛋白	7.5%	10.0%	0.5mg/L(≤2mg/L);25.0%(>2mg/L)
铁蛋白	7.5%	10.0%	6μg/L(≤24μg/L);25.0%(>24μg/L)
糖链抗原 72-4	7.5%	10.0%	25.0%
细胞角蛋白 19 片段	7.5%	10.0%	25.0%
特异性神经元烯醇酶	7.5%	10.0%	25.0%
鳞状细胞癌抗原	7.5%	10.0%	25.0%
葡萄糖(便携式血糖仪)	标准差 <0.42mmol/L (<5.5mmol/L); 变异系数<7.5% (≥5.5mmol/L)	0.83mmol/L (<5.5mmol/L); 15.0% (≥5.5mmol/L)	1.1mmol/L (<5.5mmol/L); 20.0% (≥5.5mmol/L)

(刘　新)

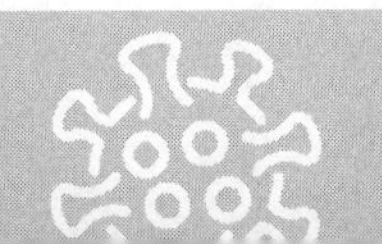

生化免疫组质量指标

一、目的

为监测科室在检验服务中满足临床需求的程度，在体系运行中满足国家及行业要求的程度，生免组确定了以下质量指标。

二、质量指标

1. 检验前质量指标（表1-2）

表1-2 检验前质量指标

科室质量目标	生免组质量指标及其目标值	计算方法
不合格标本≤0.5%	(1)标本标签不合格率≤0.01%	标签不合格的标本数/标本总数×100%
	(2)标本容器错误率：生化≤0.02%，免疫≤0.01%	采集容器错误的标本数/标本总数×100%
	(3)标本量不正确率：生化≤0.01%，免疫≤0.01%	量不足或过多（抗凝标本）的标本数/标本总数×100%
	(4)标本运输丢失率：0.005%	丢失的标本数/标本总数×100%
	(5)标本运输时间不当率：≤0.01%	运输时间不合理的标本数/标本总数×100%
	(6)抗凝标本凝集率：生化≤0.10%，免疫≤0.01%	凝集的标本数/需抗凝的标本总数×100%
	(7)标本溶血率：生化≤0.02%，免疫≤0.01%	溶血的标本/标本总数×100%
	(8)检验前TAT（周转时间）完成率≥85%	标本采集到标本接收时间第90位百分数（min）
	1)生化检验≤60min	—
	2)自动化免疫检验≤60min	—

2. 检验中质量指标（表1-3）

表1-3 检验中质量指标

科室质量目标	生免组质量指标及其目标值	计算方法
所选检验程序公认性100%	(1)所选检验程序公认性≥95%	开展的检验程序的公认性

续表

科室质量目标	生免组质量指标及其目标值	计算方法
检验程序验证率100%	(2)检验程序验证率≥90%	进行性能验证的检验项目数/开展的检验项目总数
人员培训完成率100%	(3)新员工及其他员工培训完成率100%	每年按时接受培训的员工数/同期应接受培训的员工总数×100%
人员能力评估完成率100%	(4)人员能力评估完成率100%	每年完成能力评估的员工数/同期应接受评估的员工总数×100%
生物参考区间验证或评审完成率100%	(5)生物参考区间验证或评审完成率100%	每年所开展检验项目实际完成参考区间验证或评审的总项目数/同期所开展检验项目应完成参考区间验证或评审总项目数×100%
设备比对完成率100%	(6)设备比对完成率100%	每年进行内部比对设备数/同期需实施比对的设备数×100%
室内质控完成率100%	(7)室内质控项目开展率：生化≥99%，免疫≥64.79%	开展室内质控项目/检验项目总数×100%
	(8)失控纠正率100%	室内质控失控有效纠正的项次/室内质控失控项次×100%
定量项目室内质控项目变异系数不合格率100%	(9)定量项目室内质控项目变异系数不合格率：生化≤7.70%，免疫≤7.70%	室内质控 *CV* 高于规定要求的项目数/室内质控 *CV* 有要求的项目数×100%
室间质评/实验室间比对完成率100%	(10)室间质评项目覆盖率：生化≥93.67%，免疫≥49.38%	参加室间质评项目数/已有室间质评项目总数×100%
	(11)室间质评项目不合格率：生化≤2%，免疫≤2%	每年参加室间质评不合格项目数/参加室间质评项目总数×100%
	(12)实验室间比对率(无室间质评计划项目)：生化≥97.85%，免疫≥38.03%	实验室间比对的项目数/无室间质评计划项目数×100%
分析设备故障导致报告延迟数≤5次/年	(13)分析设备故障导致报告延迟数：生化≤3次/年，免疫≤2次/年	每年因分析设备故障导致检验报告延迟发放的次数

3. 检验后质量指标（表1-4）

表1-4　检验后质量指标

科室质量目标	生免组质量指标及其目标值	计算方法
TAT完成率≥90%	(1)实验室内TAT完成率≥90%	实验室从标本接收到报告发送时间中位数(min)
	①凝血检验(常规)≤120min	—
	②三大常规检验(常规)≤60min	—
	③生化检验(常规)≤180min	—

续表

科室质量目标	生免组质量指标及其目标值	计算方法
	④自动化免疫检验(常规)≤180min	—
	⑤凝血检验(加急)≤60min	—
	⑥三大常规检验(加急)≤30min	—
	⑦生化检验(加急)≤120min	—
	⑧自动化免疫检验(急诊)≤120min	—
检验报告质量不合格率≤1%	(2)因实验室原因导致的检验报告患者信息错误率≤1%	因实验室原因导致的检验报告患者信息错误的报告数/报告总数×100%
	(3)因实验室原因导致的检验报告检验错误率≤0.1%	因实验室原因导致的检验报告检验结果错误的报告数/报告总数×100%
	(4)检验报告取消审核率≤0.2%	取消审核报告数/同期发放检验报告数×100%
危急值处理率100%	(5)危急值通报率≥100%	已通报危急值数/需要通报危急值总数×100%
	(6)危急值通报及时率≥92%	危急值通报时间为从结果确认到与临床医生交流的时间。满足规定时间的检验项目数/需要危急值通报的检验项目总数×100%

质量目标、指标统计情况详见质量指标、质量目标完成情况统计表。

三、其他相关承诺

生免组严格按照中国合格评定国家认可委员会(CNAS)-CL02:2023《医学实验室质量和能力认可准则》建立质量体系,并保证持续有效运行;本组全体人员熟悉质量体系文件,并严格按照质量体系文件从事各种质量活动和技术活动,实现预期质量目标。

(刘　新)

生化免疫组人员培训及能力考核评估程序

一、目的

制订生免组人员培训及继续教育、能力考核及评估等相关管理制度,确保生免组所有岗位的人员资质和经历都能满足准则要求。

二、范围

适用于与质量活动有关的生免组所有人员的培训和评估管理。

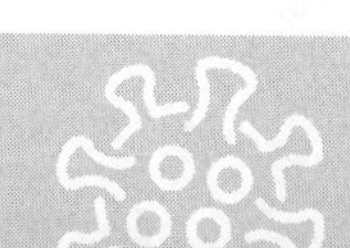

三、职责

(1) 检验科主任主管检验科人员的培训，批准员工继续教育及培训计划表，安排人员的外部培训。

(2) 生免组组长负责员工继续教育及培训计划表的编制，并组织实施。

(3) 各岗位员工应完成组内培训和考核。

(4) 生免组文件档案管理员负责建立和管理生免组人员档案。

四、工作程序

(一) 人员培训

(1) 培训计划

① 根据各岗位任职条件的要求，教育培训管理员每年度制订不同层次人员的继续教育计划，编制员工继续教育及培训计划表，并经组长批准。

② 生免组组长组织实施继续教育计划。

③ 未列入年度计划的项目，生免组长提出临时培训申请，经检验科主任批准后实施。

④ 生免组长定期监督继续教育计划的有效性和执行情况。

(2) 培训方式

① 安排外出专业学习、学术交流会、进修等培训。

② 医院内举办专项讲座、专项培训或专业学术报告会等。

③ 科内举办的业务学习活动。

④ 组内组织的业务培训。

(3) 培训内容

① 新员工岗前培训：为加强新员工的管理，使其尽快了解、熟悉实验室，成为实验室的一员，进入工作状态，生免组应对新员工进行岗前培训。

② 质量管理体系培训：包括准则要求、应用说明、体系文件、表格记录的培训等。

③ 业务能力培训：包括标本处理、仪器操作与维护、室内质控、室间质评、性能验证、结果审核、危急值报告等。

④ 其他培训：a. 法律、法规、规章及相关制度的培训。b. 职业道德和医学伦理的培训。c. 实验室信息系统的培训。d. 实验室安全的培训。

(4) 应始终对在陪人员进行监督指导，并定期评估培训效果。当培训效果不理想时，应进行再培训。

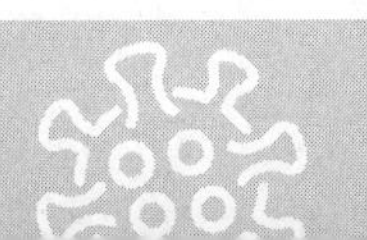

（二）能力评估、授权程序

（1）生免组新进人员（包括新入职 6 个月内和离岗、6 个月以上再上岗的人员）

① 新进生免组人员，在工作 3 个月内，与日常工作环境相同的条件下，进行第 1 次能力评估，评估内容包括：a. 专业知识与岗位技能考核成绩，考核内容见新员工生免微岗位考核记录，成绩≥80 分合格。b. 学历、学位、职称、继续教育情况是否符合岗位任职条件。

岗位考核成绩合格且符合岗位任职条件，由生免组组长对其进行初次岗位授权；填写员工能力评估、授权记录，评估合格后可上岗生免组夜班岗。

② 新进生免组人员，在工作 6 个月内，进行第 2 次能力评估，评估内容包括：a. 专业知识与岗位技能考核成绩，考核内容见生免组检验人员岗位考核记录，成绩≥80 分合格。b. 学历、学位、职称、继续教育情况是否符合岗位任职条件。

岗位考核成绩合格且符合岗位任职条件，由生免组组长对其进行再次岗位授权；填写员工能力评估、授权记录，评估合格后可授权生免组生化岗、感染免疫岗、免疫手工岗。

（2）组内检验人员每年进行一次评估，评估内容包括技术能力、工作表现、检验过程监督等，填写检验科人员能力、表现评估表，检验过程监督及检验人员岗位评估记录，考核合格可继续工作。

① 能力评估方法：通过以下几种方法之一或组合方法进行员工能力评估。a. 观察常规操作过程和程序，包括操作中的生物安全要求；b. 观察检测设备保养、维护和功能检查；c. 监控检验结果的记录和报告过程；d. 核查工作记录（如质控记录、仪器设备维护保养记录等）是否完整；e. 评估解决问题的技能；f. 检验特定样本（如先前已检验的样本、实验室间比对的样本等）的能力。

② 员工表现的评估：内容为医德医风、组织纪律、执行任务情况、工作态度及责任心、对待患者的态度等。

（3）岗位授权。

① 生免组技术负责人、组长、副组长由科主任予以授权。

② 组长根据能力、表现评估情况对质量管理员、试剂耗材管理员、文件档案管理员、仪器设备管理员、计算机和信息管理员、安全员、教育培训管理员、水机水质管理员、卫生监督员、相关岗位检验技术人员、设备管理人员进行评估与授权（适用时可与质量负责人、技术负责人共同进行评估）。

③ 要求被授权人员积极履行相应职责。

④ 组长填写仪器设备使用授权书，员工能力评估、授权记录，专业组人事任命授权书。

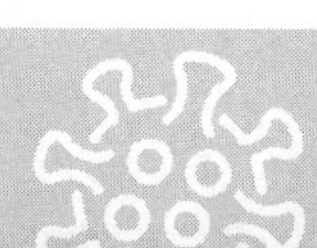

（三）人员记录

（1）员工的培训记录由培训人员对培训的有效性评价后归档。

（2）文件档案管理员负责培训记录和个人档案的管理，包括但不限于员工继续教育及培训计划表、员工个人继续教育及培训履历、内部培训及评估记录。

五、支持性文件

人力资源管理程序。

六、相关记录

（1）员工个人继续教育及培训履历。

（2）内部培训及评估记录。

（3）人员签到表。

（4）检验科人员技术档案卡。

（5）检验过程监督及检验人员岗位评估记录。

（6）员工能力评估、授权记录。

（7）员工继续教育及培训计划表。

（8）员工个人健康档案。

（9）检验科人员能力、表现评估表。

（10）专业组人事任命授权书。

（11）计算机信息系统和数据库权限设置一览表。

（12）生免组检验人员岗位考核记录。

（13）新员工生免微岗位考核记录。

（刘　新）

生化免疫组室内质量控制管理程序

一、目的

控制本专业组检测工作的精密度，确保常规检测工作结果的一致性，为临床提供可靠的检验报告。

二、范围

生免专业组所有的定量和定性项目。

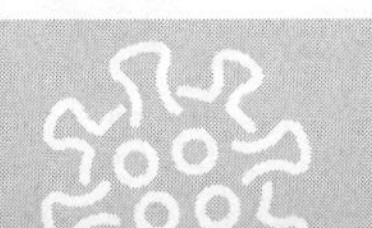

三、职责

（1）生免组组长制订质量控制管理程序，指导和监督本组工作人员在常规工作中按照室内质量控制方案进行各项工作，进行质控月分析和年度报告。

（2）生免组工作人员参与室内质控程序的具体实施。

（3）质量监督员监督工作人员是否按质量控制程序的相关要求进行操作。

四、室内质量控制管理程序

室内质量控制是由专业组技术人员采用一系列统计学的方法，连续评价本专业组测定工作的可靠保证。判断检验报告可否发出的整个过程。室内质量控制是专业组质量控制保证体系中的基本要求之一。

（一）开展室内质量控制前的准备工作

1. 培训工作人员 在开展质量控制前，专业组工作人员应对质量控制的实际过程不断进行培训和提高，在实际工作中专业组应培养一些质量控制工作的技术骨干。

2. 建立标准化操作程序 实施质量控制需要有一套完整的标准化操作程序做保障。如仪器的使用、维护标准化操作程序，试剂、质量控制品、校准品等的标准操作程序等。

3. 仪器的检定/校准 对测定临床样本的各类仪器应按要求进行定期检定/校准，校准时要选择合适的标准品，如有可能，校准品应能溯源到参考方法或参考物质。

4. 质量控制品的选择

（1）质量控制品是保证质量控制工作的重要物质基础。根据物理性状可有冻干质量控制品、液体质量控制品、混合血清等；根据有无测定值可有定值质量控制品和非定值质量控制品。可根据情况选用以上任何一种质量控制品作为生免组室内质量控制品。作为较理想的质量控制品至少应具备以下一些特性：

① 人血清基质，分布均匀。

② 无传染性。

③ 添加剂和调制物的数量少。

④ 瓶间变异小。

⑤ 冻干品其复溶后稳定，2～8℃时≥24h，－20℃时不少于 20 天，某些不稳定成分在复溶后前 4h 的变异应小于 2％。

⑥ 到专业组后应有半年以上的有效期。

（2）对于定性项目选择 2 种质控品，一种是阴性质控品，另一种是弱阳性质控

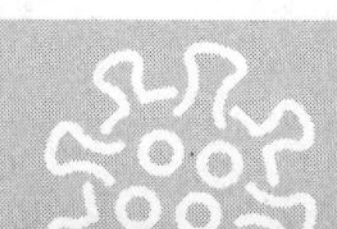

品（浓度宜在2～4倍临界值左右）。本组开展的乙肝五项阴性质控品均购自安图实验仪器（郑州）有限公司、丙肝艾滋梅毒阴性质控品购自雅培贸易（上海）有限公司、弱阳性质控品均购自北京康彻思坦生物技术有限公司。对于定量项目选择2个浓度水平的质控品，一个正常浓度水平，另一个是异常浓度水平（尽可能医学决定水平的浓度水平）。质控品来源详见相关附表。

5. 质控品、校准品复溶程序

① 取新鲜去离子水。

② 吸取3mL时选用5mL移液管，吸取5mL时选用10mL移液管移取相应去离子水复溶。

③ 盖上胶塞，正向放置20min，倒置10min，颠倒混匀10次，再正向放置10min。

④ 立即使用或分装。

⑤ 分装后立即放入冷冻冰箱。

6. 质控品的位置

（1）定量项目：在每天测定临床标本前，应对质控结果作出评价。详见日立全自动生化仪室内质量控制流程图、全自动发光仪室内质量控制流程图（激素肿瘤）、全自动发光分析仪/酶标仪室内质量控制流程图。

（2）定性项目：酶联免疫试验质控物应随机放置且覆盖检测孔位。

7. 质控品的加样方法

（1）将加样枪（或使用塑料吸管）刻度调至所需吸取的液体量值，并装上合适的吸头。

（2）将按钮压至第一停点位置（有明显的阻滞感）并保持按住，以挤出吸头内空气，形成吸头内负压。

（3）将吸头插入待移取的质控品液面最底部，然后慢慢松开按钮，液体在大气压强的作用下进入吸头内。

（4）将加样枪移至待加入质控品的样品杯，让吸头位于样品杯上沿下方5mm，并让吸头尖部轻轻接触容器壁，以免产生气泡，轻轻压下按钮至停点位置，让液体缓缓流出。待液体将流尽时，继续将按钮下压到第二停点位置。

（二）室内质量控制的方法（定量项目）

质量控制品于每日实验前进行测定，并通过LIS系统自动将质量控制结果标在质量控制图上（除定性项目外），在质控在控的条件下才能进行报告审核发送。如果在患者标本检测过程中质控失控，应停止患者标本检测，并在失控纠正后，才能继续患者标本检测，并对已经检测的患者标本应当重新检测或者抽样验证检测，评估在失控纠正前到上次质控在控期间所完成的报告是否能够正常核发或者需要追

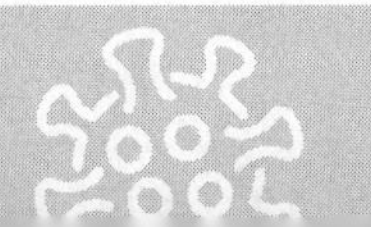

回报告修改。

我科室使用 Levey-Jennings 质量控制图，此图的优点是可以从两个角度观察误差，即观察系统误差和随机误差。

1. 设定平均值 在开始室内质量控制时，首先应设定质量控制品的平均值。专业组使用自己现行的测定方法对新批号质量控制品的各个项目通过统计计算确定均值、标准差及变异系数。

（1）暂定平均值的设定：为了确定暂定平均值，新批号的质控品应与当前使用的质控品一起进行测定。根据独立批次获得的至少 20 次质控测定结果（剔除异常值或离群值），计算出平均数，作为暂定均值。以此暂定均值作为下一个月室内质控图的中心线进行室内质控；一个月结束后，将该月的在控结果与前 20 个质控测定结果汇集在一起，计算累积平均数（第一个月），以此累积的平均数作为下一个月质控图的均值。重复上述操作过程，连续 3～5 个月或逐月不断进行累积。

（2）常用平均值的设定：以最初 20 个数据和 3～5 个月内在控数据汇集的所有数据计算的累积平均数作为质控品有效期内的常用均值，并以此作为以后室内质控图的平均数。对个别在有效期内浓度水平不断变化的项目，则需不断调整均值。

2. 设定控制限 对新批号质量控制品应确定控制限，控制限通常以标准差倍数表示。

（1）暂定标准差的设定：为了确定标准差，新批号的质控品应与当前使用的质控品一起进行检测。根据 20 或更多独立批获得的至少 20 次质控测定结果（剔除异常值或离群值），计算出标准差，并作为暂定标准差。以此暂定标准差作为下一个月室内质控图的标准差进行室内质控；一个月结束后，将该月的在控结果与前 20 次质控测定结果汇集在一起，计算累积标准差（第一个月），以此累积的标准差作为下一个月质控图的标准差。重复上述操作过程，连续 3～5 个月，或逐月不断进行累积。

（2）常用标准差的设定：以最初 20 次质控检测结果和 3～5 个月在控质控结果汇集的所有数据计算的累积标准差作为质控品有效期内的常用标准差，并以此作为以后室内质控图的标准差。

3. 确定控制限 在求出均值及标准差后，再确定质量控制上限及质量控制下限。质量控制上限值为 $X+3S$；质量控制下限值 $X-3S$。控制限为行动界限，若超出此线，则为失控，应采取积极的行动，以求改善。另将 $X\pm2S$ 定为上下警告限，若超出此线，则为警告，虽不必采取行动，但需密切注意今后的趋势与变化。

4. 绘制质量控制图及记录质量控制结果 根据质量控制品的平均值和控制限，绘制 Levey-Jennings 质量控制图。以 Y 轴为质量控制品的测定值，X 轴为测定次数 N。在 Levey-Jennings 质量控制图上 Y 轴刻度上一般提供 $X\pm1S$、$X\pm2S$、

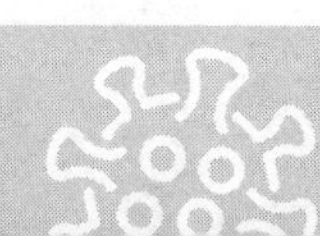

$X \pm 3S$ 的浓度范围；X 轴刻度通常表示时间段，常为 1 个月。各水平线为均值、警告限、质量控制限，图中的失控限定为 $X \pm 3S$。

5. 归档保存 每月初对上月室内质量控制数据进行归档保存，周期性评价室内质控。

（1）当月的所有项目的原始质量控制数据。

（2）所有的质量控制计算数据（包括平均值、标准差、变异系数及累积的平均值、标准差、变异系数等）。

（3）当月的失控报告分析（包括违背哪一项失控规则，失控原因，采取的纠正措施）。

（4）室内质控数据的周期性评价：每月初对上月质控数据的平均值、标准差、变异系数及累计平均值、标准差、变异系数进行评价，填写室内质控总结报告表月质控分析（月），查看与以往各月的平均值、标准差、变异系数之间是否有明显差异。若有显著性差异，就要对质控的平均值、标准差进行修改，重新绘制质控框架。

6. 更换质控品 拟更换新批号的质控品时，应在“旧”批号质控品使用结束前，新批号的质控品应与“旧”批号质控品一起测定，重复设定平均值和设定控制限的过程，设立新的平均值和控制限。

五、质量控制流程及失控原因分析

1. 质量控制设备

全自动生化分析仪、全自动发光分析仪、糖化血红蛋白分析仪、血气电解质分析仪等定量检测设备，酶标仪、全自动发光分析仪等定性检测设备

（1）质量控制流程图（图 1-1～图 1-4）。

（2）质量控制规则。①定量项目：使用 13S、22S、R4S 规则。②定性项目：对于用数值或量值判断结果的定性项目，阴、弱阳性质控物的检测结果分别为阴性和阳性即表明在控，相反则为失控。

（3）失控原因分析：失控信号的出现受多种原因的影响，这些因素包括试剂（含校准品）及质量控制品的失效、操作上的失误、仪器维护不良以及采用的质量控制规则及控制限范围不恰当等。失控信号一旦出现就意味着与测定质量控制品相关的那批患者的标本可能需要重新检测。此时，首先要尽快查明原因，然后再随机挑选出 5 份（定量项目）或 3 份（定性项目）患者标本进行重新测定，最后根据既定标准判断先前测定结果是否可以接受，对失控作出恰当的判断。当得到失控信号时，本分析系统可以采用如下步骤去寻找原因。①立即重测同一质量控制品。此步骤主要是用以查明人为误差，每一步都认真仔细操作，以查明失控的原因；另外，

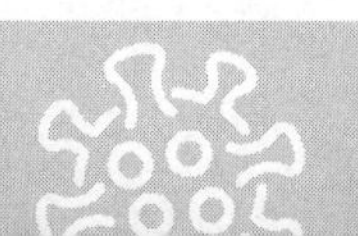

这一步还可以查出偶然误差，若是偶然误差，则重测的结果应在允许范围内（在控）。如果重测结果仍不在允许范围，则可进行下一步操作。②新开一瓶质量控制品，重测质量控制项目。如果新开的质量控制血清结果正常，那么原来那瓶质量控制血清可能因过期或在室温放置时间过长而变质，或者被污染。如果重测结果仍不在允许范围，则可进行下一步操作。③重新校准，重测质量控制项目。如果在控，则为校准曲线漂移；如果重测结果仍不在允许范围，则可进行下一步操作。④新开一瓶试剂，进行校准后，重测质量控制项目，如果在控，则为试剂问题；如果重测结果仍不在允许范围，则可进行下一步操作。⑤新开一瓶定标液，重新校准后，重测质量控制项目，如果在控，则为定标液问题；如果重测结果仍不在允许范围，则可进行下一步操作。⑥检查仪器状态，对仪器进行清洗等维护，重测质量控制项目，如果重测结果仍不在允许范围，则与工程师联系。

在 LIS 系统上填写质控失控分析过程及结果、留样再测并填写室内质控失控前后比对试验记录表，详见生免组性能验证程序及比对程序。

2. 胶体金法

（1）质量控制规则：试纸条的对照区的对照线出现紫红色条带为在控，否则为失控。

（2）失控原因分析及结果报告。①阳性：试剂盒在检测区和对照区位置出现 2 条紫红色条带，报告结果为阳性；如果检测区的紫红色条带隐约可见，建议对该样本重复试验，并在备注上进行标注。②阴性：试剂盒只在对照区位置出现一条紫红色条带，报告结果为阴性，并在备注上进行标注。③失效：不出现紫红色条带或者仅在检测区出现一条紫红色条带，表明不正确的操作过程或试剂盒已变质损坏或者是样本抗体的含量过高，需要重新进行检测（必要时进行标本稀释或重新开封新的试剂盒重新检测）。如果重测结果仍与前次结果相同，则与试剂及设备工程师联系。在 LIS 系统上填写质控失控分析过程及结果、室内质控失控前后比对试验记录表。

3. 滴度（稀释度）判断结果

（1）质量控制：详见滴度（稀释度）判断结果的检测方法室内质量控制及结果报告流程图。

（2）质量控制规则：阴性质控物必须为阴性，阳性质控物结果在上下 1 个滴度（稀释度）内，为在控。

（3）失控原因分析：阴、阳性质量控制的检测结果必须分别为阴性和阳性，否则重新进行检测。①阴性质量控制品检测结果为阳性，检测结果为阴性的报告可以发放，检测结果为阳性的标本应重新检测。②阳性质量控制品检测结果为阴性，检测结果为阳性的报告可以发放，检测结果为阴性的标本应重新检测。③如果重测结果与前次结果相同，则新开一瓶质量控制品，重新检测；如果新开的质量控制血清结果正

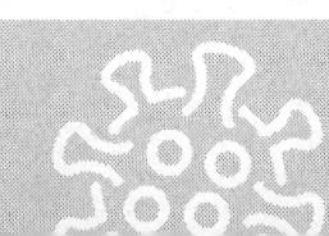

常，那么原来那瓶质量控制血清可能过期或在室温放置时间过长而变质，或者被污染。④如果重测结果仍与前次结果相同，则新开一盒试剂，重新检测，如果结果正常，则为试剂开封时间过长，失效。⑤如果重测结果仍与前次结果相同，则与试剂及设备工程师联系。填写感染类室内质控记录表、室内质控失控前后比对试验记录表。

4. 数据处理

失控纠正后，可恢复样本检测，评估最后一次成功质量控制活动后患者样本的检测结果，填写室内质控失控前后比对试验记录表。

六、支持性文件

内部质量控制程序。

七、相关记录

(1) 感染类室内质控记录表。

(2) 检验系统/方法的日常质量控制方案一览表。

(3) 内部质量控制计划。

(4) 室内质控失控前后比对试验记录表。

(5) 室内质控总结报告表及月质控分析。

八、相关附表

(1) 生免组校准品一览表（表 1-5）。

(2) 生免组质控品一览表（生化）（表 1-6）。

(3) 生免组质控品一览表（激素肿瘤）（表 1-7）。

(4) 生免组质控品一览表（免疫）（表 1-8）。

(5) 日立全自动生化仪室内质量控制流程图（图 1-1）。

(6) 全自动发光仪室内质量控制流程图（激素肿瘤）（图 1-2）。

(7) 全自动发光分析仪/酶标仪室内质量控制流程图（图 1-3）。

(8) 滴度（稀释度）判断结果的检测方法室内质量控制及结果报告流程图（图 1-4）。

表 1-5 生免组校准品一览表

校准品名称	检测项目	常用储存方法	加样量	来源
生化迈克复合校准品	ALB、ALP、ALT、AMY、AST、DB、TB、CHOL、CK、CREA、GGT、GLU、LDH、Mg、P、TG、UA、HBDH、CHE	冷冻 30 天	200μL	迈克
生化单项校准品	LAP、PA、HDL、LDL、ApoA1、ApoB、IgG、IgA、IgM、C_3、C_4	冷冻	—	迈克

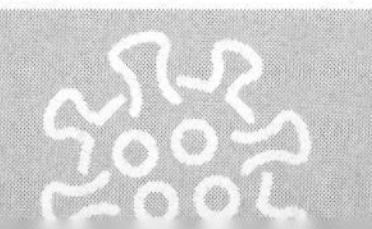

续表

校准品名称	检测项目	常用储存方法	加样量	来源
生化单项校准品	TBA、Cys-C、mALB、CO_2、HCY、FMN、RBP、U-TP、AMM	避光冷藏	100μL	迈克
生化单项校准品	CRP、β_2-MG、ASO、RF	避光冷藏 28 天	100μL	迈克
生化单项校准品	ADA、AFU	避光冷冻 30 天	100μL	迈克
九强生化复合校准品	Ca、TP、UREA	冷冻	200μL	九强
九强生化单项校准品	LPS、CK-MB、D3-H	冷藏	200μL	九强
罗氏单项校准品	TSH、FT_4、T_4、IgE	冷藏	200μL	罗氏
罗氏单项校准品	罗氏其他项目	冷冻	200μL	罗氏
雅培感染类单项校准品	感染类 8 项	冷藏	8 滴	雅培
雅培肿瘤单项校准品	肿瘤标志物各项、Fer、维生素 B_{12}、Fol	冷藏	直接上机	雅培
		冷冻	300μL×6 支	雅培
安图单项校准品	ACTH、Renin	冷冻	300μL	安图
安图单项校准品	安图其他项目	冷藏	300μL	安图

注：校准品（质控品）复溶步骤：①取新鲜去离子水；②吸取 3mL 时选用 5mL 移液管，吸取 5mL 时选用 10mL 移液管移取相应去离子水复溶；③盖上胶塞，正向放置 20min，倒置 10min，颠倒混匀 10 次，再正向放置 10min；④立即使用或分装；⑤分装后立即放入冷冻冰箱。

表 1-6　生免组质控品一览表（生化）

质控品名称	检测项目	储存方法	加样量/μL	来源
伯乐生化复合质控品（R1、R2）	ALB、ALT、AMY、Ca、CO_2、CHOL、CREA、GGT、GLU、LDH、Mg、K、Na、Cl、TP、BUN、UA、HBDH、CHE、LDL、LAP、AFU、ADA、LPS、TBA	复溶开瓶冷藏 14 天	400	伯乐购买
	ALP、AST、TB；开瓶稳定期 9 天 DB、HDL、CK、P、TG；开瓶稳定期 7 天	—		
伯乐免疫复合质控水平 1、3（R3、R4）	APOA1、APOB、IgG、IgA、IgM、C3、C4、PA、ASO、RF、β_2-MG、LP(a)、Cys-C、RBP、CRP	复溶后冷藏 20 天	200	伯乐购买
伯乐心肌复合质控水平 1、3（R5、R6）	CK-MB、HCY	复溶后冷藏 20 天	150	伯乐购买
伯乐尿液质控水平 1、3（R9、R10）	mALB、U-TP	复溶后冷藏 20 天	150	伯乐购买
LAP 质控品水平 1、水平 2	LAP	冷冻 30 天	150	迈克自带
AFU 质控品水平 1、水平 2	AFU	冷冻 30 天	150	迈克购买

续表

质控品名称	检测项目	储存方法	加样量/μL	来源
ADA 质控品水平 2	ADA	冷冻 30 天	150	迈克购买
CK-MB 质控品水平 1、水平 2	CK-MB	冷冻 30 天	150	九强自带
Cys-C 质控品水平 1、水平 2	Cys-C	避光冷藏 30 天	150	迈克购买
RBP 质控品水平 1、水平 2	RBP	避光冷藏 30 天	150	迈克购买
AMM 质控品水平 1、水平 2	AMM	避光冷藏 30 天	150	迈克购买
D3-H、TBA 质控水平 1、水平 2	D3-H、TBA	冷冻 30 天	250	朗道复合

注：校准品（质控品）复溶步骤：①取新鲜去离子水；②吸取 3mL 时选用 5mL 移液管，吸取 5mL 时选用 10mL 移液管移取相应去离子水复溶；③盖上胶塞，正向放置 20min，倒置 10min，颠倒混匀 10 次，再正向放置 10min；④立即使用或分装；⑤分装后立即放入冷冻冰箱

表 1-7　生免组质控品一览表（激素肿瘤）

质控品名称	检测项目	储存方法	加样量	来源
伯乐激素/FMN 质控水平 1、水平 2（L1、L2）	伯乐激素 1、2，生化 FMN	冷冻 30 天	400μL	伯乐购买
	Fol、维生素 B_{12}		200μL	雅培
罗氏甲状腺功能抗体质控水平 1、水平 2（L3、L4）	甲功抗体三项	冷冻 30 天	200μL	罗氏购买
伯乐肿瘤标志物质控水平 1、水平 2（81、82）	肿瘤标志物复合项、Fer	冷冻 30 天	500μL	伯乐购买
PIVKA-Ⅱ质控品水平 1、水平 3	PIVKA-Ⅱ	冷藏	3 滴	雅培购买
PG-Ⅰ质控品水平 1、水平 3	PG-Ⅰ	冷藏	3 滴	雅培购买
PG-Ⅱ质控品水平 1、水平 3	PG-Ⅱ	冷藏	3 滴	雅培购买

注：校准品（质控品）复溶步骤：①取新鲜去离子水；②吸取 3mL 时选用 5mL 移液管，吸取 5mL 时选用 10mL 移液管移取相应去离子水复溶；③盖上胶塞，正向放置 20min，倒置 10min，颠倒混匀 10 次，再正向放置 10min；④立即使用或分装；⑤分装后立即放入冷冻冰箱

表 1-8　生免组质控品一览表（免疫）

质控品名称	检测项目	储存方法	加样量	来源
HBsAg 弱阳性质控品	HBsAg	冷藏	雅培 125μL 安图 200μL	康彻思坦购买
HBsAb 弱阳性质控品	HBsAb	冷藏	雅培 125μL 安图 80μL	康彻思坦购买
HBeAg 弱阳性质控品	HBeAg	冷藏	雅培 80μL 安图 80μL	康彻思坦购买

续表

质控品名称	检测项目	储存方法	加样量	来源
HBeAb弱阳性质控品	HBeAb	冷藏	雅培150μL 安图80μL	康彻思坦购买
HBcAb弱阳性质控品	HBcAb	冷藏	雅培75μL 安图80μL	康彻思坦购买
HCV弱阳性质控品	HCV	冷藏	雅培75μL 安图80μL	康彻思坦购买
TP弱阳性质控品	TP	冷藏	雅培80μL	康彻思坦购买
HIV弱阳性质控品	HIV	冷藏	雅培150μL	康彻思坦购买
CCP质控品	CCP	冷藏	3滴	雅培购买
HCV阴性质控品	HCV	冷藏	雅培75μL	雅培购买
TP阴性质控品	TP	冷藏	雅培80μL	雅培购买
HIV阴性质控品	HIV	冷藏	雅培150μL	雅培购买
标源非定值复合质控品	HBsAg、HbsAb、HbeAg、HbeAb、HbcAb、HCV、TP、HIV	冷藏	500μL	标源购买
肺炎三项质控品	肺炎支原体IgM、肺炎支原体IgG、肺炎衣原体IgM	冷藏	3滴	伯乐购买
高血压五项质控品	ACTH、Renin、ALD、Cor	冷冻	500μL	伯乐购买
血管紧张素Ⅱ质控品	血管紧张素Ⅱ	冷藏	125μL	安图

(1) 每日早上实验开始前从2～8℃冰箱中取出"R1、R2、R3、R4、R5、R6、R9、R10"的液体质控品放置30min平衡至室温，分别将质控品标记的号码作为标本号，并在仪器上选择与标记号码相同的项目组合保存后进行上机检测
(2) 每日下午实验结束后从2～8℃冰箱中取出标有"R1""R2"的质控血清各一支室温放置30min平衡至室温，按步骤1进行质控品检测(标本号7.8)
(3) 周一下午按步骤1进行冷藏单项质控项目检测：Cys-C(23、24)❶，RBP(25、26)，K、Na、Cl(27、28)，AMM(29、30)
(4) 周二下午按步骤1进行冷冻单项质控项目检测：AFU(11、12)、CK-MB(13、14)、D3-H、TBA(15、16)、LAP(17、18)、ADA(19)、FMN(37、38)

↓

用塑料吸管将质控品混匀后缓慢吸出并缓慢加入样品杯中(避免产生气泡)

↓

执行质控程序

进入LIS系统，点击质控 — 质控图，选择相应质控项目，查看质控图：
① 在控，进行常规样品检测
② 失控，按照生免组室内质量控制管理程序，对失控原因分析进行处理，在控后方可进行常规样品检测

图1-1 日立全自动生化仪室内质量控制流程图

❶ 图中数字均为样本号，下图不重复标注。

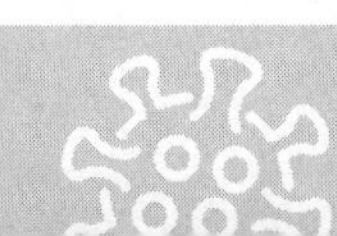

(1) 每日早上从 −80℃ 冰箱中取出标有“L_1、L_2、L_3、L_4”和“81、82、83、84”的质控血清各一支，室温放置 30min 复溶，使其温度恢复至室温，待用
(2) 将“L_1”“L_2”(激素六项、CPS、IRI、IgE、TSH、FT_3、FT_4、T_3、T_4、PTH)，“L_3”“L_4”(ATPO、ATG、TRAB) 质控品标记的号码作为标本号，并在罗氏发光仪上选择与标记号码相同的项目组合保存后进行上机检测
(3) 将“81”“82”(肿瘤标志物复合项、Fer)，“83”“84”(Fol、维生素 B_{12}) 质控品标记的号码作为标本号，并在雅培 Alinity i 发光仪上选择与标记号码相同的项目保存后进行上机检测
注：质控 84 号的 Fol 需 1∶2 稀释
(4) 周三下午进行单项质控项目检测：PIVKA-Ⅱ(63、64)、PG Ⅰ(65、66)、PG Ⅱ(67、68)

↓

用移液器将质控品缓慢吸出并加入样品杯中(避免产生气泡)

↓

将质控品按常规标本操作方法进行上机检测

↓

进入 LIS 系统，点击“质控”—“质控图”，选择相应质控项目，查看质控图：
(1) 在控，进行常规样品检测
(2) 失控，按照生免组室内质量控制管理程序，对失控原因分析进行处理，在控后方可进行常规样品检测分析进行处理，在控后方可进行常规样品检测

图 1-2　全自动发光仪室内质量控制流程图（激素肿瘤）

每日早上从 2～8℃ 冰箱中取出装有质控血清的质控架，室温放置 30min 左右，使其温度恢复至室温，待用。
① 如质控架上的质控品不足时，从 −20℃ 冰箱质控品存放位置中取出相应质控血清一支，室温放置 30min 左右，使其温度恢复至室温，并做好标记(开瓶日期)，待用。
② 雅培质控：
1：HBsAg 弱阳水平　2：HBsAb 弱阳水平　3：HBeAg 弱阳水平　4：HBeAb 弱阳水平
5：HBcAb 弱阳水平　6：HCV 弱阳水平　7：TP 弱阳水平　8：HIV 抗体弱阳水平
9：HIVP24 弱阳水平
1001：标源非定值复合质控品(乙肝五项)　1002：HCV 阴性质控(雅培)
1003：TP 阴性质控(雅培)　1004：HIV 阴性质控(雅培)
93：ccp 低水平　94：ccp 高水平
③ 安图质控：感染类同雅培质控
7：肺炎三项单水平　8：高血压四项低水平　9：高血压四项高水平　10：AⅡ 低水平
11：AⅡ 高水平
④ 酶标仪质控：有相关酶联检测样本时。

↓

待质控血清恢复至室温后，执行质控程序

↓

进入 LIS 系统，点击质控 — 质控图，选择相应质控项目，查看质控图：
① 在控，进行常规样品检测
② 失控，按照生免组室内质量控制管理程序，对失控原因分析进行处理，在控后方可进行常规样品检测

图 1-3　全自动发光分析仪/酶标仪室内质量控制流程图

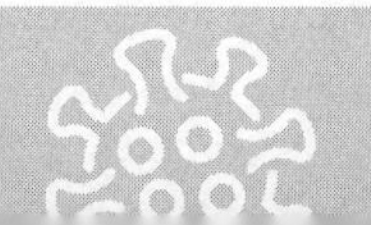

每日从－20℃冰箱中取出康彻思坦梅毒阳性质控品，2～8℃冰箱取出雅培梅毒阴性质控品，室温放置30min左右，待用

↓

将阴性质控、阳性质控分别与样本在同一条件下同样方法进行检测

↓

待8min后，肉眼判断结果
注：RPR检测规则，阴性质控物必须阴性，阳性质控物必须为阳性，且结果在上下1个滴度(稀释度)内为在控，否则为失控

将质控结果记录在感染类室内质控记录表，判断质控结果在/失控情况：
① 在控，审核结果，发放报告
② 失控(阴性外部对照呈阳性反应)，则阴性结果审核，并可以发放报告；阳性结果须按照生免组室内质量控制管理程序，对失控原因分析进行处理，在控后方可审核发放报告
③ 失控(阳性外部对照呈阴性反应)，则阳性结果审核，并可以发放报告；阴性结果按照生免组室内质量控制管理程序，对失控原因分析进行处理，在控后方可审核发放报告，按照生免组室内质量控制管理程序，对失控原因分析进行处理，在控后方可审核发放报告，按照生免组室内质量控制管理程序，对失控原因分析进行处理，在控后方可审核发放报告

图1-4　滴度（稀释度）判断结果的检测方法室内质量控制及结果报告流程图

（宋　阳）

生化免疫组室间质量控制管理程序

一、目的

室间质量评价（EQA）也被称为能力验证，它既能考察本实验室结果的准确性，检查实验室室内质控的质量，同时还能了解自己实验室与其他实验室之间的差异。通过实验室之间的比对来判定实验室的检测能力。

二、范围

实验室申请参加生免的室间质评活动。

三、职责

质量负责人负责与卫健委临床检验中心和吉林省临床检验中心联系，申请需要参加项目，要求及时发放质控物。生免组组长负责安排室间质评活动，按计划组织组员进行质控物的测定、上报；收到结果回报后及时总结室间质评结果并送检验科主任审核签字。

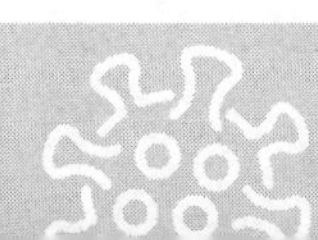

四、程序

（一）验收

本组工作人员收到室间质评样本后，检查是否有遗漏或破损的情况，如有不符样本及时与临床检验中心联系；验收合格后及时登记质控物名称、数量及来源等情况，详见室间质评样品接收确认表。

（二）保存

按照室间质评说明书妥善保存。

（三）检测

室间质评样本应与常规工作一起，不应单独操作，应将它当作临床标本同等对待，按照室间质评样本说明书上的建议测定日期及时检测，并保留原始数据；室间质评的测定由本实验室独立完成，填写室间质评执行情况登记表。

（四）上报

在规定时间内组长指定人员登录网站填报数据，另一名工作人员核对后完成上报。

（五）结果分析与保存

结果回报后，登录网站查询室间质评结果，并对结果进行分析。有不理想项目或有不符合趋势时，需进行原因分析，及时采取纠正措施。根据室间质评结果填写室间质评分析及失控纠正措施表，由实验室主任签字后归档保存。

五、生免组卫健委生免中心室间质量评价

（一）项目

（1）常规化学：ALT、AST、ALP、GGT、TBiL、DBiL、TP、ALB、BUN、UA、CREA、GLU、TC、TG、CK、LDH、AMY、Ca、Mg、P、K、Na、Cl。

（2）脂类：TC、TG、HDL-C、LDL-C、ApoA1、ApoB。

（3）糖化血红蛋白、血清视黄醇结合蛋白、半胱氨酸蛋白酶抑制剂C。

（4）感染性疾病血清学标志物系列A：乙肝表面抗原（HBsAg）、乙肝表面抗体（HBsAb）、乙肝e抗原（HBeAg）、乙肝e抗体（HBeAb）、乙肝核心抗体（HBcAb）、抗-HCV。

（5）感染性疾病血清学标志物系列B：甲肝（HAV-IgM）、戊肝（HEV-IgM）。

（6）感染性疾病血清学标志物系列C：抗-HIV、梅毒（TPPA、RPR）。

（7）肿瘤标志物：CA199、CA125、CA153、CEA、AFP、hCG、PSA、fPSA。

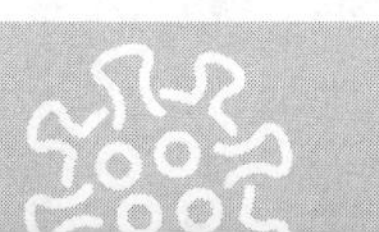

(8) 抗-CCP 抗体。

(9) 抗核抗体：ds-DNA、ENA 抗体谱。

(10) 内分泌：三碘甲状腺原氨酸（T_3）、游离三碘甲状腺原氨酸（FT_3）、碘甲状腺原氨酸（T_4）、游离甲状腺素（FT_4）、促甲状腺素（TSH）、雌二醇（E_2）、卵泡刺激素（FSH）、黄体生成素（LH）、睾酮（T）、催乳素（PRL）、孕酮（P）、C-肽、胰岛素、甲状旁腺激素（PTH）。

（二）全年测定次数

全年测定次数见表 1-9。

表 1-9 全年测定次数

项目	次数/年	项目	次数/年
常规化学	3 次	脂类	2 次
糖化血红蛋白	1 次	感 B	2 次
血气和酸碱分析	3 次	感 C	2 次
半胱氨酸蛋白酶抑制剂 C	1 次	血清视黄醇结合蛋白	2 次
感 A	2 次	肿瘤标志物	2 次
内分泌	2 次	抗-CCP 抗体	2 次
抗核抗体	2 次	心肌损伤	2 次
常规化学Ⅱ	2 次	尿液化学	2 次
特种蛋白	2 次	脑脊液生化	1 次
感染类快速检测	2 次		

（三）测定时间

项目检测时间以卫健委生免中心安排为准。

六、支持性文件

能力验证和比对试验管理程序。

七、相关记录

(1) 室间质评分析及失控纠正措施表。

(2) 室间质评样品接收确认表。

(3) 室间质评执行情况登记表。

(4) 实验室间比对结果评价表。

（宋　阳）

生化免疫组质控品、校准品管理程序

一、目的

规范生免组质控品和校准品的请购、使用和保管程序，以保证其量值准确和可溯源性，从而保证检验结果准确可靠。

二、范围

适用于生免组生化分析仪、糖化分析仪、血气分析仪、化学发光分析仪等自动化仪器、ELISA 法的各病毒标志物、凝集试验等系列仪器所用的质控品和校准品。

三、职责

（1）生免组组长及试剂管理员负责本组质控品和校准品的申请，检验科主任及第三方机构负责请购单的审批，第三方机构负责采购。

（2）生免组试剂耗材管理员负责质控品、校准品的验收和保存。

四、工作程序

（1）生免组组长及试剂管理员根据本组所需质控品和校准品，按外部服务和供应的质量管理程序进行申购。

（2）校准品必须使用仪器设备配套或仪器生产商指定的产品，并能溯源到国家或国际标准；仪器若无配套的校准品，则可使用试剂盒配套的校准品（或标准品），但必须有 FDA 或 NMPA 批准文号。

（3）质控品最好使用第三方产品或仪器配套产品，并能溯源到国家或国际标准。

（4）由卫健委临床检验中心或其他单位组织发放的室间质评质控样品由本组检验人员负责按照要求妥善保管，并按卫健委临床检验中心规定日期检测、填写报表，并保存原始数据。

（5）对采购来的质控品、校准品或室间质评质控样品在进行验收时，应注意其运送是否符合要求、外包装是否完好、物品是否损坏、使用说明书、保存条件以及其有效期是否满足相关要求。若存在疑问，需要及时处理，并做出相应的记录。在接收室间质评质控样品时，还应注意其建议的测定日期。

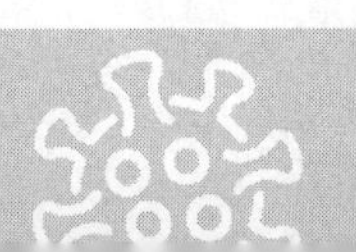

（6）校准品、质控品的使用，应严格按照说明书规定的步骤进行解冻和复溶，详见生免组室内质量控制管理程序中质控品、校准品复溶程序。

（7）标准品和质控品按规定要求存储，并记录保存的环境条件，保证在有效期内使用。如发现过期、失效时，必须及时清理，以防止误用。校准品和质控品的报废和退货同试剂的处理程序。

五、支持性文件

（1）外部服务和供应的质量管理程序。

（2）设施和环境的管理程序。

六、相关记录

（1）服务机构和供应商调查评价记录。

（2）合格服务机构和供应商名录。

（宋　阳）

生化免疫组环境监测程序

一、目的

及时监测和有效控制生免组的环境条件，保障生免检验工作顺利开展，确保检测结果准确可靠。

二、范围

生免组环境温度与湿度、水浴箱温度、试剂储存冰箱温度、纯水机的水质、桌面消毒等。

三、职责

生免组各岗位实验员负责环境监测及记录。

四、环境监测程序

1. 环境条件　室内温度、湿度记录。

2. 恒温设备　冰箱、水浴箱温度记录。

3. 纯水设备　运行状况及日常维护记录。

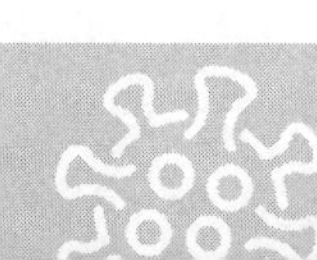

4. 空气消毒器 每天早、中、晚定时开启3次，持续2h，做好记录。

5. 桌面及地面消毒 每天两次消毒，由各岗位实验员执行，做好记录。

五、环境失控处理程序

（1）记录人员发现环境温度与湿度失控时，应采取调节空调或利用加湿器或除湿器等相应措施进行纠正，当无法纠正时，组长协助检验科主任尽快向医院有关部门报告处理。

（2）冰箱温度（2～8℃）超出规定范围时，首先将标本或试剂取出，放入符合温度要求的其他冰箱内，然后对失控原因进行分析。一般可按以下程序进行分析：温度计是否准确，冰箱门是否关严，电源是否有故障，制冷剂是否过少，压缩机工作是否正常等，针对上述失控原因协同组长及时进行处理。

（3）水浴箱（37℃±1℃）出现失控，及时拔掉电源，检查是否水箱内水量不足或其他原因，协同组长进行处理。

（4）紫外灯运行异常，应及时断电，协同组长进行处理。

（5）不能解决时应及时通知器械科，与有关厂商联系解决。

（6）及时填写失控报告，记录处理过程，见设施与环境失控及处理记录。

六、支持性文件

设施和环境的管理程序。

七、相关记录

（1）室内温度、湿度记录表。

（2）冰箱温度及保养消毒记录表。

（3）设施与环境失控及处理记录表。

（4）水浴箱温度及保养消毒记录表。

（宋　阳）

生化免疫组仪器设备管理程序

一、目的

为正确配备和规范使用检验和服务所需的仪器设备，保证其功能和性能正常，满足检验工作的要求制定本程序。

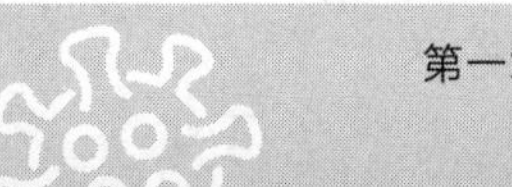

二、范围

生免组的所有仪器设备。

三、职责

（1）检验科主任负责审批生免组仪器的采购申请，第三方机构负责采购。

（2）生免组组长负责仪器配置、评估、申请、验收、维护、报废等管理工作。

（3）仪器设备管理员负责建立仪器档案、仪器设备标识。

（4）生免组检验人员负责仪器的使用、质量控制和保养工作。

四、工作程序

（一）仪器的配置、评估和申购及验收

1. 配置 实验室应根据工作需要配置所需的仪器。

2. 评估 选择仪器时应评估该仪器性能是否满足本实验室需要，应以技术操作可行性、工作特异性为原则选择高质量、高安全性的仪器。

3. 申购 生免组负责人填写年度设备购置表，详细记录相关技术参数，包括设备名称及型号、规格、预期用途、重要参数等信息，交由科主任组织科室民主管理小组人员论证，报医院相关部门审批。

4. 验收 由仪器设备管理员、技术负责人进行验收，填写仪器设备验收记录及仪器设备基本情况登记表。验收内容包括：

（1）设备（包括零配件）数量核对，包装、外观是否完好。

（2）型号、附件与说明书是否一致。

（3）产品合格证。

（4）仪器设备性能检验，须现场进行。

（5）大型设备的安装、调试及校准情况。

（二）仪器设备标识

（1）生免组仪器均应有唯一标识，并张贴在仪器上可以看到。

（2）标识内容：包括设备名称、仪器编号、本次校准日期、下次校准日期、仪器状态等。

（3）颜色标志：绿色，提示设备运行正常；黄色，提示设备维修暂停使用；红色，提示设备停用。

（三）仪器的使用及维护

（1）仪器设备投入使用前，应由组长和授权使用人员对其检测项目性能进行

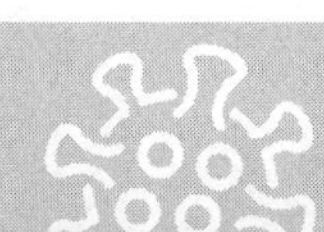

验证。

（2）所有仪器设备应配备相应的设施与环境，保证仪器设备的安全处置、使用和维护，确保仪器设备正常运转，避免仪器设备损坏或污染。

（3）对于仪器设备的操作及使用需经过培训考核，考核合格后可授权，由科室主任授权生免组组长，组长再授权给本组的设备使用人员。

（4）使用仪器设备的人员必须按各专业组仪器设备操作程序的规定正确操作仪器设备，不得擅自改变、简化操作程序或随意调整仪器的校准状态。

（5）仪器设备使用人员在使用仪器前后均需检查和记录仪器设备的状态和环境条件，确保仪器设备处于正常状态并在规定条件下工作；大型分析仪或带有试剂冷藏功能的仪器，应保持待机状态，必须关机时应由专业组组长或主任批准。

（6）设备使用人负责日常维护，设备管理人员应按制造商建议对设备定期（每日、每周、每月等）进行日常设备维护和保养，具体按照仪器维护保养操作规程执行。

（7）仪器设备使用人员和维护人员须保持仪器设备处于安全状态。安全员每月对仪器设备进行安全检查，包括电器安全、化学安全、生物安全、紧急停止装置是否有效及突然断电后不间断电源（UPS）是否有效，做好安全检查记录。

（8）所有仪器设备都须妥善保管和存放，未经允许不得搬移或拆卸。如需搬运到其他地点则必须采取措施确保安全、防止污染环境或损坏设备。当校准给出一组修正因子（包括标准曲线）时，对以前的修正因子和所有备份进行及时正确更新。

（四）仪器的检定/校准

（1）仪器设备管理员每年初制订仪器设备检定/校准计划，只有经过定期检查、校准的仪器才具操作可靠性。

（2）检定：强检的设备必须定期送计量单位检定，并对检定证书内容进行核查，做检定标识；检定不合格的仪器设备停止使用。

（3）校准：应进行外部校准的设备，由经授权的有资质工程师按校准程序定期校准，并出具校准报告，由工作人员验收，填写仪器设备检定/校准报告验收记录表，每年1次。

（4）当校准/检定给出一组修正因子时，应确保之前的校准因子得到正确更新。

（五）设备的维修、停用和报废

1. 设备故障处理流程

（1）仪器设备出现不影响检测系统的故障，待故障排除后继续使用。

（2）若仪器设备出现影响检测系统的故障，设备须停止使用，在设备标签上设置“停用”标识，联系工程师排查故障原因及维修。

（3）故障发生后，可使用替代设备检测标本；若无替代设备，且无法在当日排

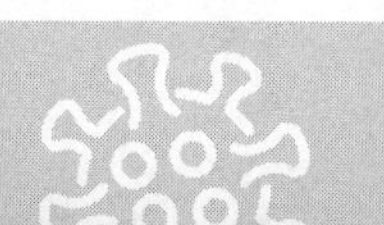

除故障，需尽快将患者标本送至有相同检测系统的上级医院实验室进行检测。

（4）如需延迟发放检验报告，按预估修复时间及时通知医务科及相关部门（采血室、门诊办公室等），并填写服务协议偏离客户通知单留存。

（5）设备故障排除后，应评估该次故障对故障前患者标本检验结果的影响，评估方法如下：①当有两套检测系统时，实施系统间比对。②当只有一套检测系统时，实施留样重测。③当只有一套检测系统，须长时间进行维修，无法立即实施留样重测时，可与具有相同检测系统且通过 ISO 15189 的实验室进行比对。比对方法详见生免组性能验证程序及比对程序，填写仪器设备维修前后比对试验记录表。④当无法满足上述条件时，可采用样本质控、与历史结果比对、临床有无投诉等其中两种或两种以上的方式进行评估。

（6）设备故障排除后，须通过质控物检测进行设备性能评估；当设备出现重大故障须更换重要检测部件、长距离搬动仪器或更换检测系统重要组成部分（如试剂）时，须实施设备校准及部分检验项目的性能验证（至少包括正确度、精密度、分析测量范围、临床可报告范围、符合率、检测限等）；若评估结果在允许范围内，则认为故障已排除并且现阶段无再发生此类故障的风险。

（7）若仪器设备出现重大故障（如更换重要检测配件），维修前须填写仪器设备维修申请表，经检验科主任批准后上报器械管理部/第三方机构，由器械管理部/第三方机构联系专业厂商进行维修。

（8）设备故障排除后，填写仪器设备故障和维修记录，交由组长审核后存档。

2. 设备报废 设备无法修复、计量检定达不到要求时，由技术负责人组织鉴定确认后填写仪器设备停用或报废申请及处理表，报科主任审核后报院器械科，予以报废处理。报废的设备应由仪器设备管理员粘贴明显的标识并隔离存放。

3. 设备的停用 设备管理员根据设备使用情况，对较长时间未使用的设备提出停用申请，报科主任批准，设置“停用”标识。

4. 设备的期间核查 为维护设备校准状态可信度，对量值有漂移设备、新购设备和经常在现场使用的设备，设备责任人使用有证标准物质、比对或留样再测等方式进行期间核查，以确保校准状态的可信度。

5. 设备无害化处理 设备管理员在设备投入使用、修理或报废前必须对设备进行去污染处理。

五、支持性文件

（1）CNAS-CL02：2023《医学实验室质量和能力认可准则》。

（2）CNAS-CL02-A001：2023《医学实验室质量和能力认可准则的应用要求》。

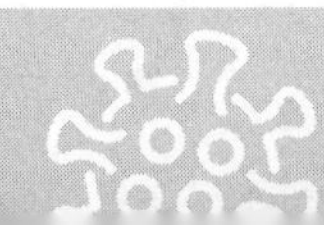

（3）GB/T 22576.5—2021《医学实验室 质量和能力的要求 第5部分：临床免疫学检验领域的要求》。

（4）GB/T 22576.4—2021《医学实验室 质量和能力的要求 第4部分：临床化学检验领域的要求》。

（5）仪器设备使用和维护管理程序。

六、相关记录

（1）仪器设备一览表。

（2）仪器设备基本情况登记表。

（3）年度设备购置表。

（4）仪器设备验收记录。

（5）仪器设备校准报告验收记录表。

（6）仪器设备使用及维护保养记录。

（7）仪器设备安全检查记录。

（8）仪器设备维修申请表。

（9）仪器设备故障和维修记录。

（10）仪器设备启用申请表。

（11）仪器设备停用或报废申请及处理表。

（12）仪器设备维修前后比对试验记录表。

（13）仪器设备使用授权书。

（14）医学检验测量系统校准计划及实施表。

（宋　阳）

生化免疫组试剂耗材管理程序

一、目的

规范生免组试剂合格供应商的选择，规范生免组试剂耗材的请购、保存、使用、报废和退货程序，使所购试剂符合质量手册和程序文件的有关要求，及时、准确地为临床提供可靠的检验结果。

二、范围

生免组所有试剂耗材。

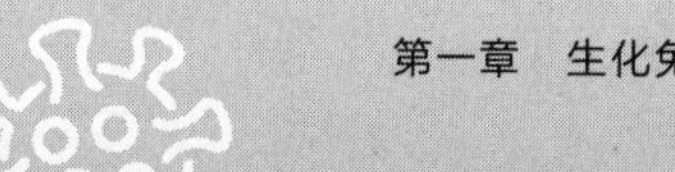

三、职责

（1）生免组组长及试剂管理员负责本组试剂耗材的请购。

（2）检验科主任及器械科或第三方机构负责试剂耗材请购单的审批。

（3）检验科试剂耗材管理员负责试剂耗材的入库验收、保存、出库、盘存等。

（4）生免组负责试剂耗材的使用、保存、报废和退货等。

四、工作程序

（一）试剂耗材的采购

（1）生免组组长与试剂管理员根据本组检验项目所用试剂、耗材消耗情况及到货情况定期在试剂系统上进行试剂耗材申请。

（2）试剂及耗材申请，经检验科主任及器械科或第三方机构审核通过后，由器械科或第三方机构进行采购。

（二）试剂耗材的验收和保存

（1）试剂购进后由检验科试剂耗材管理员进行验收。

（2）检验科试剂耗材管理员及本组组长应根据试剂耗材请购单、发票清单对所购试剂耗材的包装规格、单价、数量等进行核查，准确无误后在接收单上签字。

（3）需要冷藏或冷冻运输试剂及耗材验收时应查看包装箱内温度是否符合条件，对不符合条件的试剂及耗材应当予以拒收。

（4）领取的试剂应严格按照试剂要求保存，试剂管理员每月一次检查试剂的库存量及失效日期，以便及时请购试剂和防止使用变质、过期的试剂。

（5）实验室应选用有国家批准文号的试剂，特殊项目如艾滋病抗体初筛试剂等应有批检定合格证书。

（三）试剂批号（货号）更换验证

新批号试剂和（或）新到同批号试剂应与正在使用的旧批号、旧试剂平行检测，以保证患者结果的一致性，并填写试剂批号更换及验证记录。

1. 定量检测项目

（1）标本选择：样本数≥5，浓度应覆盖测量范围，在保存的标本中选择合适浓度的标本，如保存的标本无合适浓度，可用质控品代替，如质控品也无相应浓度，则本次浓度比对试验可以忽略。

（2）结果判定：至少80%的样本结果的偏差<1/2TEa。

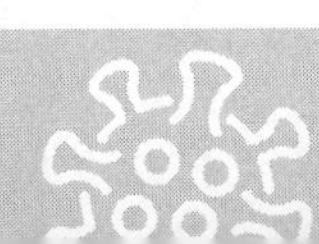

2. 定性/半定量检测项目

（1）标本选择：样本数≥3，至少用一份已知阴性、一份弱阳性、一份已知阳性的患者标本（除 HIV 等特殊项目外），可在当日标本中选，也可在保存的标本中选，如当日及保存的标本均无合适浓度，可用质控品代替。

（2）结果判定：两个批号（货号）试剂，至少 80％份试验结果性质相符，即阴性标本仍为阴性，阳性标本仍为阳性。

（四）试剂耗材的使用

领取的试剂应严格按照试剂说明书操作使用，在 LIS 系统完成试剂开瓶管理，配制试剂记录试剂名称或成分、规格、制备日期、有效期，配制人等，填写试剂配制及效期记录。各仪器负责人每月一次检查试剂的库存量及失效日期，以便及时请购试剂和防止使用变质、过期的试剂。

（五）试剂的报废和退货

一旦发现贮存试剂过期、失效应立即停止使用，填写试剂报废申请表，经检验科主任批准后作报废处理。

（六）合格供应商的评价

（1）供应的选择标准：服务机构或供应商应是合法成立或注册、证件齐全的实体。首次提供的服务或供应商品应有可靠的质量保证证据。供货及时，价格合理，有良好的信誉和售后服务。

（2）外部服务和供应的调查、评价、选择：质量负责人和技术负责人组织对供应的调查、评价。调查的方式包括资料收集、用户走访、网上咨询、电话等，最后通过评审确定合格供应商名录。每年对服务方和供应商进行调查评估一次，并填写服务机构和供应商调查评价记录。将调研的全部资料上报科室主任，科主任组织有关人员进行论证，选择合格供应商。

五、支持性文件

试剂和耗材的管理程序。

六、相关记录

（1）试剂报废申请表。

（2）试剂配制及效期记录。

（3）试剂批号更换及验证记录。

（刘丹萍）

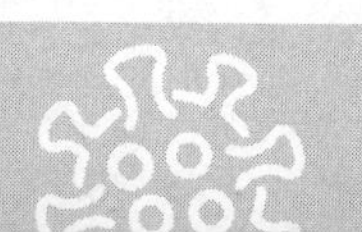

生化免疫组记录管理程序

一、目的

对记录进行控制，确保记录的真实、完整、有效，为质量体系的有效运作和检测工作符合规定要求提供证据。

二、范围

适用于质量体系运行产生的所有记录管理的全过程。

三、职责

（1）本组人员完成相关记录的编制、填写、收集和归档前管理。

（2）科室文件档案管理员负责记录的归档、保存和管理。

（3）生免组长负责本组记录格式的审核。

（4）检验科主任负责所有记录格式的批准。

四、工作程序

（1）记录主要包括，但不局限于以下。

① 检验申请条码。

② 检验结果和报告。

③ 仪器打出的结果。

④ 实验室工作记录簿/记录单。

⑤ 查阅记录。

⑥ 质量控制记录。

⑦ 内部及外部审核记录。

⑧ 实验室之间的比对记录。

⑨ 质量改进记录。

⑩ 仪器维护记录，包括内部和外部的校准记录。

⑪ 批次记录文档，供应品的证书，包装嵌入物。

⑫ 人员培训及能力评估记录。

（2）记录要求

① 记录的填写应字迹端正、清晰、文字通顺、条理清楚，技术术语使用准确。

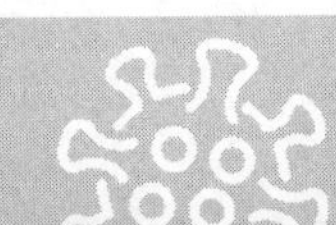

② 记录不得涂改，如需改动，只能在改动处进行双笔划改“\ \”，不能使原字迹模糊或消失，且改动人需在改动处签字并标明日期。

③ 记录表格上的签名栏经相关权责人员签署后方为有效，表格中若有不适用栏应划线（“—”）填充。

④ 记录应包含足够的信息项目，如人员、设备、方法、环境等，根据这些信息可再现检验过程。填写时要求不漏项、不错项、并严格使用法定计量单位。

⑤ 记录应在检验现场或检验过程中，逐项进行填写。

⑥ 记录的归档和调阅。

⑦ 文件档案管理员负责对本检验科所有记录资料实行统一管理，记录应分类存放在文件柜中，防止丢失、损坏或变质，并在档案上注明标识以便查阅，同时应做好记录的登记和统计工作。

⑧ 记录只能由与工作有关的人员调阅，调阅人需填写记录借阅登记表。涉及机密信息的记录或资料应按保证公正性信息保护管理程序执行。

⑨ 所有记录的原件一律不外借。若确需借阅，经检验科主任批准后，由文件档案管理员提供复印件，并办理借阅手续。

⑩ 采用电子媒介形式保存的记录，应注意防潮、防压、防光、防磁并及时备份，避免储存内容丢失。

（3）记录的保存期限

① 依据记录的重要性和国家、行业的有关管理规定，确定记录的保存期限。

② 由本检验科保存的记录资料，应由专业组文件档案管理员填写记录清单及存档登记表，规定记录的来源、载体、归档日期。

（4）记录的销毁：生免组文件档案管理员每年年底对记录资料进行清理，交质量负责人审核执行后交给检验科文件档案管理员销毁。

五、支持性文件

（1）保证公正性信息保护管理程序。

（2）记录管理程序。

六、相关记录

（1）记录借阅登记表。

（2）记录清单及存档登记表。

（3）记录修改申请和登记表。

（4）记录销毁处理表。

（5）便签。

（刘丹萍）

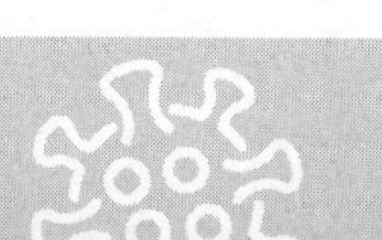

纯水机水质监测和控制程序

一、目的

对纯水机的水质进行监测和控制，为生化、发光分析仪及配制其他试剂提供符合要求的去离子水，以降低实验结果的不准确度。

二、范围

全自动生化分析仪清洗反应杯（RV）及反应槽换水，全自动免疫生化分析仪清洗试剂针、搅拌桨、sipper 针和预处理针，样品和试剂的稀释用水，以及实验室配制其他试剂用水。

三、职责

生免组授权使用人员负责水质监测、纯水机的维护和保养。

四、监测和保养程序

（1）生免组仪器用水具体参照仪器使用说明书并每日监测，电导率应不大于 1μS/cm（25℃），填写纯水机运行状况及维护记录表登记。

（2）电导率≥1μS/cm 或电阻≤10μS/cm 时，更换纯水机树脂。

（3）1.5 年更换纯水机反渗膜和微孔过滤器。

（4）每年 1、4、7、10 月初更换纯水机线芯。

（5）每月初对水质进行微生物含量检测，微生物总数应＜10CFU/mL，填写纯水细菌培养监测记录表。若超标则须清理水箱并进行消毒灭菌处理。

五、水质失控时的处理程序

经上述处理水质仍处于失控状态，通知工程师检查处理。

六、支持性文件

（1）纯水机使用说明书。

（2）WS/T 804—2022《临床化学检验基本技术标准》。

七、相关记录

（1）纯水机运行状况及维护记录表。

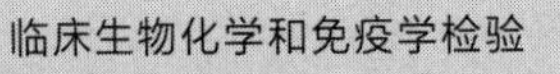

（2）纯水细菌培养监测记录表。

（刘丹萍）

生化免疫组标本接收和准备程序

一、目的

规范生免组标本检验前的处理、保存等过程，减少分析前因素对检验结果的影响，避免标本交接和处理过程中发生差错，保证检验质量。

二、范围

门诊和各临床科室送检的生免标本。

三、职责

（1）各临床科室医生负责检验申请单的填写。

（2）临床各科护士、门诊采血室护士负责标本的采集；护士、护工或其他指定人员负责标本的运送或传输。

（3）检验科标本接收处负责标本的接收和处理。

四、工作程序

（一）检验申请

临床医师应按规定格式填写检验申请单；检验申请单至少应包含患者姓名、性别和年龄、送检科室、住院病历号（或诊疗卡号）、申请检验项目或项目组合等。

（二）标本接收

（1）标本接收处接收核对准确无误后，接收人员在 LIS 上确认接收时间，对标本进行前处理（如离心或分组等），并负责将标本分别送至各相关专业组。

（2）生免组经授权的检验技术人员对接收的样本进行评估，确保其符合与所申请检验相关的接受标准。

（3）急诊标本的接收：急诊标本的条码上有“急”样标记，标本接收处接收标本后应立即对标本进行前处理并送至各专业组，并提醒相关工作人员，专业组工作人员接收标本后立即进行上机检测、及时发放报告，检测周期要求详见急诊结果回报时间。另外，急诊标本在 LIS 系统中上机检测周期单独设置超时提醒，以降低超时报告的风险。

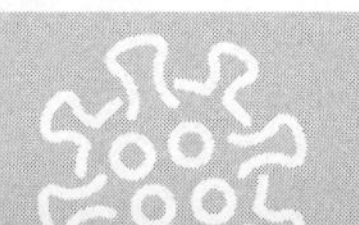

（三）标本的拒收

（1）对不合格标本应该向临床医护人员或患者说明情况，通知退回，并在 LIS 上进行标本退回。

（2）不合格标本包括：未正确使用抗凝剂、抗凝剂比例不正确或不正确的标本类型；样本容器无标签或贴错标签；严重溶血或脂血并影响检测结果的标本；采集量不符合检验要求的标本；标本送达时已超过该项目的检测时限；样本容器不正确或容器损坏；条码缺失或与标本标识不符；未提供检测项目必需的临床信息；其他不符合检测项目采集、运输和保存要求的标本。

（3）如标本不合格，但标本对临床很重要或标本不可替代，而实验室仍选择处理标本，应在报告中备注问题的性质，必要时，对在可能受到影响的结果进行建议提示。

（4）拒收的标本应做好登记并通知临床医护人员。

（四）标本处理

（1）标本接收后应尽快予以分类和离心。促凝标本采血 15～30min 后离心；抗凝标本采血后可立即离心。

（2）一般为室温（18～26℃）放置。采血管应呈管口向上，保持垂直立位。

（3）不能及时检测的标本必须封口，以减少污染、蒸发和溢出等。

（4）脂血标本的处理：轻中度脂血不需要特殊处理。重度脂血对于比色法和比浊法影响比较大，建议重新采血或者对样本进行预处理后检测，常用方法有以下几种。

① 生理盐水稀释法：是最常用的方法，用生理盐水稀释并进行换算，全自动生化分析仪能自动进行稀释和换算。

② 高速离心法：标本 10000～15000r/min 高速离心后，取下层血清进行测定，适用于大部分临床化学和免疫学指标。

（五）标本准备

生免组收到标本后进行统一编号，并检查条形码和标本是否合格。按报告单元每天每份标本应有唯一编号，详见表 1-10 生免组样本编号。

（六）待测标本的保存

若标本不能及时测定，应按要求将分离后的血清或血浆冷藏于 2～8℃ 的冰箱内，保存超过 1 周的标本应将分离的血清置于－20℃ 以下的冰箱内。

（七）标本移交

有属于其他组检测的标本误送本组，应将标本移交给相应组内。

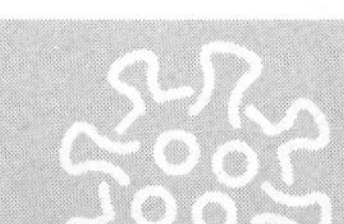

（八）保密性

属保密性的标本检验完毕，结果向检验科主任报告，不得向无关人员泄露。其标本未经上级批准，任何人不得取走。

五、支持性文件

（1）原始样品采集和运输管理程序。

（2）检验前样品接收、处理程序。

六、相关附表

生免组样本编号（表 1-10）。

表 1-10 生免组样本编号

标本编号	检验项目	报告单元
101	肝功能、肾功能、血脂常规、糖代谢、心肌酶、电解质、抗 O、类风湿因子、免疫五项、同型半胱氨酸、血氨、血(尿)淀粉酶	生化仪
101	血气分析	血气仪
103	糖化血红蛋白	糖化血红蛋白
101	甲功八项、激素六项、C 肽、胰岛素、甲状旁腺激素	化学发光 C8000
101	二类感染(乙肝、丙肝、艾滋、梅毒)、抗 CCP 抗体	化学发光 I2000
101	支原体及衣原体(肺炎)、高血压五项、乙肝五项、丙肝五项	安图发光
101	呼吸道病毒、柯萨奇 B 组病毒抗体、甲肝、丁肝、戊肝、庚肝、类风湿因子抗体、抗心磷脂抗体、水痘-带状疱疹病毒抗体、腮腺炎病毒抗体、风疹病毒抗体、EB 病毒等	酶标仪
101	幽门螺杆菌分型测定、糖尿病自身抗体测定、结核抗体测定、抗心磷脂抗体三项、沙眼衣原体检查、幽门螺杆菌测定、流感病毒检测(咽拭子)、肠道病毒 71 型抗体测定、柯萨奇病毒 A16 型测定等	免疫手工
1001	过敏原	过敏原
3001	IgE	过敏原
8001	抗核抗体谱、抗核抗体(荧光法)	抗核抗体
101	肿瘤标志物、贫血三项	雅培 Alinitii

（刘丹萍）

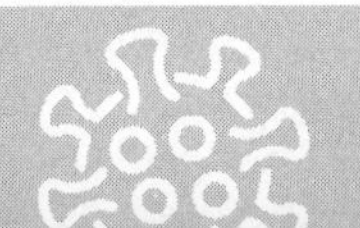

生化免疫组检验后标本处理和保存程序

一、目的

规范检验标本检测后的保存，处理等过程，避免检验标本的实验室污染。

二、范围

生免组所有检测标本。

三、职责

（1）检验科生免组负责标本的检测，收集和保存。

（2）生免组工作人员负责标本销毁和处理、微生物组工作人员负责阳性标本高压灭菌处理。

四、工作程序

（1）生免组工作人员在标本的加样、检测、保存及处理过程中应视所有标本为传染性，戴手套，注意个人防护。

（2）在加样、检测、保存及处理过程中标本如果有泄漏或污染，应立即进行消毒处理。

（3）检验科仅对在保存时限内的项目进行检测或复检，详见申请附加检验的项目及时限，超出复检时限要求的标本主要用于标本信息核对，稳定性较差的项目不宜用储存的标本复检。

（4）当天检测完成的所有原始标本由生免组工作人员清点数量后摆放到标本保存盒上按日期存放于2～8℃冰箱中，加盖或封膜后保存7天。保存标本的冰箱可锁，每次放置或取出标本后立即上锁，未经允许，任何人不得擅自将标本取出用于其他用途。

（5）生免组人员将保存时限到期的检验标本从冰箱里取出进行废弃处理，并将处理日期，处理标本数量及运送人，接收人等交接程序记录于相应的表格上。

（6）微生物组工作人员对阳性标本进行高压销毁和处理。

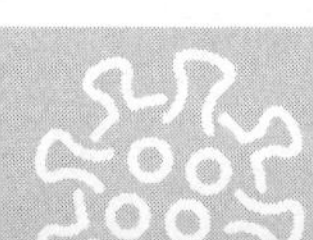

五、支持性文件

（1）检验后样品管理程序。

（2）检验科感染性材料管理制度。

（3）用户手册。

六、相关记录

检验后标本的保存和处理记录。

（刘丹萍）

生化免疫组病毒标志物检测阳性标本管理程序

一、目的

规范检验标本的保存，处理等过程，避免感染性阳性标本的实验室污染。

二、范围

所有感染性血清阳性标本。

三、职责

检验科生免组免疫岗负责本组阳性标本的上报、保存。检验科微生物组负责阳性标本的高压灭菌处理。

四、工作程序

（1）生免组工作人员每天将HBsAg阳性、丙型肝炎病毒抗体阳性、梅毒抗体（特异及非特异）阳性、HIV抗体待复查的患者信息进行登记并上报感染控制办公室，填写检验科病毒标志物阳性登记及存放记录表。

（2）生免组工作人员每天将HBsAg阳性、丙型肝炎病毒抗体阳性、梅毒抗体（特异及非特异）阳性的标本单独存放在阳性标本冰箱，双人双锁，填写检验科病毒标志物阳性登记及存放记录表，每周四由微生物组工作人员高压消毒上周四前阳性血清，填写检验后标本的保存和处理记录、压力灭菌器灭菌指示记录表。

（3）HIV抗体待复查的标本待疾控中心结果回报后，同其他阳性标本一同高

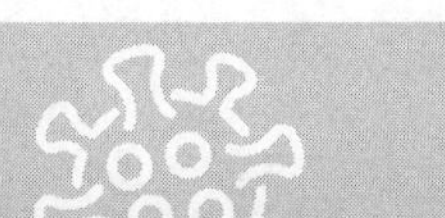

压处理。

五、支持性文件

检验科感染性材料管理制度。

六、相关记录

（1）检验科病毒标志物阳性登记及存放记录表。

（2）检验后标本的保存和处理记录。

（3）压力灭菌器灭菌指示记录表。

（4）仪器设备使用及维护保养记录。

（刘丹萍）

生化免疫组废弃物处理和生物防护程序

一、目的

保证生化免疫组人员和外部环境的安全。

二、范围

生免组各实验区。

三、职责

生免组工作人员负责进行废弃物交接处理。

四、工作程序

（一）残留试剂、废弃物处理

（1）无菌物品，如棉签、棉球、纱布等应在有效期内使用，使用后的废物品应及时进行无害化处理，不得随意丢弃。

（2）使用合格的一次性生免组用品（如试管、吸头、离心管等），生免组将用完后的吸头、离心管丢入黄色废物桶中由医疗废物转运人员统一处理。

（3）污染的标本容器放入黄色废物桶中由医疗废物转运人员统一处理。

（4）采集检验标本或接触装有检验标本的容器，特别是传染性检验标本（如肝

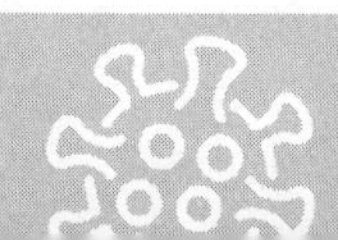

炎）时，应戴一次性手套，可反复使用的容器用后集中消毒。

（5）各种有毒化学试剂在使用后，要做相应的无害化处理（送至后勤处），防止污染环境。

（6）废弃标本如废血等由医疗废物转运人员统一处理。

（7）生免组使用过的酶联板条经高压灭菌后由医疗废物转运人员集中处理。

（8）生免组所有垃圾，包括用过的一次性手套、口罩、帽子应置于专门污染袋内送医院集中处理，污染的非一次性工作衣送医院集中消毒洗涤。

（二）生物防护措施

生物防护的目的是在监控的基础上，对各种危险因素采取有效的控制措施，预防生免组中存在的污染源对生免组人员和环境的污染。

（1）每天及时清理废物桶。

（2）生免组台面日常清洁时使用含氯消毒溶液（以有关部门下发通知文件为准）或75%酒精擦拭。

（3）所有来自患者的血液或体液标本均应视作传染源，因此在标本的采集、运输和处理过程中，标本容器应完好无泄漏。

（4）处理标本时应穿工作服、戴手套，以免沾到皮肤上。如手或其他部位的皮肤沾上血液或体液标本以及试剂，应立即冲洗干净。

（5）手接触有传染性的标本，水龙头、水池、肥皂、工作服可能同时被大量传染性标本污染时均须另外消毒。

（6）在试验过程中，患者的标本（血液、体液）或试剂不慎溅入眼内应立即用洗眼液冲洗。

（7）实验过程中在使用针具等锐器时，尽量小心防止受伤。若被锐器刺破时，应立即脱下手套，尽量挤压伤处，使血流出，然后用碘酒、酒精消毒，必要时进行预防补救措施。

（8）在试验过程中患者的标本（血液、体液）外漏时，应立即用含有效氯2000mg/L的消毒液浸泡，滤纸覆盖半小时，然后用酒精擦洗。

（9）遇有意外事故应立即报告科室负责人，当事人应立即注射相关疫苗或进行预防性治疗，并进行医学观察，严重者应报告院技术负责人。

总之，在实施生物防护措施时，应严格遵守各种相关规定和制度，提高生免组整体生物防护水平。

五、支持性文件

生物安全管理程序。

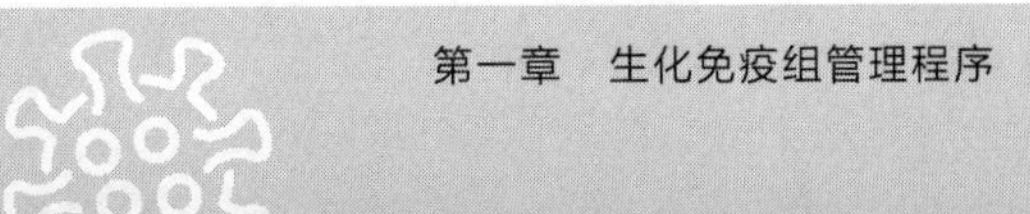

六、相关记录

（1）医用固体废弃物排放登记表。

（2）检验后标本的保存和处理记录。

（3）废液消毒登记表。

（刘丹萍）

生化免疫组工作流程

一、目的

明确生免组工作流程，保证本专业组的各项工作按照既定的质量体系正常运行，及时、准确地为客户报告检验结果。

二、范围

适用于生免组。

三、职责

生免组工作人员在实验前、中、后的工作流程。

四、工作流程图

1. 生免组实验前通用工作流程图 见图 1-5。

2. 生免组实验中及实验后通用工作流程图 见图 1-6。

3. 免疫组 ELISA 法实验工作流程图 见图 1-7。

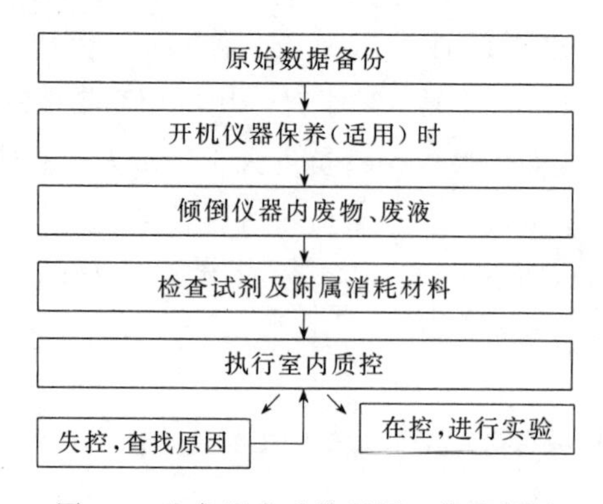

图 1-5 生免组实验前通用工作流程图

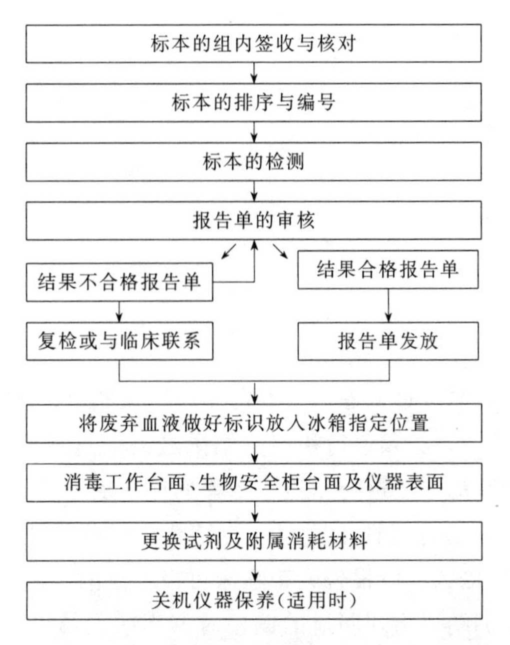

图 1-6 生免组实验中及实验后通用工作流程图

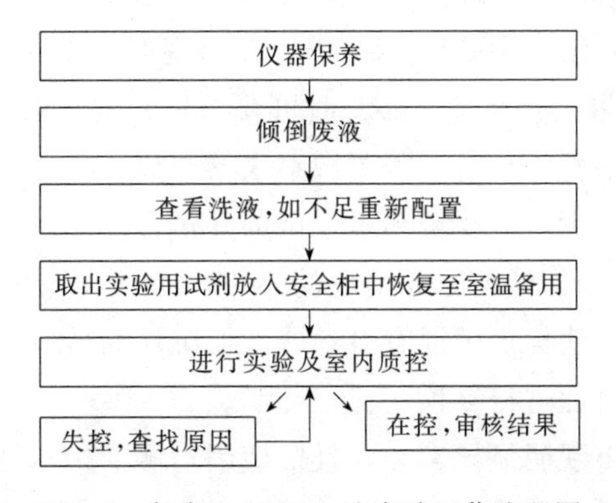

图 1-7 免疫组 ELISA 法实验工作流程图

(刘丹萍)

生化免疫组项目复检程序

一、目的

保证生免检测结果的准确无误，减少差错率，避免医疗纠纷的产生。

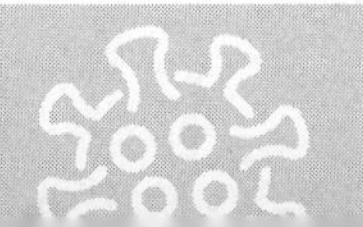

二、范围

生免组报告。

三、职责

生免组全体工作人员。

四、复检程序

1. 生化项目

（1）当检测结果过高或过低超过线性范围时（仪器上出现明显的标识，在结果后出现“<”或“>”），必须进行稀释（结果过高超过线性范围）或者增量（结果过低超过线性范围）的方法进行复检；稀释的标本复检后应乘以稀释倍数再报告结果（如尿微量白蛋白超过线性上限时，应结合尿常规干化学蛋白的结果进行稀释）；若超过最大稀释倍数，应报告大于临床可报告范围。

（2）当一周内检测结果出现明显的偏差时（当两次结果的偏差≥20%），且与患者的病情进展不符时，应立即复检，必要时可要求患者重新采血进行复检。

（3）当肾功能检测结果中，BUN，CREA 出现明显增高，而 β2-MG、CYS-C、RBP 正常时，应对结果进行复检，必要时可要求患者重新采血进行复检。

（4）当钠、氯结果不一致时，需要观察仪器中离子稀释液、清洗液、参比电极液的状况，如果试剂过少，需要重新添加试剂并执行灌注后再次检测（新旧批号试剂不能混用）；如不是因为试剂原因出现的结果不一致，则应观察标本的离心情况是否理想，防止因为血清标本中混有血丝或者血凝块而造成的误差，必要时可以联系临床医生，重新采血后进行复检。

（5）当检测结果出现明显异常，并且疑似因检测前标本处理不当或护士采血出现误差（如输液同侧采血；采血不规范，出现张冠李戴的现象等）所致，应立即将标本退回，并联系临床医生，问明情况后要求在合规的情况下对患者重新采血，对重新采集的样本进行检测后报告结果。

（6）当检测结果疑似因药物影响出现异常时，应及时与医生沟通，再对结果进行审核或者停药后重新采集再进行检测报告结果。

（7）当检测结果疑似因仪器原因出现异常时，应更换检测系统进行复检，有必要时联系仪器工程师维修。

2. 糖化血红蛋白

（1）当糖化血红蛋白结果为零时，须排除试剂不足或仪器故障后对标本进行复查。

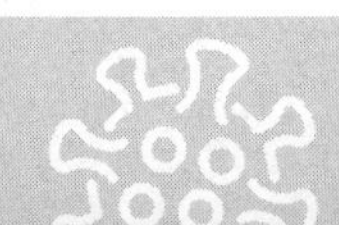

（2）与临床症状不符或历史结果相差过多时对样本进行复检，但要可以追溯到原样本。若复查结果与首次检测结果一致，可如实报告，并在电子检验报告单上注明“已复查”。如若复查结果与上次检测结果不一致时，应将样本转入下一批次再次检测，以两次相同的结果报告，同时在电子检验报告单上注明“已复查”，与临床医生沟通后，保留原始结果。

3. 乙肝两对半

（1）对乙肝两对半结果的模式比较特殊的标本（除“大三阳”“小三阳”“HBsAg、HBcAb 阳性”“HBsAb、HBeAb、HBcAb 阳性”“HBsAb、HBcAb”“HBeAb、HBcAb”外）复检后再发放报告，凡 HBsAg 阳性即填写检验科病毒标志物阳性结果登记及反馈表。

（2）对乙肝结果有疑义的标本复检后再发放报告。

（3）复检流程。①HBsAg 复检流程：HBsAg 复检时，先用胶体金法复检，若复查结果与首次检测结果一致，可如实报告，并在电子检验报告单上注明“已复查（胶体金）”；如若复查结果与首次检测结果不一致时，应将样本重新上机检测，但要可以追溯到原样本，以两次相同的结果报告，同时在电子检验报告单上注明“已复查”，与临床医生沟通后，保留原始结果。夜班人员遇到需要复查的弱阳性标本可留置次日生免组人员复查，口头上报临床医生并做好登记口头报告临床结果记录表。②HBsAb、HBeAg、HBeAb、HBcAb 复检流程：HBsAb、HBeAg、HBe-Ab、HBcAb 复检时，将样本重新上机检测，但要可以追溯到原样本。若复查结果与首次检测结果一致，可如实报告，并在电子检验报告单上注明已复查。如若复查结果与上次检测结果不一致时，应将样本转入下一批次再次检测，以两次相同的结果报告，同时在电子检验报告单上注明“已复查”，与临床医生沟通后，保留原始结果。夜班人员遇到需要复查的弱阳性标本可留置次日生免组人员复查，口头上报临床医生并做好登记口头报告临床结果记录表。

4. HCV-Ab

（1）HCV-Ab 复检条件：①抗-HCV 检测结果为反应性（1-5）的标本，需要复检后再发报告，备注表明“建议检测 HCV-RNA”，并填写检验科病毒标志物阳性结果登记及反馈表。②首次抗-HCV 检测为阳性的样本，须复检后再发报告。

（2）HCV-Ab 复检流程：HCV-Ab 复检时，先用胶体金法复检，若复查结果与首次检测结果一致，可如实报告，并在电子检验报告单上注明“已复查（胶体金）”；如若复查结果与首次检测结果不一致时，应将样本重新离心后再次上机使用化学发光法检测，但要可以追溯到原样本，以两次相同的结果报告，同时在电子检验报告单上注明“已复查”，与临床医生沟通后，保留原始结果。夜班人员遇到需要复查的弱阳性标本可留置次日生免组人员复查，口头上报临床医生并做好登记口头报告临床结果记录表。

5. TP TP检测为阳性的样本，需复检后再发报告，并填写检验科病毒标志物阳性结果登记及反馈表。TP复检时，先用胶体金法复检，若复查结果若与首次检测结果一致，可如实报告，并在电子检验报告单上注明“已复查（胶体金）”；如若复查结果与首次检测结果不一致时，应用凝集法复查，但要可以追溯到原样本。以两次相同的结果报告，即凝集法阳性报告化学发光结果，凝集法阴性发“TPPA阴性”，并在电子检验报告单上注明“已复查（凝集法）”，与临床医生沟通后，保留原始结果。夜班人员遇到需要复查的弱阳性标本可留置次日生免组人员复查，口头上报临床医生并做好登记口头报告临床结果记录表。明显矛盾的结果必须进行重点复查，查找其他检测结果（包括既往结果、相关检测结果），与矛盾结果进行对照，并与专业组工作人员联系确认，发出报告。

6. RPR

（1）对于TP阳性的标本，如若RPR原倍阳性，可直接报告RPR阳性。

（2）对于TP阳性的标本，如若RPR原倍阴性或不典型，则需注意前带现象，将血清稀释后再进行试验。

（3）对于TP阴性的标本，如若RPR结果为1∶8以下阳性，需用胶体金法复检，若结果一致，则RPR可能为自身免疫性疾病、病毒性疾病等导致的假阳性，与临床医生沟通后填写备注，再发放报告。

7. HIVAg/Ab HIVAg/Ab检测为阳性（含弱阳性及强阳性）的样本，需复检后再发报告。HIVAg/Ab检测为阳性时，同时采用化学发光法和胶体金法复查，但要可以追溯到原样本，复检样品在新编号的“患者姓名”处注明原样本号。若复查结果全部阴性，则报告阴性；若化学发光法和胶体金法其中任一种方法阳性，则报告“HIV抗体待复查”，并将标本送到市疾控中心进行确认试验，送检流程详见便签的“HIV抗体待复查送检流程”，与临床医生沟通后，填写检验科病毒标志物阳性结果登记及反馈表，保留原始结果。夜班人员遇到需要复查的弱阳性标本留置次日生免组人员复查，口头上报临床医生并做好登记口头报告临床结果记录表。

8. 抗-HAV、抗-HEV 抗-HAV、抗-HEV首次检测为阳性的样本，需复检后再发报告。抗-HAV、抗-HEV复检时，将样本重新检测，复检样本要可以追溯到原样本，在新编号的“患者姓名”处注明原样本号。若复查结果与首次检测结果一致，可如实报告，并在电子检验报告单上注明“已复查”。如若复查结果与上次检测结果不一致时，应将样本转入下一批次再次检测，以两次相同的结果报告，同时在电子检验报告单上注明“已复查”，与临床医生沟通后，保留原始结果。

9. 甲功项目 当TSH、T_3、T_4、FT_3、FT_4、A-TG、A-TPO结果增减相反、严重不对应或与历史结果相差过大时应进行复检，例如，甲状腺功能五项如其

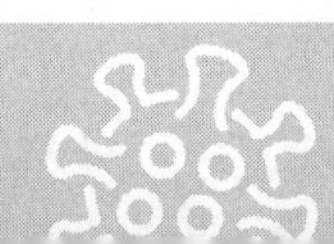

中某一项大于线性，其他四项均正常时，需对样本进行复检，要可以追溯到原样本。若复查结果与首次检测结果一致，可如实报告，并在电子检验报告单上注明“已复查”。如若复查结果与上次检测结果不一致时，应将样本转入下一批次再次检测，以两次相同的结果报告，同时在电子检验报告单上注明“已复查”，与临床医生沟通后，保留原始结果。

10. 肿瘤标志物

（1）当 hCG＞10000U/L 时，需手动编号并稀释 15 倍，结果为稀释后数值。若过稀释（hCG＜7000U/L），则需用原倍重复检测。

（2）当 FPSA＞TPSA 时，需复检。与临床症状不符或历史结果相差过多时进行复检，要可以追溯到原样本。若复查结果与首次检测结果一致，可如实报告，并在电子检验报告单上注明“已复查”。如若复查结果与上次检测结果不一致时，应将样本转入下一批次再次检测，以两次相同的结果报告，同时在电子检验报告单上注明“已复查”，与临床医生沟通后，保留原始结果。

11. 激素六项

（1）当激素六项中某项结果为零时，需对其进行复查。

（2）与临床症状不符或历史结果相差过多时进行复检，要可以追溯到原样本。若复查结果与首次检测结果一致，可如实报告，并在电子检验报告单上注明“已复查”。如若复查结果与上次检测结果不一致时，应将样本转入下一批次再次检测，以两次相同的结果报告，同时在电子检验报告单上注明“已复查”，与临床医生沟通后，保留原始结果。

12. 呼吸道，柯萨奇病毒及其他手工项目 当手工项目完成检测，阴阳对照及样本均阳性或阴性时，应对其进行重新检测，检查是否有加样错误，稀释液错误，酶及洗板错误，找出原因重新检测。复检样本要可以追溯到原样本，在新编号的“患者姓名”处注明原样本号。若复查结果与首次检测结果一致，可如实报告，并在电子检验报告单上注明“已复查”。如若复查结果与上次检测结果不一致时，应将样本转入下一批次再次检测，以两次相同的结果报告，同时在电子检验报告单上注明“已复查”，与临床医生沟通后，保留原始结果。

13. 复查 明显矛盾的结果必须进行重点复查，查找其他检测结果（包括既往结果、相关检测结果），与矛盾结果进行对照，并与专业组工作人员联系确认，发出报告。所有复检过程应留有痕迹，留有证据，拍照，并发送至工作群。所有与临床沟通应在处理完成后填写意见和投诉报告单，并由临床医生签字确认，交由文件档案管理小组进行存档。所有临床异议结果应在处理后制作 PPT 交至主任处。

14. 危急值 检验报告中的项目出现危急值时，工作人员须立即复查，复查无误后住院患者结果及时通报住院部，门诊患者的结果需立即联系其就诊医生，提示医生第一时间做出恰当处理，通过 LIS 系统记录并发送危急值报告，记录包括：日期、时间、告知人、上报人、结果、联系电话、通知准确性确认等，危急值项目详见危急值一览表，填写危急值报告登记表。

注：检测结果的报告应准确、清晰、明确、客观和及时，杜绝虚假报告。

五、支持性文件

（1）危急值一览表。

（2）检验结果复核程序。

六、相关记录

（1）复检标本记录表。

（2）延迟报告记录表。

（3）检验科病毒标志物阳性结果登记及反馈表。

（刘丹萍）

生化免疫组检验结果报告管理程序

一、目的

规范检验报告单的发布，保证检验结果发放的正确性、及时性。

二、范围

生免组所有报告。

三、职责

生免组全体工作人员。

四、程序

（1）检验标本检测完毕后，要认真核查结果报告单，要求核查姓名、性别、年龄、检查项目及结果、计量单位。

（2）如遇检测项目与诊断不符、与历史相差较大、危急值或有疑问时，需复检项目，应遵循生免组项目复检程序。

（3）检验报告单如有下列情况如黄疸、溶血、乳糜血等要在检验单上标明。如

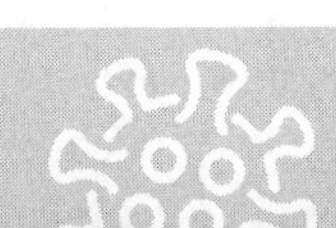

有疑问者应重新复查。

（4）按时发放检验报告单，检验结果报告时间详见检验周期一览表。

（5）如遇仪器故障、信息系统故障等突发情况，不能按照规定时间发出报告时，组长应立即报请实验室主任批准，向临床医护发出检验报告延迟通知，同时填写服务协议偏离客户通知单。

（6）工作时间内，检验报告由经授权的两名工作人员依次报告初审和报告批准发布，夜班岗位可设置一人同时完成报告初审和报告批准发布的工作。

（7）本检验报告单只对本标本负责。

（8）注意保护患者的隐私权。

（9）定期对生免组所有仪器的原始数据进行备份。

（刘丹萍）

生化免疫组性能验证程序及比对程序

一、目的

对生免组各检测系统的分析性能进行评价，结果与行业标准进行比较，来验证检验项目的性能指标是否能满足临床要求。若无行业标准则与国家卫健委室间质评计划表提供的标准比较，判断仪器的性能是否符合要求。

二、范围

生免组各检测系统。

三、职责

（1）生免组组长组织本组检测系统的性能验证。

（2）生免组全体人员均应按要求对检测系统进行性能验证。

四、程序

（1）根据医学实验室质量和能力认可准则、各领域应用说明及行业标准，定量检测方法和程序的分析性能验证内容至少应包括：精密度（包括重复性及中间精密度）、正确度、可报告范围（包括稀释度、线性范围），某些项目还需验证抗干扰能力、携带污染率、生物参考区间等。定性检测项目验证内容至少应包括：符合率、检出限，某些项目还需验证特异性、抗干扰能力、生物参考区间等。

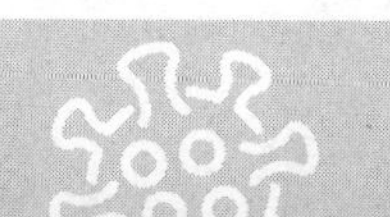

（2）使用新的或更换检测试剂/系统，应对其进行性能验证。任何严重影响检验程序分析性能的情况发生后（影响检验程序分析性能的情况包括但不限于：仪器主要部件故障、仪器搬迁、设施和环境的严重失控等），应在检验程序重新启用前对受影响的性能进行验证，并确保其性能已达到预期要求。

（3）如检测试剂/系统未发生改变，在常规使用期间，至少每年利用日常工作产生的检验质控数据及临床反馈，对检验程序的分析性能进行评估，应能满足检验结果预期用途的要求。

（4）性能验证的结果应有完整记录，应能证实检测试剂/系统在安装及常规应用中能够达到所要求的性能标准。性能验证实验结果符合各自制订的性能验证合格标准（依据医学实验室质量和能力认可准则、各领域应用说明及国家标准、行业标准等），即为该项目通过性能验证。

（5）实验室进行的独立验证，应通过获取客观证据证实检验程序的性能与其声明相符。验证过程证实的检验程序性能指标，应与检验结果的预期用途相关。验证结果应由组长审核，验证报告由专业组归档保存。

五、检测项目验证方法

（一）正确度验证

评价仪器测量结果与真值的一致程度，以“偏倚”表示。

1. 样本 卫健委临床检验中心的正确度验证或卫健委临床检验中心室间质控品。

2. 方法

（1）正确度验证计划需按要求进行。

（2）一个周期的卫健委临床检验中心的能力评估，需统计结果，计算合成偏倚。

3. 结果评价

（1）正确度验证结果符合要求。

（2）能力验证结果合格，且合成偏倚＜1/2 TEA。

（二）精密度

采用CNAS—GL037：2019《临床化学定量检验程序性能验证指南》性能验证方案及GB/T 22576.4—2021《医学实验室质量和能力的要求第4部分：临床化学检验领域的要求》的性能要求，通过检测每个项目质控物质，计算项目批内精密度和批间精密度。批内精密度＜1/4 TEA，批间精密度＜1/3 TEA，详见生免组定量项目质量目标。

1. 样本 室内质控品，2个浓度水平。

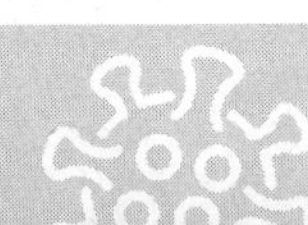

2. 方法

（1）批内精密度为同批分别重复测定 2 个浓度水平的质控品各 20 次，对于所获得的 20 个测定结果进行统计学分析，计算均值、SD 和 CV；批间精密度为每天测定一次，20 天完成，计算均值、SD 和 CV。

（2）使用 2 个水平的质控血清，每个水平每天上机重复测定四次，共测 5 天，计算 SD 和 CV。

3. 实验数据处理 离群值的剔除：每一批次的测量值如果违背室内质控的规则，即 westgard 多规则质控方法，可认为是离群值；从已收集的数据计算出总均值和标准差，任何结果和总均值的差值超过 4 个标准差时，可认为是离群值。剔除离群值，应重新进行测定补充数据。

4. 结果评价

（1）批内精密度可接受限：＜1/4 TEA（定量）或 10%（定性）。

（2）批间精密度可接受限：＜1/3 TEA（定量）或 15%（定性）。

（三）线性范围评价

采用临床化学定量检验程序性能验证指南方案，采用未经过任何处理的患者的检验标本或厂家提供的线性物质，确定某项目检测上限的同时验证其检测上下限范围是否呈线性关系。

1. 样本 接近线性范围的上下限的患者血清或厂家提供的线性物质，线性上限扩展为“上限×90%”，下限不做验证。

2. 方法 按 L、4L∶1H、3L∶2H、2L∶3H、1L∶4H、H 比例依次稀释样本，得到 6 个不同浓度的样本。每份样本重复测定 2 次，若 2 次结果偏差大于 10%，须重新测定。计算 2 次测定结果的均值，以测定均值对理论浓度进行相关回归分析。

3. 结果评价 以分析物预期值为 X、测定结果均值为 Y 作线性图（$Y=bX+a$）。当 b 在 0.97～1.03 范围内，a 接近 0，相关系数 $r>0.975$，且 6 个测定结果与理论值偏差均＜10%时，为线性验证合格。若 b 不在 0.97～1.03 范围内，a 较大，舍去高值或低值组数据，另作回归统计。直至缩小的分析范围其回归方程中 a 和 b 的判断符合要求，该范围为线性范围。

（四）临床可报告范围评价

临床可报告范围上限为分析测量范围上限乘以最大稀释度。结合最大稀释度以及分析测量范围确定临床可报告范围。

1. 样本 接近线性范围上限的患者血清或厂家提供的线性物质。

2. 方法 将样本用厂家试剂说明书建议的样本稀释倍数进行稀释，得到稀释后样本，分别测定原样本和稀释后样本，记录结果。

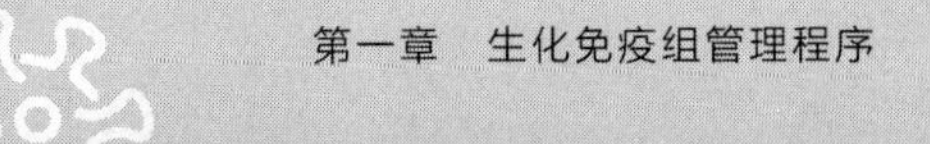

3. 评价结果 计算原样本稀释后的理论结果，若（实测值－理论值）/理论值＜1/2 TEA，认为稀释准确，可报告范围上限为线性范围上限乘以验证的稀释倍数，可报告范围下限不进行验证，取线性范围下限。

（五）功能灵敏度

1. LOD检出限的验证 根据《临床实验室测量程序检测能力的评估》对具有相当于厂商给定的检出限浓度的样品，在数天内重复测量20次，若低于空白限的结果数≤3，则验证通过，可以直接使用厂商声明的检出限。

2. LOQ功能灵敏度的验证 根据《临床实验室测量程序检测能力的评估》选择多个厂家声明的功能灵敏度左右浓度的样本，分别计算每个浓度样品的日间CV，日间CV达到质量要求20%时，样品中所具有的分析浓度即为功能灵敏度。

（六）符合率评价方案（定性项目）

采用WS/T 408—2024《临床免疫学定性检验程序性能验证指南》方案。

1. 方法

（1）靶机每年参加能力验证/国家卫健委室间质评，成绩合格，计算阴性符合率、阳性符合率；非靶机同时检测能力验证/国家卫健委室间标本，结果与能力验证/国家卫健委室间质评结果比较，成绩合格，计算阴性符合率、阳性符合率。

（2）选取阴性样本10份（包含至少5份其他标志物阳性的样本）、阳性样本10份（包含至少5份浓度在cut-off值和2～4倍cut-off值之间的弱阳性样本，1份极高值阳性），共20份样本。计算20例样本与靶机的比对结果，将两方结果通过公式计算各项性能指标。

2. 计算公式

阴性符合率＝真阴性/(真阴性＋假阳性)×100%阳性符合率
＝真阳性/(真阳性＋假阴性)×100%

总符合率＝(真阳性＋真阴性)/(真阳性＋假阴性＋真阴性＋假阳性)×100%

3. 结果评价 符合率≥80%。

（七）检出限评价方案（定性项目）

采用WS/T 408—2024《临床免疫学定性检验程序性能验证指南》方案。

1. 样本 康彻思坦质控。

2. 方法 将已知浓度的定值质控，按原倍、1∶2、1∶4、1∶8等稀释倍数进行稀释并检测，首测出现阴性的前一个稀释倍数为其检出限。计算其对应浓度，并重复性检测20次。

3. 结果评价 20次中≥95%为阳性，则该浓度当作检出限验证通过。

（八）检验结果可比性（定性项目）

1. 样本 选择5份样本，其中2份阴性（至少1份其他标志物阳性），3份阳性（至少2份弱阳性）标本。

2. 方法

（1）系统间比对：实验方法与靶机进行比对，计算符合率，填写实验室内部比对结果评价表，每年一次。

（2）实验室间比对：生免组无室间质评计划可利用时，与其他实验室间比对，计算符合率，填写实验室间比对结果评价表，每年两次。

（3）人员比对：参与实验人员与技术负责人进行比对，计算符合率，填写实验室内部比对结果评价表，每年一次。

3. 结果评价 阴性结果为阴性，阳性结果为阳性（凝集法结果在上下一个滴度），且符合率≥80%。

（九）检验结果可比性（定量项目）

采用WS/T 804—2022《临床化学检验基本技术标准》的方案。

1. 样本 来源于健康人或患者，无明显干扰因素。最好使用当天采集的新鲜样本，并应尽量避免使用贮存的样本，尽可能使实验样本的浓度在线性检测范围内均匀分布。

2. 方法

（1）分析系统的不定期比对（如仪器维修前后）：检测5例样本，该5例样本浓度应该尽量覆盖线性检测范围，包括医学决定水平，至少4份样本检测结果偏倚<1/2 TEA，填写仪器设备维修前后比对试验记录表。

（2）分析系统间定期比对：检测20例样本，该20例样本浓度应该尽量覆盖线性检测范围，包括医学决定水平，可选择用室间质量评价质控品，每年一次，80%样本偏倚<1/2 TEA，填写实验室内部比对结果评价表。

（3）留样再测：检测5例样本，该5例样本浓度应该尽量覆盖线性检测范围，包括医学决定水平，至少4份样本检测结果偏倚<1/3 TEA。

（4）无室间质评的项目，与同等级医院相同品牌试剂、仪器检测结果进行每年2次比对，检测5例样本，该5例样本浓度应该尽量覆盖线性检测范围，包括医学决定水平，至少4份样本检测结果偏倚<1/2 TEA，填写实验室间比对结果评价表。

（十）生物参考区间验证

采用WS/T 402—2024《临床实验室定量检验项目参考区间的制订》方案。

（1）样本：每一参考区间从本地参考人群中随机选取正常人样本20份，年龄从20岁到70岁。

（2）方法：将20份标本在机器上检测，测定值剔除离群值后若不满20份应补足，这20份结果与需验证的参考区间进行比较。

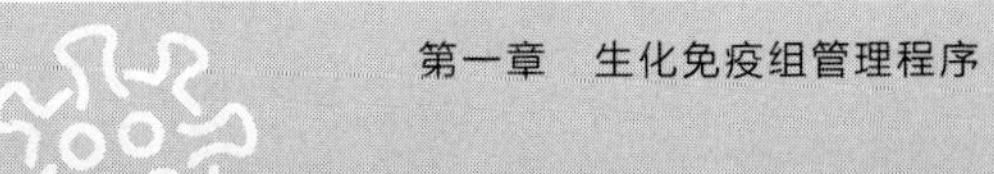

（3）评价结果：R＝（检测值在引用参考区间以内的个数÷总参考个体数）×100%，R＞90%（或不合格样本数/总参考个体数×100%≤10%）验证通过，参考区间可直接使用。

（4）参考区间验证不通过时，需进行参考区间确认。至少选择120份标本，必要时对性别和年龄进行分组确认。正态分布统计按95%置信区间来确定参考区间；偏态分布用秩次P2.5和P97.5表示参考区间。

六、支持性文件

（1）GB/T 22576.4—2021《医学实验室质量和能力的要求　第4部分：临床化学检验领域的要求》。

（2）GB/T 22576.5—2021《医学实验室质量和能力的要求　第5部分：临床免疫学检验领域的要求》。

（3）CNAS—GL037：2019《临床化学定量检验程序性能验证指南》。

（4）WS/T 408—2024《临床免疫学定性检验程序性能验证指南》。

（5）CNAS—GL047：2021《医学实验室定量检验程序结果可比性验证指南》。

（6）WS/T 402—2024《临床实验室定量检验项目参考区间的制定》。

（7）WS/T 644—2018《临床检验室间质量评价》。

（8）试剂说明书。

（9）WS/T 804—2022《临床化学检验基本技术标准》。

七、相关的记录

（1）检测系统/方法的分析性能验证评估报告。

（2）分析测量范围试验评价表。

（3）临床可报告范围试验评价表。

（4）精密度验证试验结果评价表。

（5）正确度验证试验结果评价表。

（6）定性项目性能验证报告。

（7）仪器设备维修前后比对试验记录表。

（8）实验室内部比对结果评价表。

（9）实验室间比对结果评价表。

（王　菲）

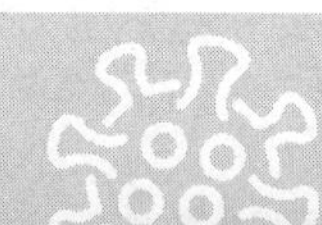

第二章 生化分析仪标准化操作程序

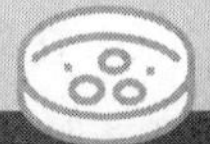

YQ-001 LABOSPECT 008 AS 自动生化分析仪标准操作程序

一、运行环境

为保证仪器的正常运行，仪器必须在满足下列条件的环境中使用。

（1）灰尘少、通风条件好、安装有空调设备的室内。

（2）避免阳光直接照射。

（3）不能有身体可觉察的振动。

（4）地面水平良好（斜度小于 1/200）、地面强度要足够承受分析仪的重量。

（5）室内温度保持在 15～32℃，测定中温度变化不能超过±2℃/h。

（6）室内相对湿度应保持在 40%～85%，不可结露。

（7）有保护性接地（接地电阻小于 10Ω）。

（8）仪器进水口 5m 以内有配电盘、供水、排水设施。

（9）电源电压变动在 220V±10%之内。

（10）排水口离开地面不超过 100mm，内径 50mm 以上。

（11）在仪器附近没有会产生电磁干扰、发射高频电磁波的机械（离心机、放电装置、无线电收发机、移动电话等）。

（12）不得在废液管及电缆上施加负载（如：踩踏、弯折管子及电缆等）。

（13）离子交换水供给装置的出水水压应在 50～340kPa（0.5～3.5kgf/cm^2）范围内；水质：电导率小于 1μS/cm；供水量满足仪器所需的量，50L/h 以上（每个模块）。

二、安全条款

（1）以下是 008 AS 自动分析仪的警告事项，如不遵守，使用者会有死亡或重伤的可能性，严重程度与以下排序无关。

① 在处理含有感染性物质的液体及其附着物时，请使用橡胶手套，不要直接接触。如身体被沾染时，应用大量的水冲去并消毒，必要时应接受医生检查。仪器被沾染时应进行消毒。

② 在仪器上面和附近不要使用可燃性危险品，避免引起火灾和爆炸。

③ 在仪器运转过程中，勿触及样品针、试剂针、反应容器、清洗机构、光源灯、试剂舱等，以避免人身伤害。

④ 请勿用肉眼直视光源灯光，否则会伤害眼睛。看光源灯时请用防护眼镜。

⑤ 仪器的操作、保养应按规定的程序进行，不触摸指定部位以外的地方。通电中不可打开分析部分的前面、背面及侧面的挡板，触及线路板会损害 IC 电路。触摸冷却风扇会造成使用者受伤。

（2）以下是 008 AS 自动分析仪的注意事项，如不遵守，可能会导致使用者发生轻伤或中度伤害或导致仪器的损害。严重程度与以下排序无关。

① 打开 S 模块的背面丙烯酸盖板及 P 模块的维护盖板后，互锁（安全装置）会工作，立即停止供电。开始测定及维护之前和测定及维护过程中，请勿打开上述盖板。

② 试剂、样品、洗涤剂等沾染皮肤时要用水充分清洗，必要时应就医。溅到仪器表面会造成仪器故障，请戴好保护用具，立即将液体擦拭干净。

③ 废液的处理应遵循有关法规，含有试剂的物质在与试剂厂家商量后，根据设施的排水基准进行必要的处理。浓废液（含反应液），应采取相当于感染性废弃物的处理方法。

④ 目视计算机屏幕作业 1 日内不要超 6h，并且连续工作 1h 应休息 10min。

⑤ 请勿在仪器上使用可能带电脑病毒的 DVD-RAM 及 U 盘。请在仪器处于待机状态时插入 U 盘，拔下 U 盘时，请按使用说明书规定的步骤实施。请勿一直将 DVD-RAM 留在操作部光驱内。

⑥ 请不要在电脑中安装商业程序，请不要更改操作部的设定。请不要将带磁性的物品靠近电脑。否则，仪器可能无法正常工作。

⑦ 请定期备份检测结果及分析参数。

⑧ 本仪器以血清、尿及脑脊液为样品供临床化学分析、免疫学检验使用，不可用于其他用途。

⑨ 样品中不能混有纤维蛋白、灰尘等不溶性物质。例如血清中悬浮的纤维蛋

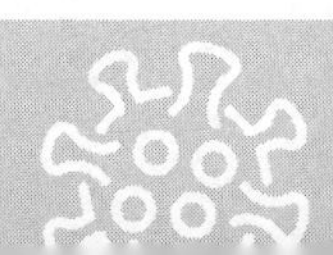

白堵塞样品针会成为测定结果不准确的原因。

⑩ 反应容器、样品杯、废液流路不得使用有机溶剂，也不要使用易黏附在样品杯、试剂吸嘴、反应容器上的试剂、样品。

(3) 遵守指定的安装条件，否则有可能影响测定的可靠性或损伤仪器。

注意：其他具体安全注意事项请参见 LABOSPECT 008 AS 使用说明书Ⅰ的“安全概要”部分。

三、授权操作人

检验科培训并考核合格人员。

四、每日开关机程序

（一）开机前检查

1. 检查控制单元 确保计算机、显示器和打印机的电源开关处于打开状态。确保打印机内的纸张充足并已正确安装。确保无 DVD 及 U 盘插入。

2. 检查样品架传送模块 确保样品投入部上没有样品架，在样品收纳部中，确认设置了至少一个空的样品架托盘，样品架托盘上无脏污。

3. 检查分析模块

(1) 比色分析模块。

① 探针系统：探针（样品针、试剂针）、清洗喷嘴上无水滴、脏污、弯曲、堵塞；清洗槽无脏污或堵塞。

注意：如有以上情况发生，请参照 LABOSPECT 008 AS 使用说明书Ⅴ处理。

② 吸量系统：确保试剂吸量器、样品吸量器无泄漏，内部无气泡。

③ 清洗液的检查：确保用于反应杯的碱性清洗液和酸性清洗液量充足；确认试剂仓中的抗菌无磷清洗液剂量充足。

(2) ISE 分析模块：确认样品针尖无弯曲、污染、液滴，恒温系统无泄漏，吸样软管和电极连接正确。确保稀释槽中无晶体或脏物。确保废液排出口无晶体或脏物。确保吸量器无泄漏，底部无晶体，吸量器内无气泡。

注意：如有以上情况发生，请参照 LABOSPECT 008 AS 使用说明书Ⅴ处理。

4. 废液排放部 确保 ISE 分析模块和比色分析模块的废液箱直接排放入管路。

5. 仪器台面 确认仪器台面清洁、无杂物。

6. 供电电源 检查 UPS 开关应在（ONLINE）状态。

7. 供水 打开自来水龙头，接通水机的电源，确保供水箱中的水位大于等于10cm。LABOSPECT 008 AS 耗水速度最大 50L/h（每个模块），水质要求电导率 $<1\mu S/cm$。

（二）开机

为保证试剂冷藏舱的冷藏作用，位于仪器右侧下方的总电源开关可长期处于（ON）状态。

（1）按下位于样品投入部左侧的操作用电源开关（ON）按钮（绿色）；仪器执行初始化和设定的维护保养动作，之后进入待机状态。输入登记的操作人员ID和密码；接通电源后如有报警，请参照LABOSPECT 008 AS使用说明书Ⅴ。

（2）仪器至待机状态后，打开中文电脑开关。等待水温升至（37±0.1)℃，方可进行下一步操作。

（三）开机后维护

注意：开机后由仪器自动执行维护并放入开机维护保养程序，操作人员需确认各项检查结果。

1. 报警检查 如果菜单中的“报警”有报警显示→按“报警”显示报警窗口→按照报警描述，采取适当措施→采取补救措施之后，按下“删除”删除报警。

2. 检查分析仪状态并进行保养 “概览”→观察“日保养”，无报警显示，直接进入下一步骤。

“概览”→“日保养”→在左侧栏中选择要维护的条目→在右侧栏中选择要维护的项目→“选择”→选择模块及设定内容→“执行”→维护项目完成后，再按“概览”→观察“日保养”，无报警显示，直接进入下一步骤。

3. 检查吸量器（是否有气泡、是否漏液） 如有气泡，执行以下操作。

“概览”→“日保养”→选择“维护保养”→选择“排气”→“选择”→选择蓝对象模块→在“吸量器”中点击“全部”→“执行”→确认无气泡，如仍有气泡，参见LABOSPECT 008 AS使用说明书Ⅳ中吸量器密封垫的更换。

4. 交换反应槽水和温度检查 “概览”→“日保养”→选择“维护保养”→选择“反应槽水更换”→“选择”→选择蓝维护模块→“执行”→维护结束后，按“概览”→确认温度回升至（37±0.1)℃，温度不正确时，核对启动后等待的时间是否足够，以及是否出现报警，若出现，应在处理报警后温度正常时进入下一步。

5. 检查光度计光强度

（1）执行：“概览”→“日保养”→选择“维护保养”→“选择光度计检查”→“选择”→选择蓝维护模块→“执行”。

（2）光度计检查结果分析：“打印”→“历史”→选择“光度计检查”→选择需要观察的内容，观察光度计检查结果，340nm输出值，S模块＞14000，P模块＞18000时，需要考虑更换光源灯，光源灯寿命为750h。更换方法参照本文件的“每半年维护保养程序”中“光源灯的更换”。

6. 试剂灌注 “概览”→“日保养”→选择“维护保养”→选择“试剂灌注”→“选

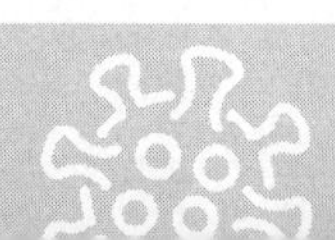

择”→选蓝“ISE”单元→在“参数”中选择“全部”，“次数”处输入“20”→“执行”。

7. 执行ISE检查

(1) 执行：“概览”→“日保养”→选择“检查”→选择“ISE检查”→“选择”→选择蓝ISE单元→在“次数”输入“30”→“执行”→确认各电极输出值正常，进行下一步。

输出值异常时进行相应处理，待检测正常时再进行下一步。

(2) ISE检查结果分析：“打印”→“历史”→选择“ISE检查”→选择需要观察的内容，检查显示的Na、K、Cl的电动势是否正常，同时检查对于同一电极的连续测定值偏差是否在±0.2mV之间。

（四）开机后准备工作

1. 试剂准备

(1) ISE部分试剂的准备（需要更换时，日常推荐放在每日工作结束之后关机之前）。

① 试剂的放置：仪器待机状态下，打开ISE模块前面板，将ISE试剂瓶放置在指定位置，确保过滤器接触瓶底，关闭ISE模块前面板。

② 试剂登记：“试剂信息”→“状态”→选择“ISE”模块→选择换好的试剂→“试剂残量复位”→“是”。

③ 试剂灌注：“试剂信息”→“状态”→“试剂灌注”→选择ISE单元→在“参数”中选择“全部”（或换好的试剂类型），“次数”处输入“20”→“执行”。

④ 反应杯清洗剂瓶的放置：需要更换时，日常应放在每日工作结束之后关机之前。

(2) S模块。

① 更换清洗剂瓶：打开仪器前盖→取出用完的反应杯清洗剂瓶→装入新的反应杯清洗剂瓶→确认管末端的清洗剂吸引过滤器到达瓶底→关闭仪器前盖。

② 执行剩余清洗剂量的重置：“试剂信息”→“状态”→选择相应的模块→选择换好的反应杯清洗剂→“试剂残量复位”→“是”。

(3) P模块。更换清洗剂瓶：打开仪器前盖→取出用完的反应杯清洗剂瓶→装入新的反应杯清洗剂瓶→确认管末端的清洗剂吸引过滤器到达瓶底→关闭仪器前盖→长按仪器顶部的功能键3s以上（F1：清洗剂2）、（F2：清洗剂1）→打开试剂管理画面，确认剩余量已重置。

(4) 比色分析部分试剂的准备。

① 利用试剂条形码进行自动登记的方法。

试剂的放置：仪器待机状态下，打开S或P模块试剂仓盖，确认试剂瓶中没有气泡或薄膜，S模块导流管正确安装，将试剂瓶放置在一定位置，关闭试剂仓盖。

试剂的登记：执行如下操作。

“试剂信息”→“设定”→“试剂登记”→选择分析模块→“执行”。

注意：试剂登记之后，核对试剂类型、各项目有效测试数、批号、有效期的正确性。若出现条码阅读错误，请手工登记试剂。

② 手动登记试剂的方法：“试剂”→“设定”→选择模块→在列表中选择空位置→使用“试剂条码”时，在“试剂条码”处输入试剂条形码标签上的字符（S：28位；P：17位）；不使用“试剂条码”时，选择项目，分别选择项目名称，试剂类型，瓶型尺寸→“确认”→确认手动输入的试剂瓶已登记→将试剂瓶放置到已登记的位置→“试剂登记”→选择蓝分析模块→“执行”→确认已显示手动登记的试剂的剩余测试数。

2. 清除结果

（1）备份和清除样品测定结果：“常规操作”→“数据回顾”→“打印”→“预览”→“历史”→“更新”→“备份”→点击 Windows 徽标键进入计算机查看确认已备份。

（2）清除样品测定结果：“概览”→“样品数据删除”→“全部样品删除”→“确认”。

（五）关机

关机前维护：实用工作→维护保养→关机→选择→执行。

注：在样品进样处放置绿色清洗架子，并在一号位置放碱液，二号位置放ISE-N；三号位置放血清。

（六）关机后维护

1. 检查操作部 确认打印机内有足够的纸；确认 USB 端口未连接 USB 存储器。

2. 检查样品传送部 确认样品投入部没有样品架遗留、没有脏污；确认样品收纳部已放置空的样品架托盘、样品架托盘没有脏污；打开样品收纳部下侧的门，确认水位距供水箱底部 10cm 以上。

3. 检查分析部

（1）比色分析部：确认探针（样品针、试剂针）、清洗机构、搅拌棒位置正确、不弯曲、末端没有水滴或污物；确认试剂吸量器、样品吸量器不漏液，内部没有气泡；做仪器台面整理和清洁工作。倒掉废液桶中的废液。

（2）ISE 单元：确认样品针位置正确、不弯曲、无水滴或无污物；电极恒温系统没有漏液，电极连接线正确连接；电极稀释槽内没有结晶或污物；废液排出部没有结晶或污物；确认 ISE 吸量器不漏液、内部无气泡、下部无结晶。

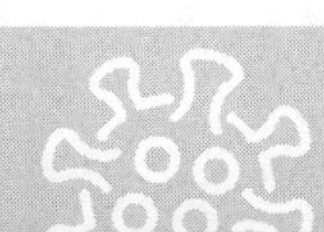

五、校准操作程序

（一）开机后校准

1. 自动建议校准项目登录 “概览”→“校准和质控选择”→“推荐”→“校准”→“状态”→“保存”。

2. 手动校准项目登录

单个项目的校准请求：“校准”→“状态”→选择要执行校准的项目→在“方法”中根据具体项目选择校准方法（空白、两点、全点、量程点）→保存。

组合校准请求：“校准”→“状态”→在“起始组合”中选择组合→“起始”→“保存”。

组的设定：“校准”→“状态”→“起始组合设定”→在“起始组合”中选空白的行→在“组合名称”处输入组名称→“更新”→选择要执行校准的项目和校准方法→“更新”→“确认”。

在定标记录表（月）中登记校准的项目、校准原因及校准类型。

3. 校准液准备与放置

（1）校准液位置列表：完成自动建议校准项目登录和手动校准项目登录进行校准项目登录结束后，点击“概览”→“校准和质控选择”→“打印”→“历史”→在“校准”中→“校准液登记信息”→“历史”→选择校准登记信息→查看校准登记信息。

完成（1）进行校准项目选择后，点击“校准”→“校准品”，根据样品架号和位置选择相应的黑色架子。

（2）校准液的准备与放置：根据具体校准项目进行校准液的开瓶、溶解、解冻等准备。在黑色校准架相应位置上放好足够量的校准液。

4. 执行校准 点击“开始 1”→“开始 2”。

（二）校准结果确认

校准结果确认依据试剂说明书中的判断指标和 LABOSPECT 008 AS 使用说明书，以及质控结果，结合以下步骤进行。

1. 屏幕报警信息 “报警”→观察有无有关校准的报警→如果有报警，进一步检查校准吸光度，进行确认。

2. 校准结果观察 “打印”→“校准”→选择“校准结果信息”→选择需要显示的内容→“预览”→“历史”→观察吸光度结果，确认有无校准报警，依据试剂说明书有关指标，判断吸光度各指标是否在允许范围之内，超出应查找原因。

3. 校准系数确认 “校准”→“状态”→“校准结果”→观察校准因数值。

4. 工作曲线确认 “校准”→“状态”→“校准结果”→选择需要确认的项目→“工作曲线”→确认工作曲线方向及形状。

5. 反应曲线确认 “校准”→“状态”→选择需要确认的项目→“反应过程监控”→

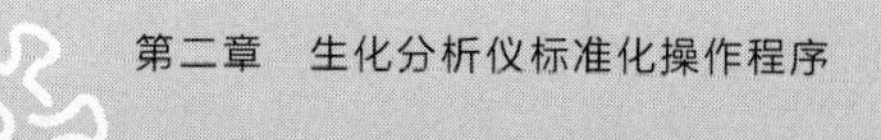

在下拉菜单中选择校准液→确认反应曲线是否正常。

6. 校准追踪确认 “校准”→“状态”→“校准追踪”→选择需要确认的项目→确认校准变化趋势是否正常。

注意：

① 执行校准的操作员遇有无法判断的特殊情况时，请及时与生免组组长联系，以确定处理方案。

② 对有疑问的校准结果或报警结果应编号保存。

六、质控操作程序

（1）将平衡至室温的质控品放入常规样本架，点击常规操作→项目选择→输入质控样本号→回车→条码读取错误→输入架号和质控样本号→追加→确认→选择项目或组合→保存→上机→点击“开始”。

（2）本室质控信息及结果记录于LIS系统质控菜单室内质控记录表中，失控时于LIS系统中填写失控报告。详细参考生免组室内质量控制管理程序。

注意：操作员遇有对质控结果无法判断时，请及时与生免组组长联系，以确定处理方案。质控操作记录由生免组组长定时汇总，制作室内质控报表，并进行相应处理。

（3）实验室室间质评：按照本文件中“七”常规样品操作程序，当作常规样品进行。

七、常规样品操作程序

（一）常规样品项目登记以下有三种登记方式可单选或组合使用

1. 单个样品登记 “常规操作”→“项目”→“常规”→输入以下相应内容（例）。

（1）选择样品类型（血清或尿液等）：S. Type根据实际情况选择。

（2）输入样品号：Sequence No。

（3）患者的病案号：Sample ID。

（4）选择样品杯类型（标准、微量）：Sample Cup根据实际情况选择。

（5）样品量（常量/稀释）Sample Volume/Dilution根据实际情况选择。

（6）选择样品属性（可设定采血日期、性别/年龄、样品信息等）：“样品属性”→选择项目键或组合键（选择要做的项目或组合）→“保存”样品号自动递增为下一号，重复以上操作。

2. 批量样品登记 若一批样品测定项目相同时执行：“常规操作”→“项目选择”→“常规”→首个样品输入同“单个样品登记中”的（1）～（5）内容→按项目键或组合键（选蓝本批要做的项目或组合）→“批登记”→输入此批最后一份样品的序号“最后样本序列号”→“保存”。

3. 样品ID号读出有误时 “常规操作”→“项目选择”→“常规”→“条形码读出

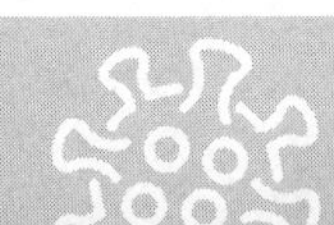

错误”→选“常规”或“急查”依次输入架号（Rack No.）、位置号（Pos.）、样品ID号（Sample ID）→“追加”→“确认”。

注：本室实现与LIS双向传输，可以LIS扫码后直接上机。

（二）样品登记的确认

1. 从“项目选择”画面上确认 “常规操作”→“项目选择”→“常规”→输入要确认的样品序列号“样本序列号”→回车，或者输入要确认的样品ID号“样本ID”→无修改内容，前后翻页按“前一样品”或“后一样品”→需要修改时，点击要修改的项目键→“保存”。

2. 从“数据回顾”画面上确认 “常规操作”→“数据回顾”→选择要确认的样品号→确认样品测试内容。

（三）样品测定

1. 放置样品 样品按预先登记的顺序，放置在样品托盘上样品架的相应位置，将样品托盘正确放入投入部；使用ID号方式时，可以不按顺序放置样品。

2. 测定 “开始”→输入起始样本号（使用样品编号模式时）→“开始”。

八、急查样品操作程序

急查样品的测定根据仪器所处的状态选择。

（一）在“运行”状态下测定急查样品

1. 选择项目 “常规操作”→“项目选择”→“急查”→输入以下相应内容。

（1）选择样品类型（血清或尿液等）：根据实际情况选择样品类型。

（2）输入样品位置号：根据实际情况输入样品架号/位置。

（3）患者的病案号：根据实际情况输入样品ID。

（4）选择样品杯类型（标准、微量）：根据实际情况选择样品杯。

（5）样品量（常量/稀释）：根据实际情况选择常量/稀释。

（6）选择样品属性（可设定采血日期、性别/年龄、样品信息等）：“样品属性”→选择项目键或组合键（选择要做的项目或组合）→单个样品输入“保存”架号和位置号自动递增为下一号，重复以上操作；批量样品输入：“批登记”→输入此急查批最后一份样品的架号和位置号→“保存”。

2. 放置急查样品 在急查样品进样部放置急查样品架（红色），急查样品自动优先执行测定。

（二）在“样品进样结束”或“待机”状态下

1. 设置 急查样品放置和项目选择同本程序在运行状态下测定急查样品。

2. 测定 “开始1”→“开始2”。

九、追加样品操作程序

追加样品的测定：

（一）样品 ID 模式、样品编号模式

当前一次最后一个样品架上没有空位时。

（1）按“7 常规样品操作程序”输入样品号和测试项目，将样品放置到样品架（常规），投入部轨道空置显示灯亮后，在空的投入部轨道上放置装有追加样品的样品托盘，放下挡臂。

（2）测定：“开始”→输入起始追加样本号→“开始”。

注意：样品号的编号要求和样品在样品架上的放置位置请参照 LABOSPECT 008 AS 使用说明书的有关要求操作。

（二）样品编号模式（前一次最后一个样品架上有空位时）

（1）按“7 常规样品操作程序”输入样品号和测试项目，将样品放置到样品架（常规），投入部轨道空置显示灯亮后，在空的投入部轨道上放置装有追加样品的样品托盘，放下挡臂。

（2）测定：“开始”→输入起始追加样本号→“开始”。

注意：样品号的编号要求和样品在样品架上的放置位置请参照 LABOSPECT 008 AS 使用说明书的有关要求操作，请注意起始追加号的编排。

十、复查样品操作程序

（一）复查样品的测定

1. 自动复查模式选择 在设置初次分析的开始条件时，指定自动复查。

“开始”→在“自动复查”中→“变更”→“常规”“急查”打对勾→“确认”仪器在完成初次分析的项目后，自动执行复查。

2. 手动复查模式选择

（1）选择复查项目：“常规操作”→“项目选择”→“常规”→输入需要复查的 ID 号或样品号→回车，→根据实际情况选择需要的样品量→选择需要复查的项目→“复查样品架分配”：架号-位置→“确认”→“保存”。

注：使用原架复查时不需此步骤。

（2）复查样品的测定。

① 在“样品架供给完了”状态下，将装有复查样品的常规架或复查架放入空的样品架托盘，放入样品投入部，放下挡臂。

“开始 1”→“开始 2”。

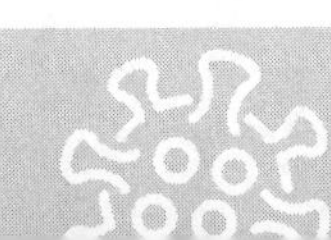

② 在“运行”状态下将复查架放入急诊位，复测样品自动进样测定。

（二）本室复查方法

本室因实现了与 LIS 双向传输，如果标本条码可以使用，可以采用以下方法：“常规操作”→“数据回顾”选择复查标本→“项目选择”→“常规”→根据实际情况选择需要复查的项目→“确认”→“保存”。

十一、结果处理程序

1. 查找样品 “常规操作”→“数据回顾”→“检索”→输入样品号或其他搜索条件→回车。

2. 结果审核 “常规操作”→“数据回顾”→选中左侧方框内样品号，右侧方即显示该样品所有项目的结果，检查测量结果。

3. 反应曲线观察 “常规操作”→“数据回顾”→选中样品和项目→“反应过程监视”为便于观察，可调整“比例”中的标尺刻度。

4. 结果向中文电脑传输（在数据不能自动传输的情况下，执行以下操作） “常规操作”→“数据回顾”→选择传输样品范围→“主机通信”→选择传输数据类型、状态、项目→“传送”。

5. 结果备份（需要时执行） “常规操作”→“数据回顾”→选择需要备份的数据→“备份数据”→选择要备份的数据类型并输入文件名→“确认”。

十二、维护保养

（一）每日维护保养

每日开机时自动执行每日维护保养程序，包括：排气、样品针清洗、反应槽水更换、试剂灌注、反应杯清洗剂灌注、光度计检查、ISE 检查、杯空白测定。

手动保养方法如下：

1. 排气 “实用工作”→“维护保养”→“排气”→选定相应模块→“执行”。

2. 样品针清洗 “实用工作”→“维护保养”→“样品针清洗”→选定相应模块→“执行”。

3. 反应槽水更换 “实用工作”→“维护保养”→“反应槽水更换”→选定相应模块→“执行”。

4. 试剂灌注 “实用工作”→“维护保养”→“试剂灌注”→选定相应模块→“执行”。

5. 反应杯清洗剂灌注 “实用工作”→“维护保养”→“反应杯清洗剂灌注”→选定相应模块→“执行”。

6. 光度计检查 “实用工作”→“维护保养”→“光度计检查”→选定相应模块→“执行”。

7. ISE检查 “实用工作”→“检查”→“ISE检查”→选定相应模块→“执行”。

8. 杯空白测定 “实用工作”→“维护保养”→“杯空白测定”→选定相应模块→“执行”。

反应杯脏污会导致测定结果不准确，每天执行一次杯空白测定，确认反应杯的状态。在光源灯的发光强度稳定的状态下（打开仪器电源30min后）实施。

在以下情况时，也需测定杯空白。

①更换光源灯；②光路清扫后；③更换反应杯或反应杯位置交换后。

若S模块1号比色杯340nm数值超过14000，或在异常杯号列表中有杯号出现，需要再次清洗反应杯，再次做杯空白。若杯空白值仍过大或仍有异常杯号，或使用超过半年，请更换反应杯（已验证更换周期）。

若P模块1号比色杯340nm数值超过19000，或在异常杯号列表中有杯号出现，需要再次清洗反应杯，再次做杯空白。若杯空白值仍过大或仍有异常杯号，或使用超过半年，请更换反应杯（已验证更换周期）。

（二）每周维护保养程序

每周开机时自动执行每周维护保养程序，包括：排气、样品针清洗、反应槽水更换、试剂灌注、反应杯清洗剂灌注、反应系清洗、光度计检查、ISE检查及杯空白测定。

排气、样品针清洗、反应槽水更换、试剂灌注、反应杯清洗剂灌注、光度计检查、ISE检查及杯空白测定的手动操作方法见“每日维护保养”。

另外每周四值班人员执行周保养程序包括：擦针和排气。

1. S模块擦针

（1）执行“实用工作”→“维护保养”→“手动清洗”→选定相应S模块→“执行”。

（2）打开顶盖，背面盖板和背面有机玻璃盖板。

（3）将探针移动到方便操作的位置，进行清洁。

（4）使用含有酒精的纱布或棉签从上往下擦拭样品探针和试剂探针，相关图片见图2-1。

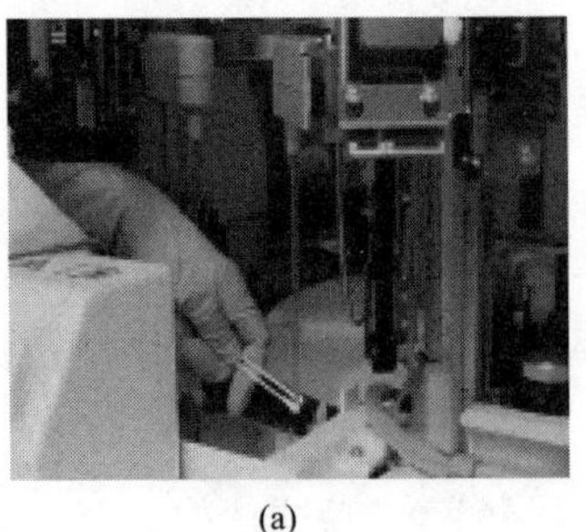

(a)

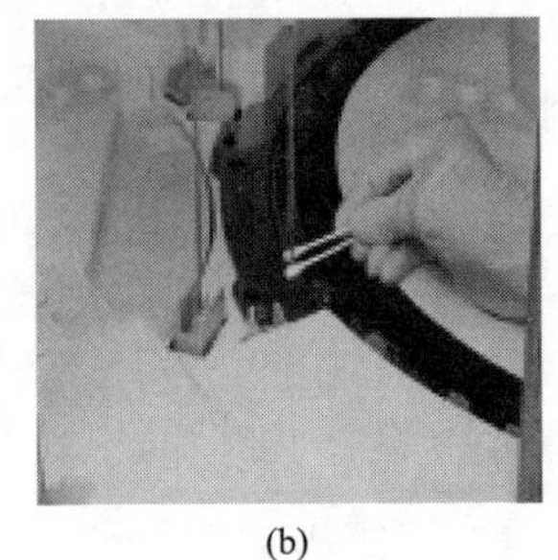

(b)

图2-1 使用含有酒精的棉签擦拭样品探针和试剂探针

（5）拧松清洗机构的固定螺丝，将整个清洗机构向上提起，用浸有去离子水的纱布等擦拭喷嘴表面（图 2-2）。

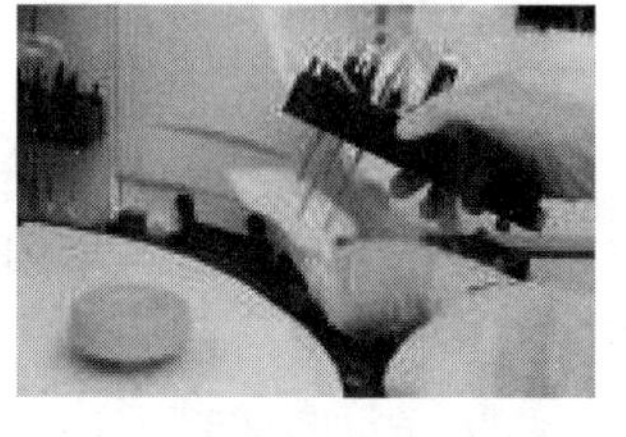

图 2-2　用浸有去离子水的纱布等擦拭喷嘴表面

2. P 模块擦针

（1）打开顶盖及维护盖板。

（2）使用含有消毒酒精的纱布或者棉签夹住并从上往下擦拭样品针和试剂针。

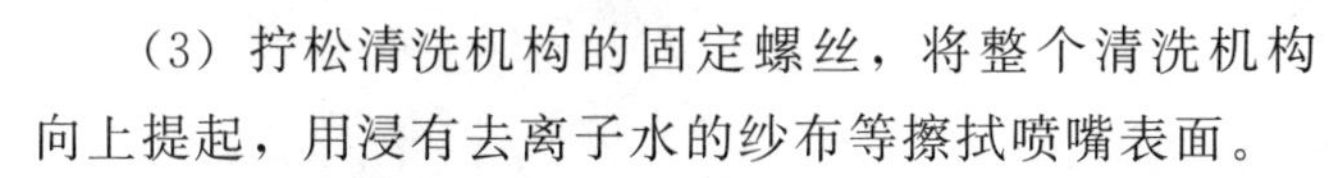

（3）拧松清洗机构的固定螺丝，将整个清洗机构向上提起，用浸有去离子水的纱布等擦拭喷嘴表面。

（4）先使用含有消毒酒精的纱布擦拭搅拌棒，再使用沾有去离子水的纱布擦拭干净。

（5）将清洗喷嘴头恢复原状，关闭顶盖及维护盖板，并上锁。

3. ISE 单元擦针

（1）打开顶盖。

（2）清洁探针表面，并检查探针有无弯曲（图 2-3）。

（3）使用含有酒精的纱布或棉签夹住探针，从上往下擦拭多次。使用含有酒精的纱布或棉签夹住探针，从上往下擦拭多次（图 2-4）。

（4）关闭顶盖。

注意：以上清洗探针、喷嘴、搅拌棒的程序也可以在关机下执行。

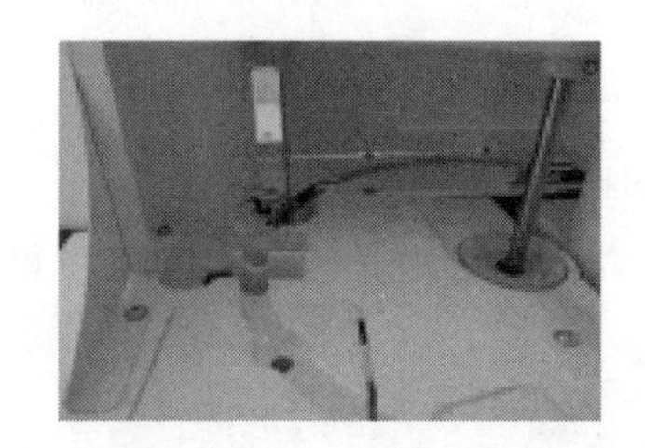

图 2-3　清洁探针表面并检查探针有无弯曲

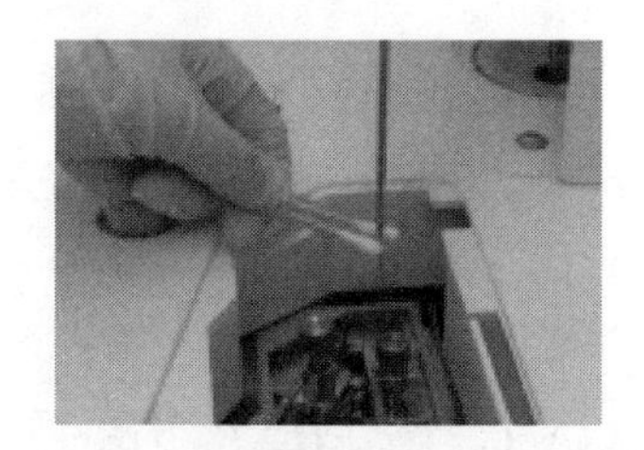

图 2-4　使用含有酒精的棉签夹住探针从上往下擦拭

4. 必要时利用清洗架清洗　在工作结束后，清洗样品针和电解质分析流路，如果污垢累计，则吸量精度和电解质分析灵敏度会下降，导致结果不准确，此时可进行此项操作。

（1）准备清洗架：在清洗架的位置 1 上放置采血管或样品杯，注入适量碱性清洗液；在清洗架的位置 2 上注入适量日立 ISE 用清洗液（N）；如果在位置 3 上放置样品杯，则执行对位置 2 设定次数的取样（图 2-5）。

（2）将清洗架放置到样品投入部。

（3）打开“开始”画面，点击“开始”。

5. ISE单元清洗废液排出部

（1）打开投入部前门。

（2）检查废液排出部的废液接头处有无结晶及污垢附着。如果有结晶或污垢附着，使用冲洗瓶等用去离子水冲洗，冲走结晶（图2-6）。

（3）关闭投入部前门。

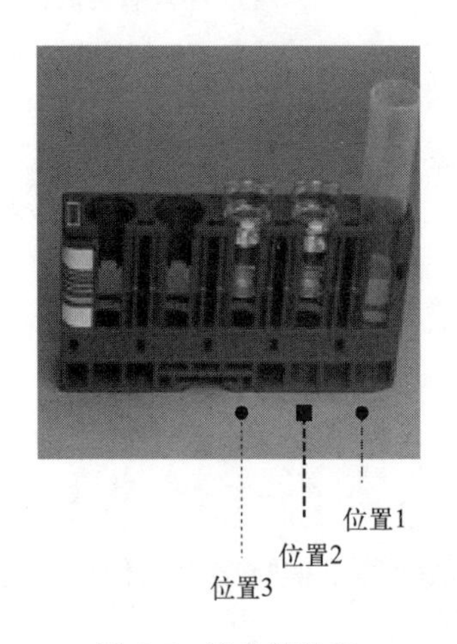

图2-5 准备清洗架

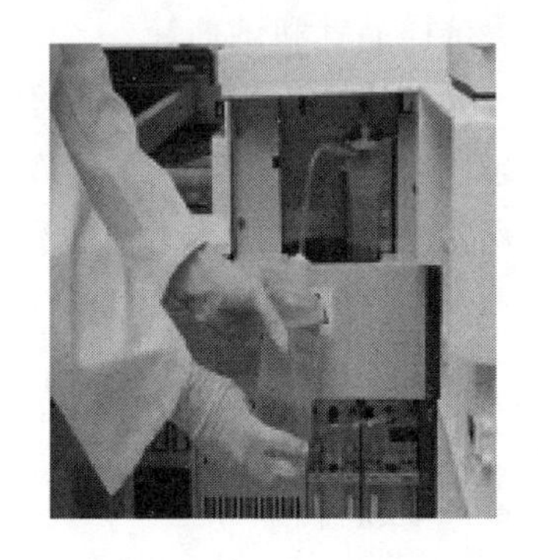

图2-6 ISE单元清洗废液排出口

6. 反应系清洗 试剂针及反应杯脏污会导致测定结果不准确，应每周清洗一次。

（1）检查并保证清洗剂的量足够：确认S模块试剂A和B仓中放置了足量的碱性清洗液，P模块1D1、2D1位置放置了足量的碱性清洗液。

（2）执行清洗：“实用工作”→“维护保养”→“反应系清洗”→选定相应模块→“执行”。

（三）每月维护保养程序

每月保养程序包括：①样品针、试剂针各清洗槽的清扫；②S模块清洗反应杯盖板；③清洗反应槽及反应槽排水过滤网；④ISE试剂流路的清洗和试剂吸引过滤器的清洗；⑤清扫或清洗散热器过滤网；⑥分歧管过滤器清洗；⑦清洗剂吸引过滤器的清洁；⑧清洗供水过滤网。

1. 样品针、试剂针各清洗槽的清扫 如果清洗槽脏污，清洗水排放流路可能会发生堵塞，应每周清洗一次冲洗槽。

（1）S模块。

①“实用工作”→“维护保养”→“手动清洗”→选择相应S模块→“执行”。

② 移走样品或试剂针，用棉签蘸2%抗菌无磷清洗液擦拭清洗槽；在各清洗槽

处，倒入 10mL 2%抗菌无磷清洗液溶液；分别在各清洗槽处倒入 100mL 的水，将各探针恢复原位，见图 2-7。

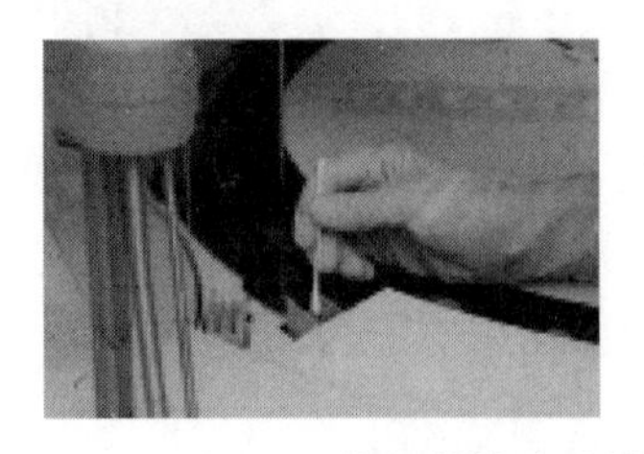
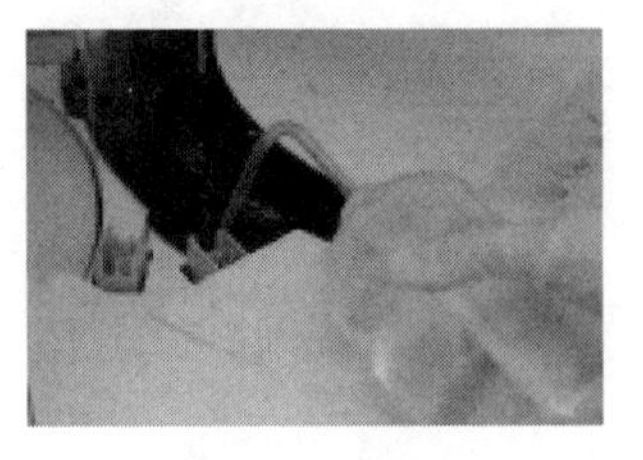

图 2-7　棉签擦拭清洗槽、用冲洗瓶冲洗清洗槽

③ 点击“停止”键→“是”结束人工清洗。

④ 在屏幕上执行“复位”→“选择”→选定相应模块→“执行”。

(2) P 模块和 ISE 模块。

① 打开顶盖。

② 用手转动探针，将其移出清洗槽。

③ 用蘸有 2%抗菌无磷清洗液水溶液的棉签擦拭清洗槽，清除脏污。使用冲洗瓶或吸管，将 2%抗菌无磷清洗液水溶液 10mL 注入清洗槽（见图 2-8）。

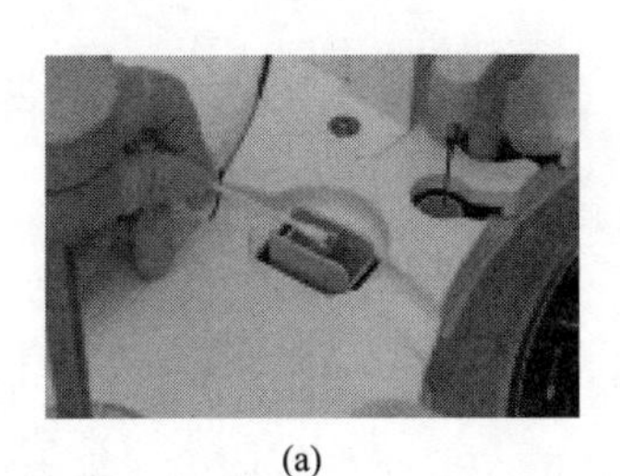
(a)

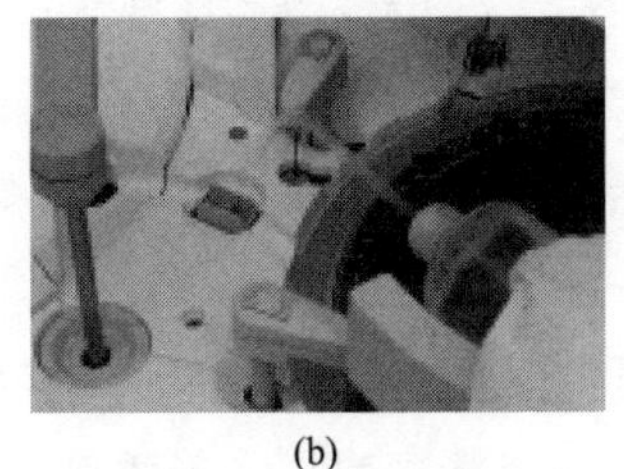
(b)

图 2-8　擦拭、冲洗清洗槽

④ 关闭顶盖。

⑤ 在屏幕上选择“复位”→“选择”→选定相应模块→“执行”。

2. S 模块清洗反应杯盖板　关机或待机状态下，开锁并打开 S 模块分析单元上盖，向上提起 U 形盖板，将其从反应杯盖板上拆下，松开固定螺丝，拆下反应杯盖板，用纱布蘸消毒乙醇擦拭反应杯盖板的正反面及孔口。在水龙头下冲洗拆下的 U 形盖板，将晾干的 U 形盖板复位，将清洗后的反应杯盖板正确安装回原位（图 2-9）。

3. 清洗反应槽及反应槽排水过滤网　反应槽及反应槽排水滤网脏污会导致测定结果不准确，每月应清洗一次。

(1) S 模块。

① 执行“实用工作”→“维护保养”→“反应槽清洗”→“选择”选定相应模块→

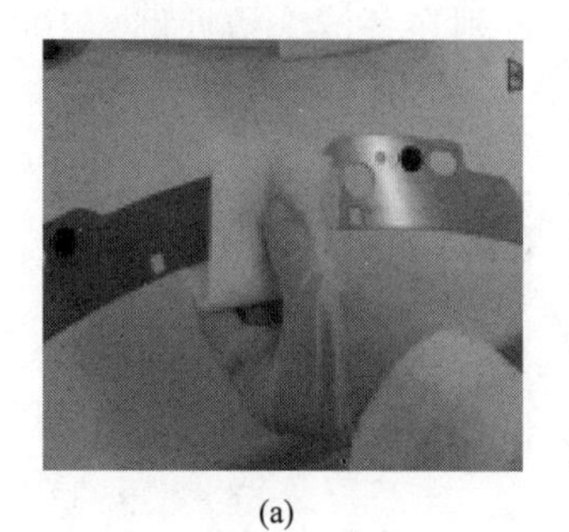

(a)

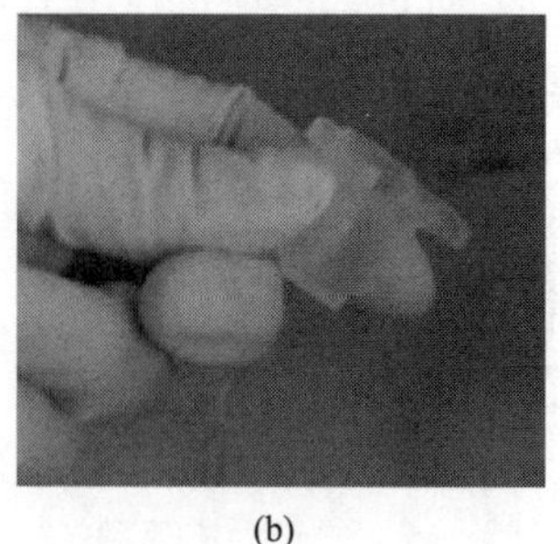

(b)

图 2-9　清洗反应杯盖板、圆形盖板

“执行”→反应槽内水排出。

② 开锁并打开模块上盖，松开固定螺丝卸下反应杯盖板，将反应杯拿起取出。

③ 拧松清洗机构固定螺丝，将清洗机构头部向上提起。

④ 将不掉线头的纱布用水浸湿后擦拭反应槽，注意不要划伤透光窗；用浸过水的棉签擦拭超声波搅拌单元附近的齿状表面；取出反应槽排水过滤网，用水冲洗后装回反应槽中。

⑤ 将反应盘、反应杯、反应杯盖板装上恢复到原位。

⑥ 按功能键 F1 结束反应槽清洗程序，确认水槽内注入水，确认仪器进入待机状态。

⑦ 执行“杯空白”测定：“实用工作”→“维护保养”→“杯空白测定”→“选择”→选定相应模块→“执行”。

注意：S 模块反应槽的清洗可于关机状态下开展。首先，借助反应槽放水开关排空槽内液体，待清洗完成后，关闭放水开关，再向反应槽内注满去离子水，恢复各部位至初始状态，最后开机即可。

（2）P 模块：P 模块清洗反应槽需要在仪器关闭的情况下进行。

① 确认仪器关机，打开顶盖。

② 拧松清洗机构固定螺丝，卸下清洗机构 1、2。

③ 拧松反应盘的固定旋钮，取出反应盘，将排水旋塞拧向维护侧，排出反应槽内的水。

④ 用纱布擦拭反应槽的内部。

⑤ 取出反应槽排水过滤网，先用自来水冲洗，然后用去离子水冲洗。

⑥ 反应槽清洗完毕，将排水旋塞拧向运行一侧，向反应槽内注入 2L 去离子水。

⑦ 将反应盘复原，关闭顶盖，锁好后打开操作部电源开关。

⑧ 开机后对清洗过的 P 模块执行反应槽水交换。

“实用工作”→“维护保养”→“反应槽水更换”→“选择”→选定相应模块→“执行”。

⑨ 反应槽换水结束后，执行杯空白测定。

“实用工作”→“维护保养”→“杯空白测定”→“选择”→选定相应模块→“执行”。

（3）ISE 清洗稀释槽：如果稀释槽、吸嘴和试剂喷嘴等处有结晶附着，会导致测定结果不准确。每月应清洗一次稀释槽。

① 打开顶盖，拧松 ISE 盖板固定螺丝，打开盖板，见图 2-10。

② 分别拧开真空吸嘴的固定螺丝和测量吸嘴的固定螺丝，且取出真空吸嘴和测量吸嘴，见图 2-11。

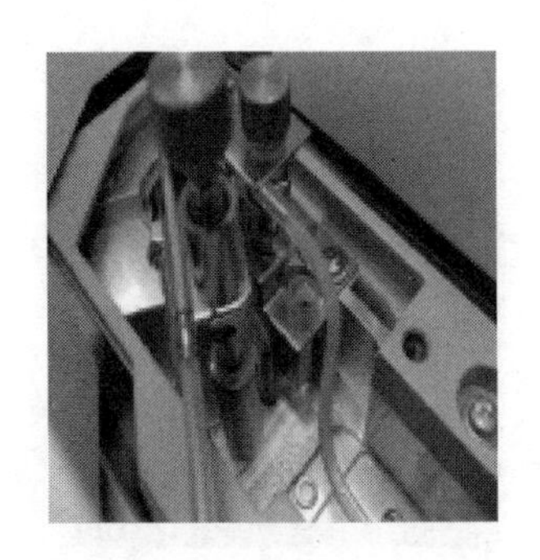

图 2-10 拧松 ISE 盖板固定螺丝，打开盖板

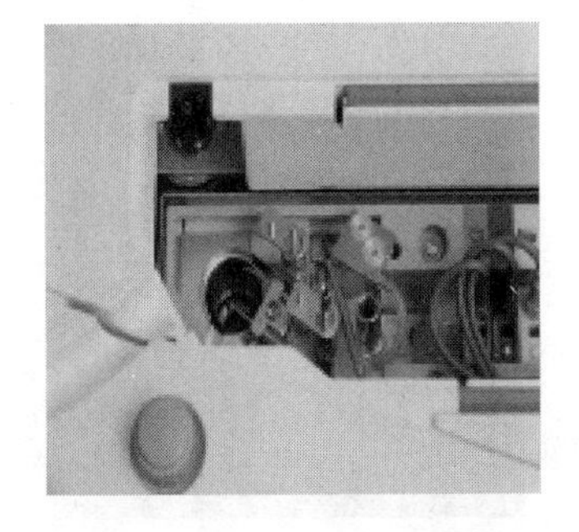

图 2-11 拧开真空吸嘴、测量吸嘴的固定螺丝，取出真空吸嘴和测量吸嘴

③ 用吸管向稀释槽中注入去离子水，冲洗结晶，然后用吸管将废液吸出，见图 2-12。

④ 用棉签擦拭、清洁稀释槽，以及各个喷嘴和吸嘴，见图 2-13。

⑤ 将测量吸嘴和真空吸嘴恢复原位，拧紧固定螺丝。

⑥ 装回 ISE 部盖板并固定，关闭顶盖。

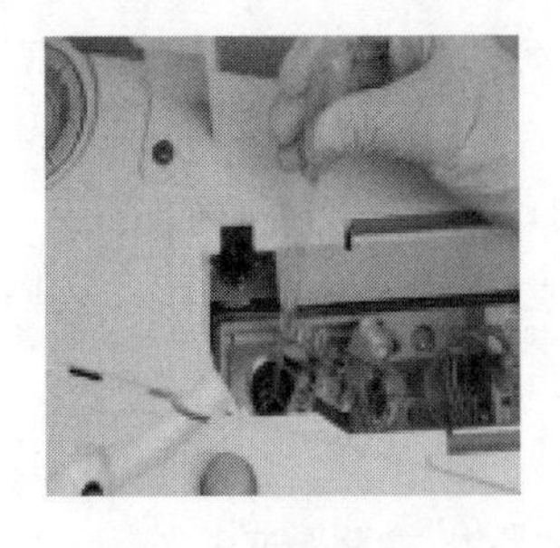

图 2-12 用吸管向稀释槽中注入去离子水

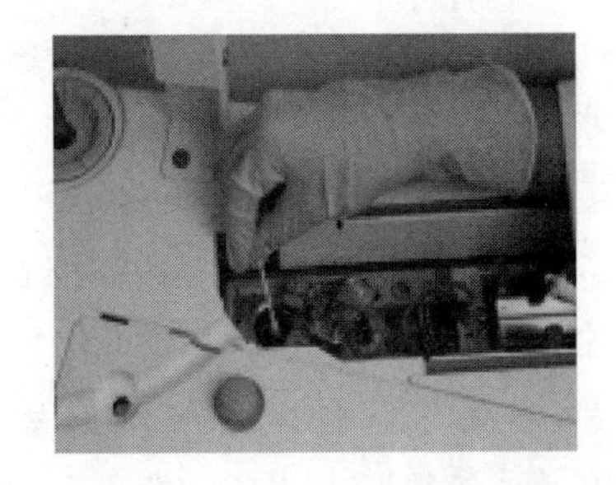

图 2-13 用棉签擦拭、清洁稀释槽

4. ISE 试剂流路的清洗和试剂吸引过滤器的清洗 电解质单元的试剂流路长时间使用后，会有蛋白质附着或杂菌繁殖，产生污染。每月应清洗一次试剂吸引过滤器和试剂流路。

（1）试剂吸引过滤器的清洗（图 2-14）。

① 从试剂瓶中取出试剂吸引管路。

② 将末端的试剂吸引过滤器拧下。

③ 用自来水清洁试剂吸引过滤器，然后用去离子水冲洗。

④ 将试剂吸引过滤器安装回原位。

（2）流路的清洗。

① 用去离子水配制 1/20 的日立 ISE 用清洗液（N）500mL（必要时加用 1/4 比例清洗液），换掉内部标准液（IS）和稀释液（DIL），见图 2-15。

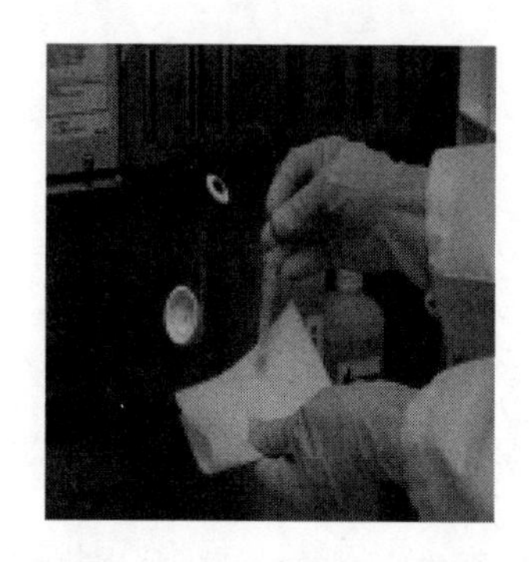

图 2-14　试剂吸引过滤器的清洗

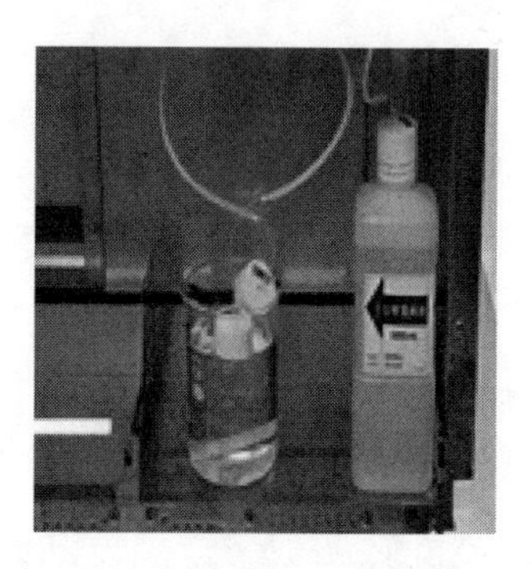

图 2-15　配制日立 ISE 用清洗液

② 选择。

“实用工作”→“维护保养”→“流路清洗”→“选择”→出现的画面中选择 ISE 单元→“执行”。

ISE 单元的 DIL 和 IS 流路开始吸引稀释的清洗液；清洗结束后会发生“Reagent Exchange Request”的警报，投入部前门内的功能键（F1 键）闪烁。

③ 用去离子水冲洗瓶盖、管、试剂吸引过滤器等，用纱布擦拭干净。

④ 将内部标准液（IS）、稀释液（DIL）的试剂吸引过滤器浸泡到装有新的去离子水的烧杯中。

⑤ 长按正在闪烁的功能键（F1 键），仪器自动用水清洗流路内部。

⑥ 将试剂管、试剂瓶盖及平过滤器上附着的去离子水擦拭干净，放回相应的试剂中。

⑦ 选择“实用工作”→“维护保养”→“试剂灌注”→“选择”→出现的画面中选择 ISE 单元“参数”中选择“全部”，“次数”中输入“30”→“执行”。

⑧ 执行完毕，执行“ISE 检查”，校准等确认状态。

5. 清扫或清洗散热器过滤网（图 2-16）　电源关闭状态或待机状态下打开模块前门，将过滤网拉出，用吸尘器吸掉过滤网上的脏物，或用自来水冲洗后，将水擦净，将过滤网装回到原位。

6. 分歧管过滤器清洗　如果分歧管过滤器发生堵塞，将无法向反应槽和清洗槽等正常供应去离子水，应每月清洁一次。

（1）确认关机的状态下，打开回收部的前门。

（2）取下水箱左侧的盖板，关闭去往水箱管路上的两个阀门，见图 2-17。

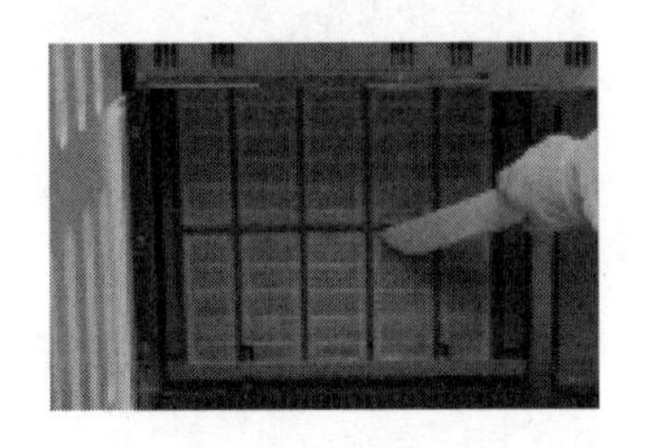

图 2-16　清扫或清洗散热器过滤网

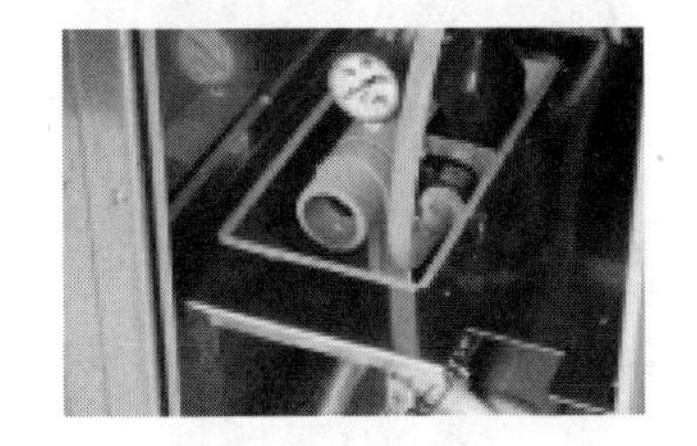

图 2-17　关闭去往水箱管路上的两个阀门

（3）将接水容器放到分歧管过滤器的下方，拧松并拉出接头，取出过滤器，见图 2-18。

（4）清洗过滤器，用去离子水冲洗后装回。

（5）将各接头，阀门，盖板复原。

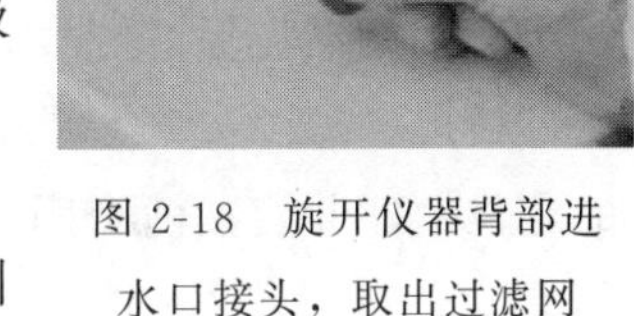

图 2-18　旋开仪器背部进水口接头，取出过滤网

7. 清洗剂吸引过滤器的清洁　清洗剂吸引过滤器堵塞会导致吸引清洗剂精度下降，每月应清洗一次吸引过滤器。

（1）仪器待机或关机情况下，打开仪器前门。

（2）将吸引过滤器从清洗剂瓶内取出，转动吸引过滤器末端，将其取下。

（3）用自来水冲洗过滤器，然后用去离子水冲洗。用纱布擦干。

（4）将清洗剂清洗过滤器复原，将清洗剂瓶复原。

（5）关闭仪器前门。

8. 清洗供水过滤网

（1）关闭纯水机到仪器的供水管路，关上分析部电源开关。

（2）旋开仪器背部进水口接头，取出过滤网（用容器或纱布盛接供水口流出的水），见图 2-19。

（3）取出供水过滤网用纯水洗净，按相反顺序复原装好，见图 2-20。

（四）每季度维护保养程序

每一个半月维护保养程序包括：S、P 模块预更换光源。

每两月维护保养程序包括：ISE 单元预更换 Na、K、Cl 电极。

季度维护保养程序包括：S 模块、P 模块和 ISE 模块样品和试剂注射器密封垫的更换、ISE 单元更换吸引管。

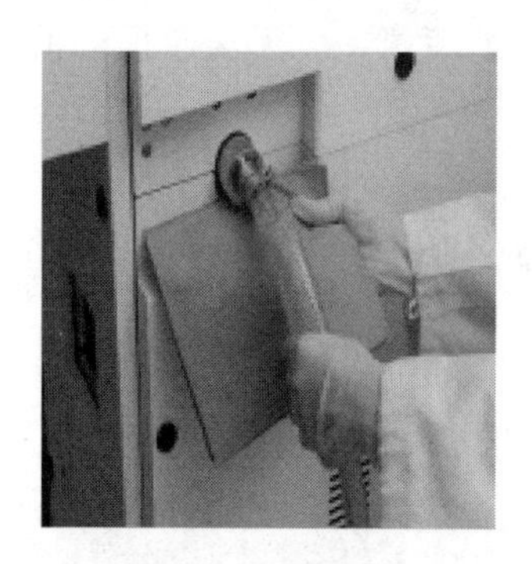

图 2-19 旋开仪器背部进水口接头，取出过滤网

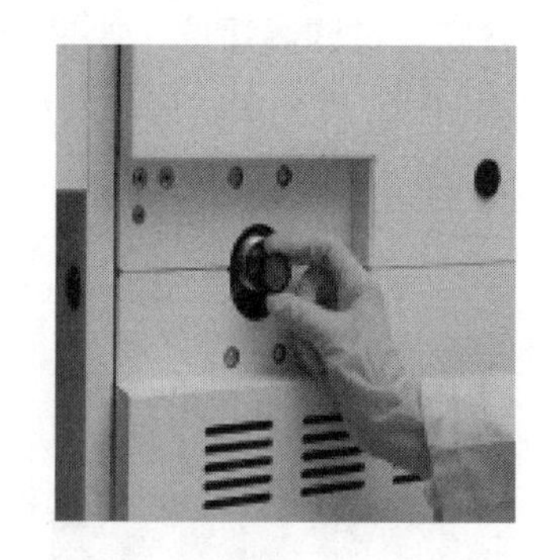

图 2-20 按相反顺序复原装好

1. 更换光源灯

（1）光源灯老化会导致测定结果不准确。使用时间超过 6 个月（或亮灯时间超过 750h），或光度计检查值 S 模块超过 14000，P 模块超过 18000 时，更换光源灯。本实验室根据经验采取每一个半月 S、P 模块预更换光源。

（2）“实用工作”→“维护保养”→“光源灯更换”→“选择”→选定相应模块→“执行”。

（3）对于 S 模块：①开锁并打开模块上盖，打开模块右前门和光源灯盖板，从导线卡口中拆下光源灯导线，拆下光源灯导线接头，松开两个光源灯固定螺丝，将光源灯拔出，见图 2-21。②把新光源灯放入灯室中，将灯座上的定位孔对准灯室上的定位销，并旋紧两个固定螺丝，将光源灯导线接头插接好，盖上光源灯盖板，见图 2-22。

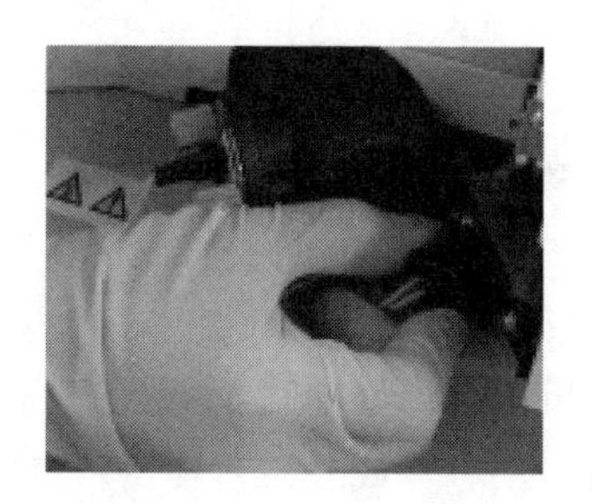

图 2-21 将光源灯拔出

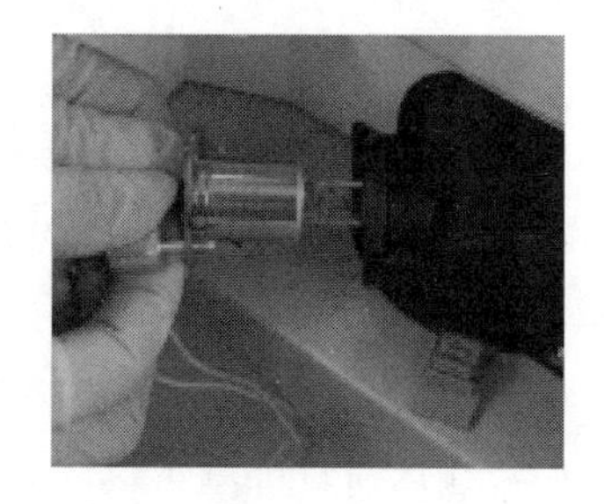

图 2-22 将新光源灯放入灯室中

（4）对于 P 模块：①开锁并打开分析部的顶盖，见图 2-23。②拧松清洗机构固定螺丝，卸下清洗机构。③拧松反应盘的固定旋钮，取下反应盘，见图 2-24。④拧松并取下光源灯导线的固定端子（红色、黑色），取出光源灯导线（2 根）。⑤拧松灯室固定螺丝（2 颗），提起灯座，见图 2-25。⑥拧松光源灯固定螺丝（2 颗），然后将光源灯拉出，见图 2-26。⑦将新光源灯的灯座的销钉孔与灯室上的定位销钉对准，然后拧紧两颗固定螺丝。⑧将灯室的销钉孔与灯室座上的定位孔对

准，进行安装，见图 2-27。⑨将光源灯导线（2 根）连接到端子上，拧紧端子盖，见图 2-28。⑩安装反应盘，清洗机构放回原位。⑪关闭分析部的顶盖，上锁。⑫点击“停止”键→“是”结束更换光源灯程序。⑬30min 后，执行杯空白测定。

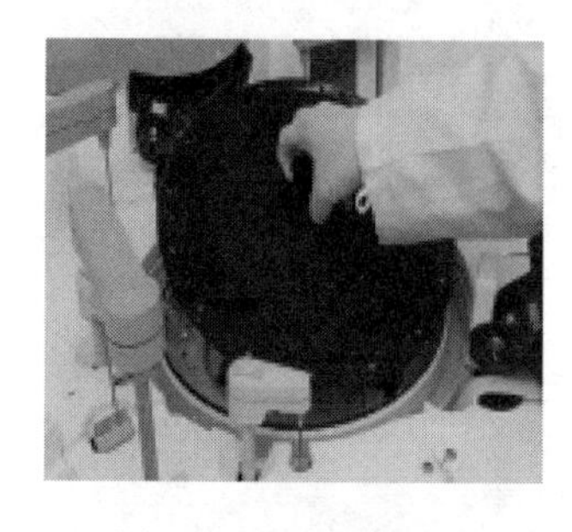

图 2-23　开锁并打开分析部的顶盖

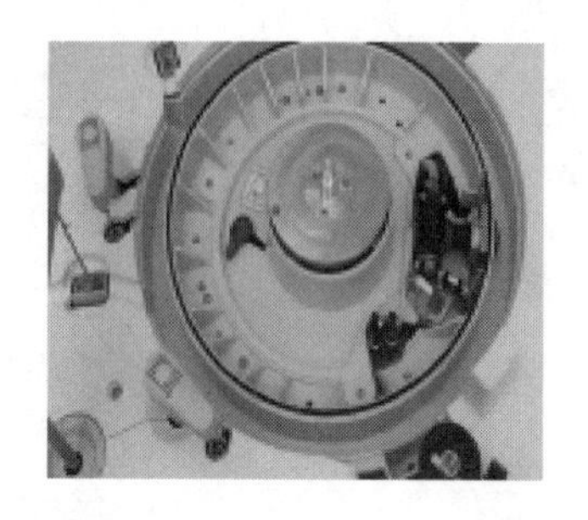

图 2-24　拧松反应盘的固定旋钮

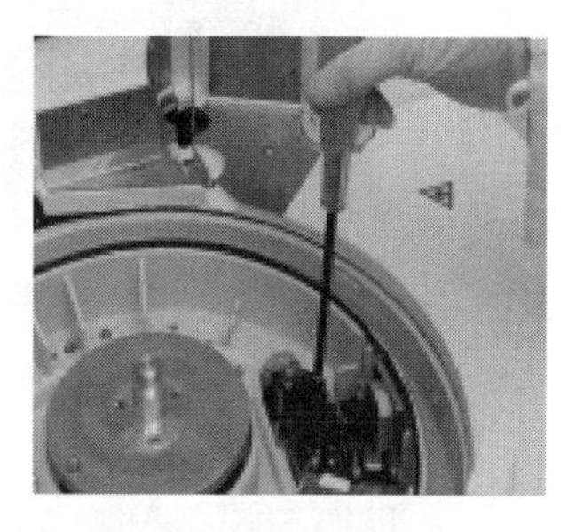

图 2-25　拧松灯室固定螺丝（2 颗），提起灯座

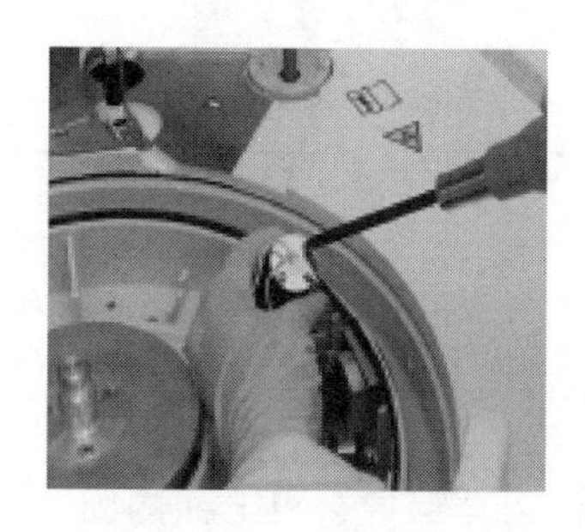

图 2-26　拧松光源灯固定螺丝（2 颗），然后将光源灯拉出

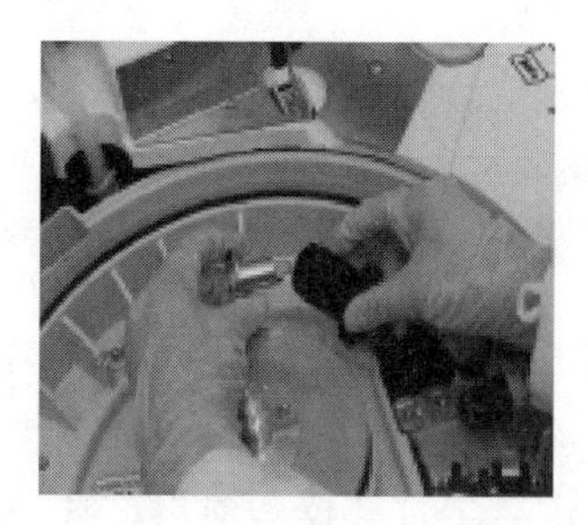

图 2-27　将灯室的销钉与灯室座上的定位孔对准安装

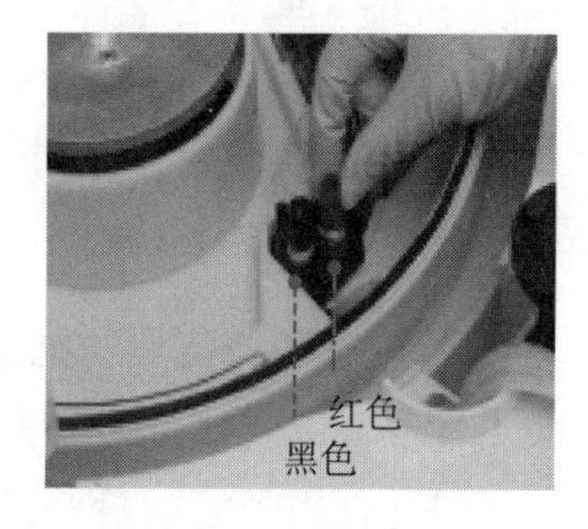

图 2-28　拧紧端子盖

2. ISE 单元更换电极

“实用工作”→“维护保养”→“杯空白测定”→“选择”→选定相应模块→“执行”。ISE 单元更换 Na、K、Cl 电极。

（1）Na、K、Cl 电极在使用较长时间后，斜率值及响应会逐渐下降。每 2 个月或每测定 9000 个样品后进行更换。

（2）打开 ISE 单元顶盖和电极部盖板，见图 2-29。

（3）拔出 4 根电极导线（Na、K、Cl、REF），将拨杆置于“RELEASE”一侧。

（4）在轻轻压下 REF 挡片的同时，将拨杆置于“RELEASE”一侧。

（5）取出 4 个电极（Na、K、Cl、REF），见图 2-30。

（6）用棉签擦拭电极侧和参比电极侧恒温槽中的液体，见图 2-31。

（7）用棉签擦拭参比电极的连接处，见图 2-32。

（8）安装新的电极和参比，将拨杆置于“LOCK”一侧，固定电极。

（9）关闭盖板及顶盖。

（10）执行“ISE 检查”及校准等确认状态。

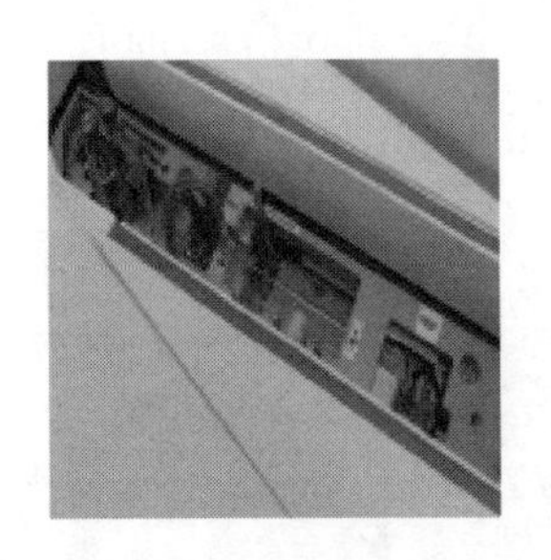

图 2-29　打开 ISE 单元顶盖和电极部盖板

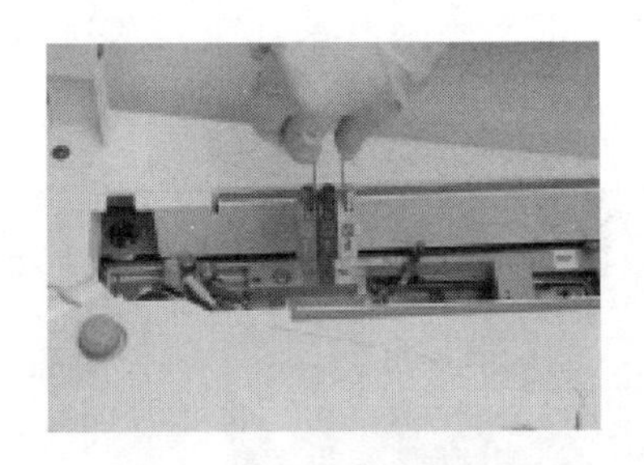

图 2-30　取出 4 个电极

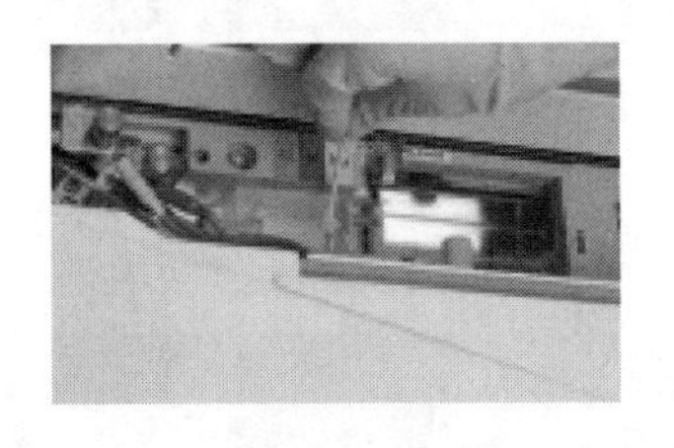

图 2-31　用棉签擦拭电极侧和参比电极侧恒温槽中的液体

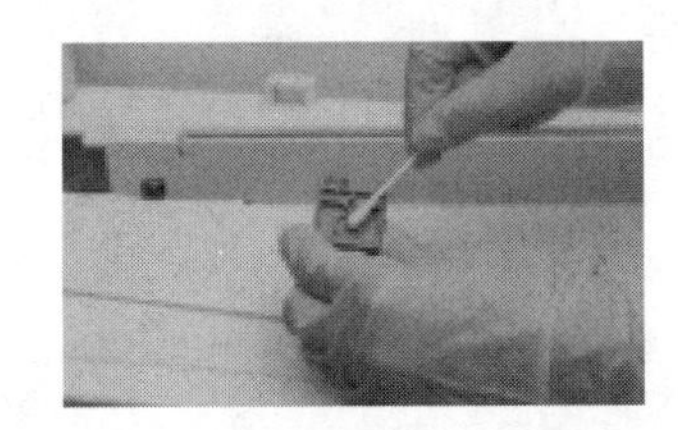

图 2-32　用棉签擦拭参比电极的连接处

3. S 模块样品和试剂注射器密封垫的更换　如果注射器中的密封垫出现磨损，会出现分注准确度下降和漏液，导致检测结果不准确。

（1）注射器管的拆卸方法：①打开仪器前门，拧松注射器保护盖板上面的固定螺丝，打开保护盖板，见图 2-33。②待机或关机状态下，在注射器的下方垫上纱布（见图 2-34），松开并拆除注射器上、下端的接头。③拧松锁紧螺母和活塞杆压紧螺钉（螺母沿逆时针方向，螺钉沿顺时针方向），见图 2-35。④拧松并取下注射器压帽，见图 2-36。⑤轻轻向外拉活塞杆底部，同时将注射器管竖直向上提起并取下。⑥将取下的注射器管放在纱布上，注射器管见图 2-37。

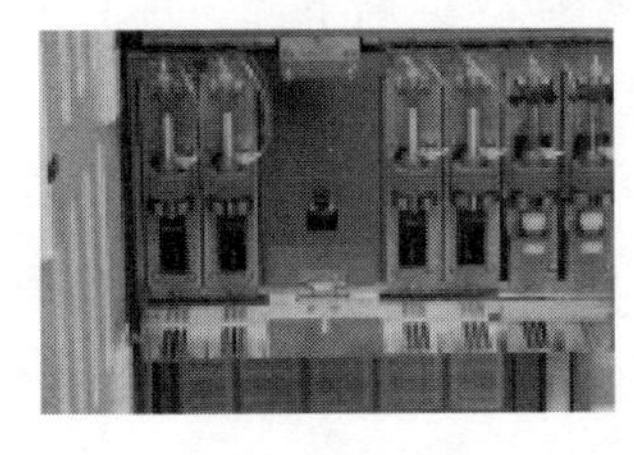

图 2-33　拧松注射器保护盖板上面的固定螺丝

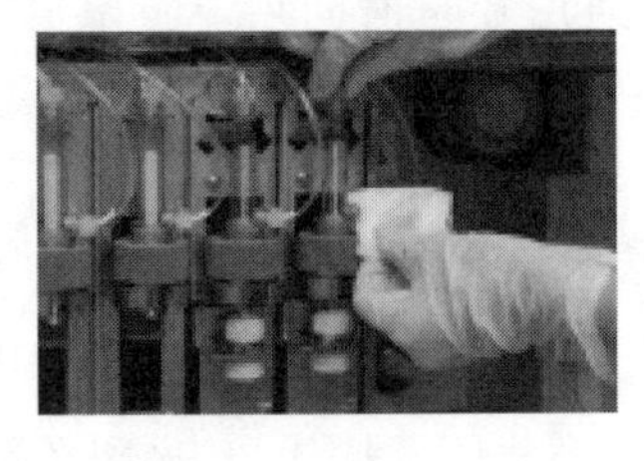

图 2-34　在注射器的下方垫上纱布

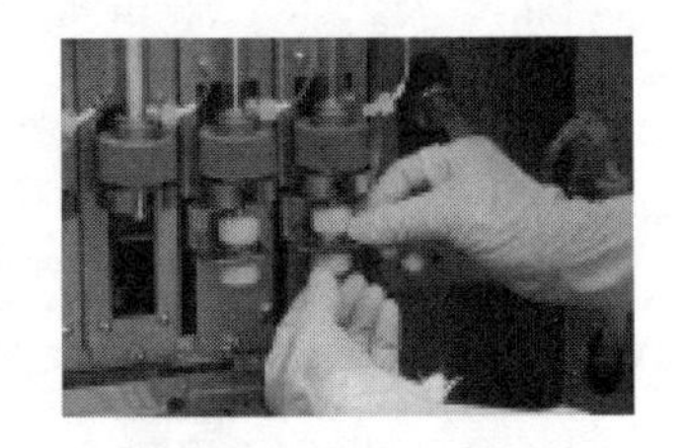

图 2-35　拧松锁紧螺母和活塞杆压紧螺钉

（2）密封垫的更换：①将附带的专用扳手的销钉插入固定螺钉的孔里，拧松，见图 2-38。②按顺序取下旧的密封垫，换上新的密封垫，按顺序组装好各部件，

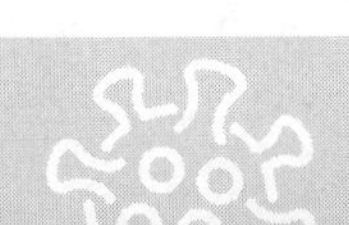

将已经组装好的活塞杆插入注射器，用专用扳手拧紧固定螺柱，见图 2-39。

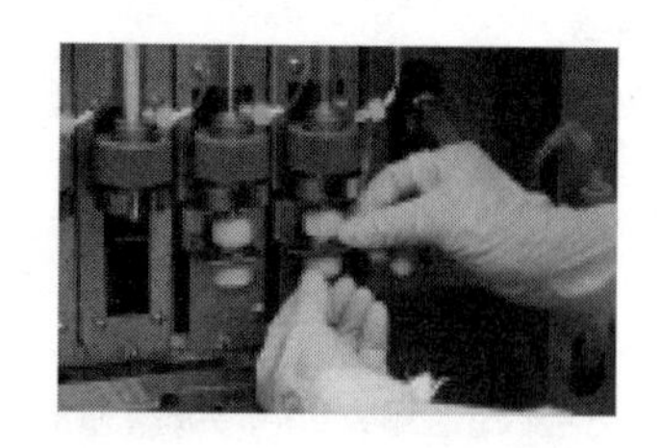

图 2-36　拧松并取下注射器压帽

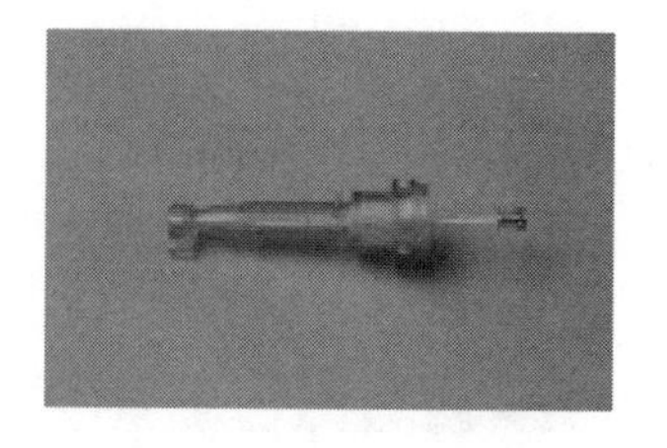

图 2-37　注射器管

（3）注射器的安装（图 2-40）：①将注射器穿过注射器托架，让活塞杆底部挂住活塞杆挂钩；拉下活塞杆挂钩和注射器。②将注射器顶部高出部分放入注射器顶部的凹槽中，向下拉动注射器直到安装到位。③将装好注射器的注射器托架拧紧；拧紧上下端两个管接头。④先拧紧活塞杆压紧螺钉使之与活塞杆无间隙，再拧紧锁紧螺母。

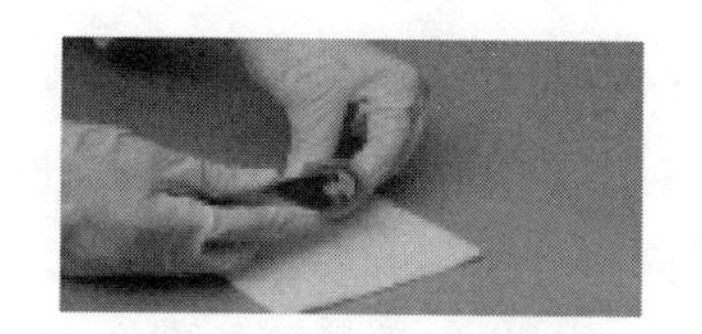

图 2-38　将附带的专用扳手的销钉插入固定螺钉的孔里

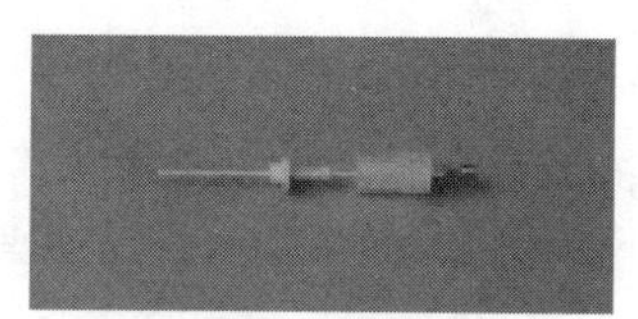

图 2-39　用专用扳手拧紧固定螺柱

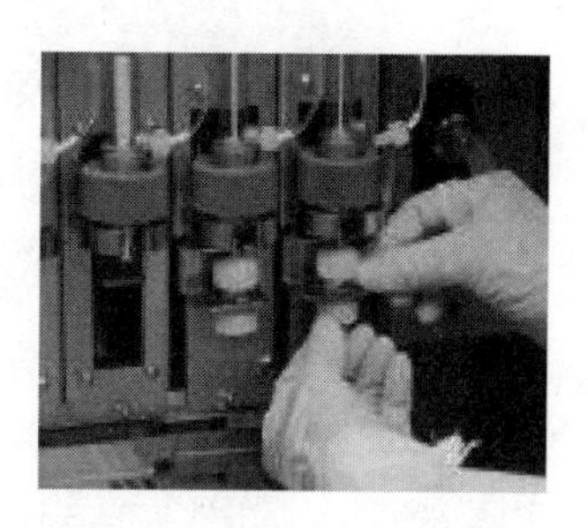

图 2-40　注射器的安装

（4）检查运行和液体渗漏。

执行“排气”：“实用工作”→“维护保养”→“排气”→“选择”→选定模块→“执行”。

确认不漏气、漏水，安装的活塞杆位置正确，上下动作正常；若气泡附着在活塞杆上，在排气中轻叩底座使振动即可除去，如除不掉，请将活塞杆取下用蘸 2% 抗菌无磷清洗液的纱布擦拭。

4. P 模块样品和试剂注射器密封垫的更换。

（1）注射器管的拆卸方法：①打开 P 模块仪器前门，拧松注射器保护盖板左右侧面上的螺丝（2 处），打开。见图 2-41。②待机或关机状态下，在注射器的下方垫上纱布，松开并拆除注射器上、下端的接头。见图 2-42。③拧松并取下注射器压帽，见图 2-43。④轻轻向外拉活塞杆底部，同时将注射器管竖直向上提起并取下，见图 2-44。⑤将取下的注射器管放在纱布上，注意玻璃管上方有一个黑色密封垫不要丢失。

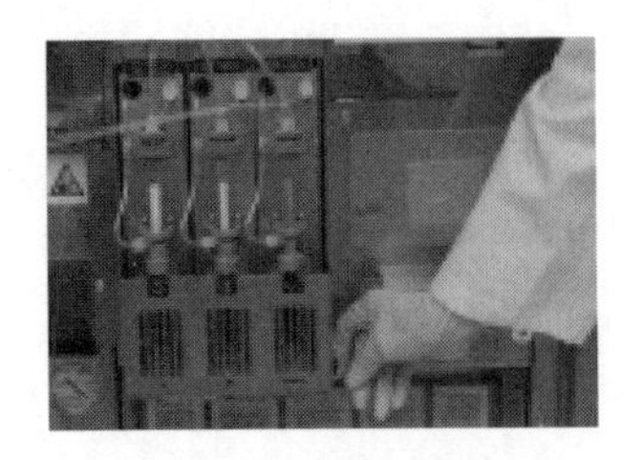

图 2-41 拧松注射器保护盖板左右侧面上的螺丝

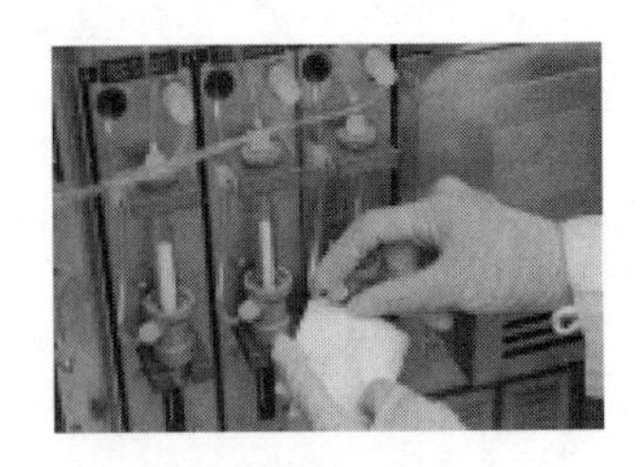

图 2-42 松开并拆除注射器上、下端的接头

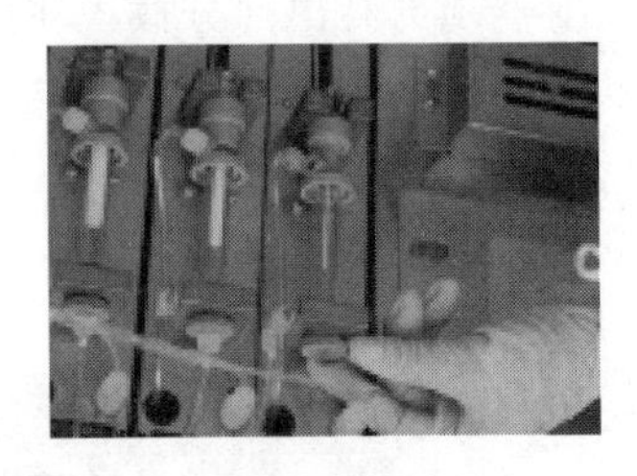

图 2-43 拧松并取下注射器压帽

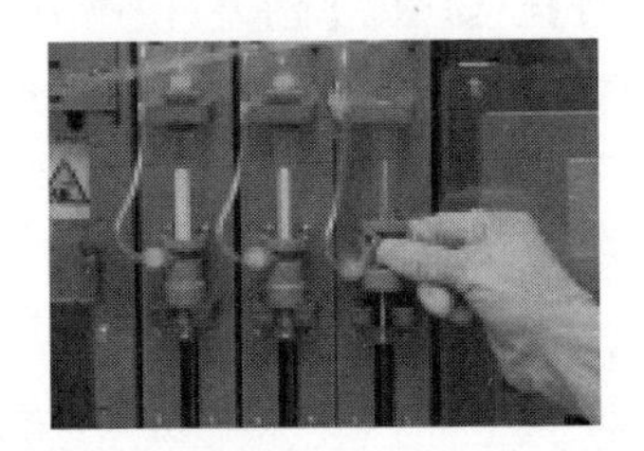

图 2-44 轻轻向外拉活塞杆底部同时将注射器管竖直向上提起并取下

（2）密封垫的更换：①将附带的扳手的销钉插入固定螺钉的孔里，拧松，见图 2-45。②将活塞杆与固定螺钉、密封垫等一起从注射器固定器中拔出，见图 2-46。③将新的更换部件安装到活塞杆上，注意方向和顺序。④将安装好部件的活塞杆插入注射器固定器。⑤用扳手拧紧固定螺钉。

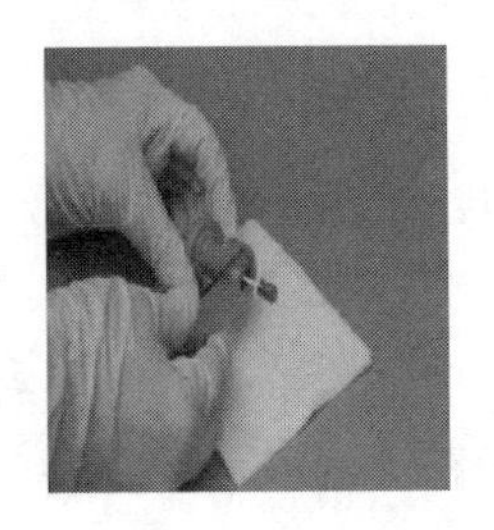

图 2-45 将附带的扳手的销钉插入固定螺钉的孔里

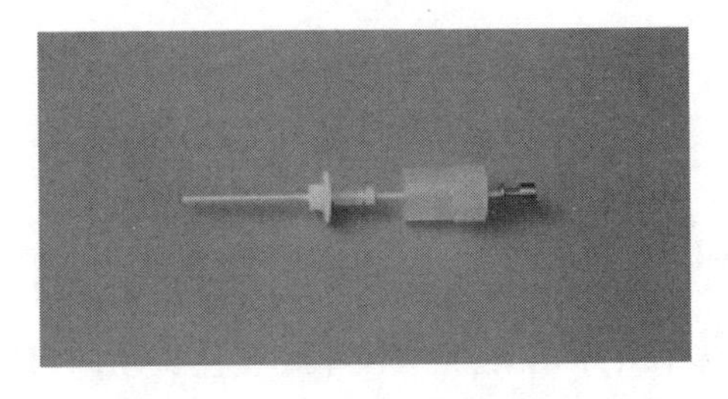

图 2-46 将活塞杆与固定螺钉、密封垫等一起从注射器固定器中拔出

（3）注射器管的安装方法：①将活塞杆下端的凹槽装入驱动臂中，将注射器管组件装回注射器机构中，见图 2-47。②注射器玻璃管底部对准底部的 O 型圈，同时拧紧注射器压帽，见图 2-48。③将黑色垫圈从压紧帽上方放入，确保垫圈平整贴合到玻璃管，见图 2-49。④拧紧上下两个水管接头，见图 2-50。⑤盖上注射器保护盖，拧紧螺丝。

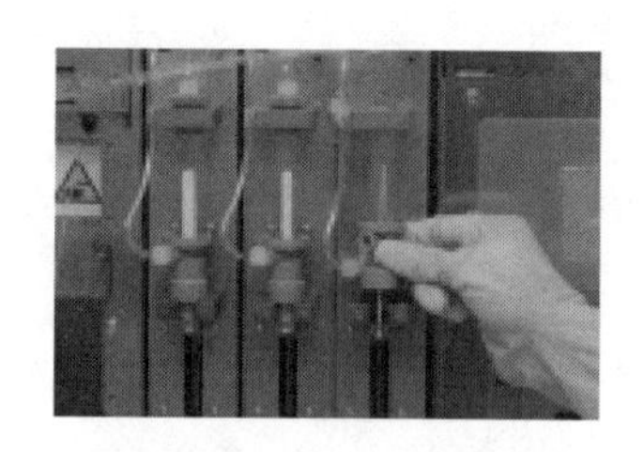

图 2-47　将活塞杆下端的凹槽装入驱动臂中

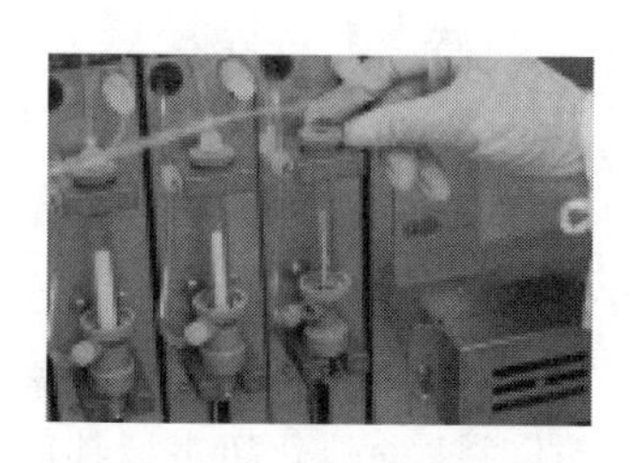

图 2-48　拧紧注射器压帽

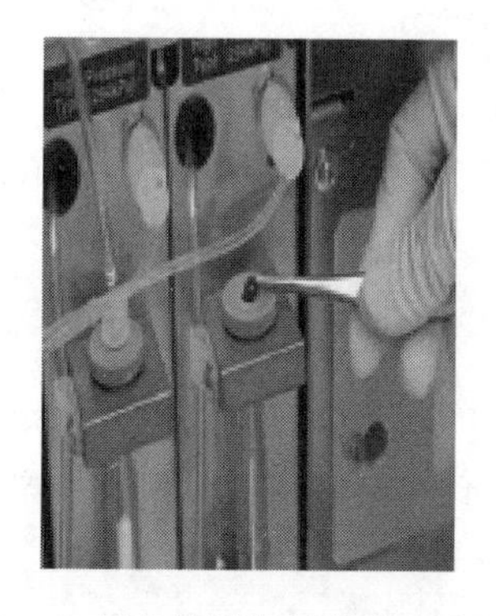

图 2-49　黑色垫圈从压紧帽上方放入

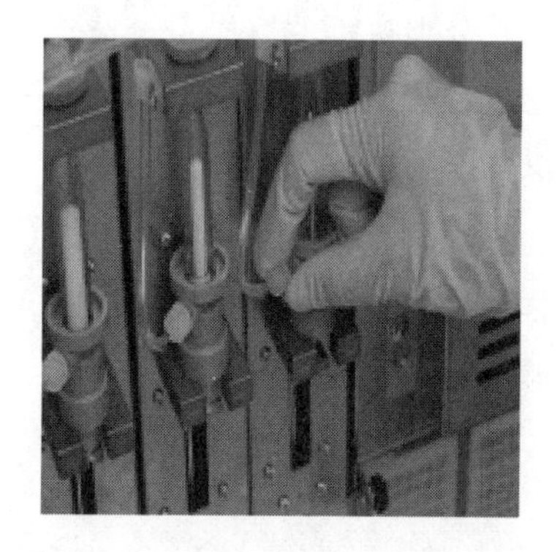

图 2-50　拧紧上下两个水管接头

（4）开机检查动作和漏水，同 S 模块。

5. ISE 模块样品和试剂注射器密封垫的更换　方法参照 P 模块更换方法，试剂注射安装后的确认使用试剂灌注来检查。

6. ISE 单元更换吸引管　在使用较长时间后，管会被挤压损伤，导致测定结果不准确，每年更换一次，见图 2-51。

（1）打开顶盖和 ISE 盖板。

（2）拉出吸引管的两端，将其取下。

（3）将新的吸引管穿过夹阀，将管的两端插入连接处，避免松弛。

（4）关闭盖板及顶盖。

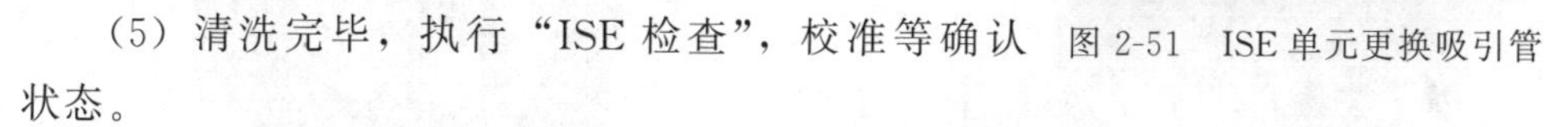

（5）清洗完毕，执行“ISE 检查”，校准等确认状态。

图 2-51　ISE 单元更换吸引管

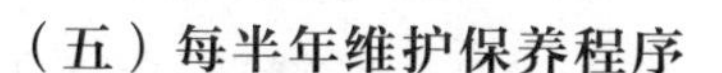

（五）每半年维护保养程序

每半年维护保养程序包括：更换反应杯和更换离子参比电极。

1. ISE 单元更换参比电极　如果参比电极老化，则 Na、K、Cl 电极的电动势会变得不稳定，每 6 个月更换一次，更换的方法请参考步骤“每月维护保养程序”。

2. 更换反应杯　反应杯脏污会导致测定结果不准确，每半年更换一次。

（1）待机状态下执行。

“实用工作”→“维护保养”→“更换反应杯”→“选择”选定相应模块→“执行”。

（2）打开顶盖，拧下反应杯固定螺丝，拆下所有反应杯。S模块需要拆除光源灯处的反应杯盖板。

（3）将新的反应杯装上，紧固固定螺丝，将反应杯盖板安装回原位。S模块装入新反应杯时注意避开超声搅拌的位置，防止划伤反应杯。

（4）点击“停止”键→“是”结束更换杯程序。

（5）分别执行“反应系统清洗”和“杯空白测定”。

注意：请同时更换全套反应杯；如果3日以上不使用仪器时，请将反应杯取下，浸泡在纯水中。

（六）每半年维护保养程序（需工程师操作）

每半年维护保养程序一般由校准工程师来操作，具体内容包括：步骤“每月维护保养程序、每季度维护保养程序、每半年维护保养程序”的保养内容，清洗冷却风扇，更换吸引管，清洗内部水箱，清扫S模块离子风扇滤网，更换真空电磁阀过滤器。

1. 清洗内部水箱 内部水箱受到污染可能会影响测定结果，每周清洗一次内部水箱。

（1）确认关机的状态下，打开回收部的前门。

（2）拧下阀门盖上的螺丝（2处），取下盖板，见图2-52。

（3）将连接供水箱管道的阀门（2处）逆时针旋转90°，将其关闭，见图2-53。

（4）向左拉套管，用力拉动供水接头，将其取下，见图2-54。

（5）将浮子从供水箱取出，将供水箱从仪器取出，见图2-55。

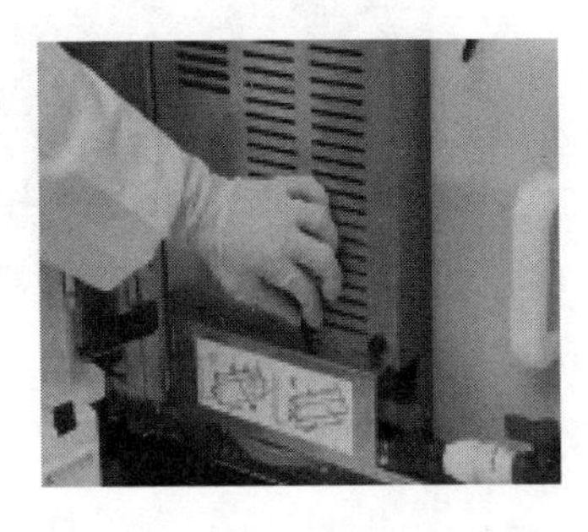

图2-52 拧下阀门盖上的螺丝

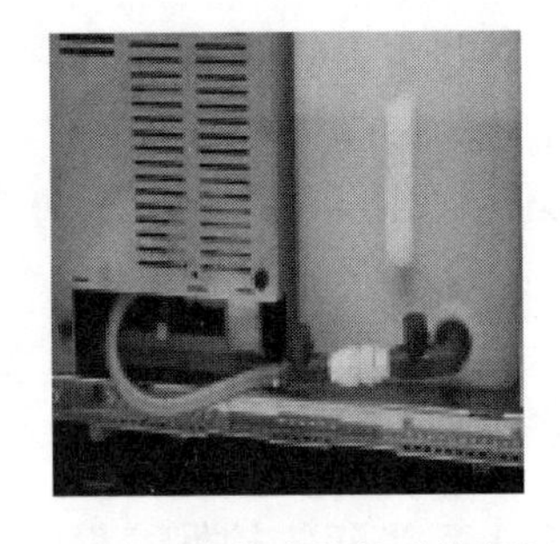

图2-53 将连接供水箱管道的阀门关闭

（6）用去离子水反复清洗供水箱内壁，用纱布擦拭杆和浮子。

（7）安装回仪器之前，在水箱中加入去离子水（水位在10cm以上）。

（8）将供水箱安装到原来的位置，各个部位复原。

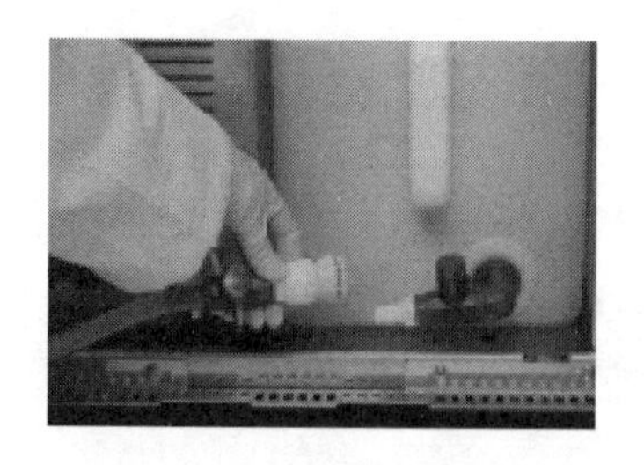

图 2-54 用力拉动供水接头

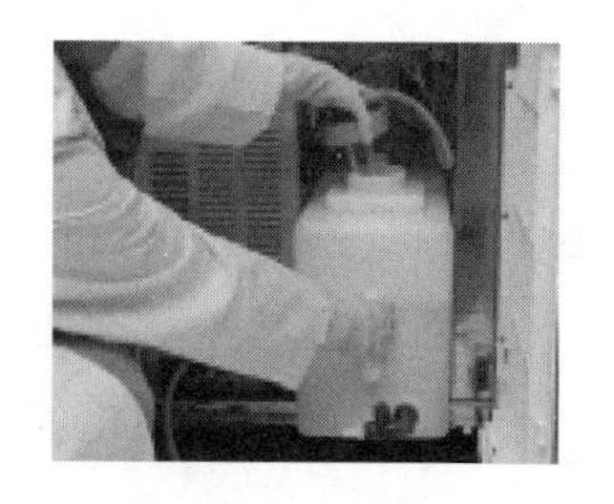

图 2-55 将供水箱从仪器中取出

2. 清洗冷却风扇（图 2-56） 长期运转会造成冷却风扇上灰尘堆积，导致仪器内的温度升高，每年清洗一次。用吸尘器清洗冷却风扇上的灰尘。

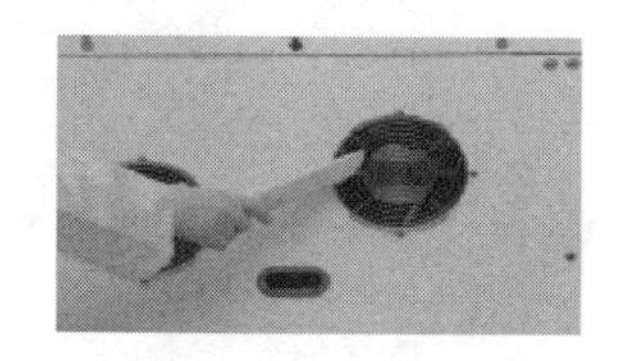

图 2-56 清洗冷却风扇

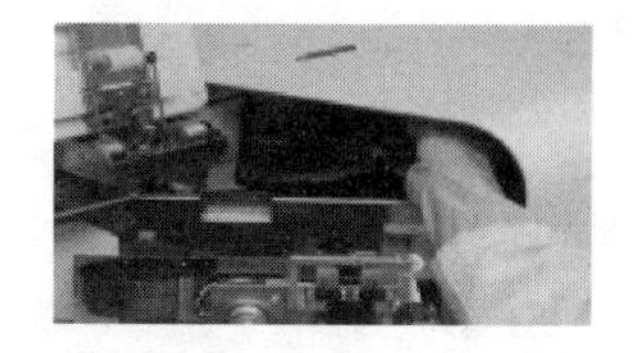

图 2-57 清扫 S 模块离子风扇滤网

3. 清扫 S 模块离子风扇滤网 关掉分析部的电源开关，开锁并打开 S 模块上盖，松开离子风扇固定螺丝后，向后推。从仪器后部拆下离子风扇过滤网护盖，取出滤网。用自来水冲洗过滤网，晾干，再装回原位。将离子风扇推至模块前部，闭合模块后盖和上盖，并加锁，见图 2-57。

4. 更换真空电磁阀过滤器 一般是在年保养或损坏时更换真空电磁阀过滤器，见图 2-58。

切断生化分析仪工作电源开关，打开模块前门，旋动过滤器并将其拆下，擦去灰尘，安装复原。如果里面海绵脏污，用水冲洗。

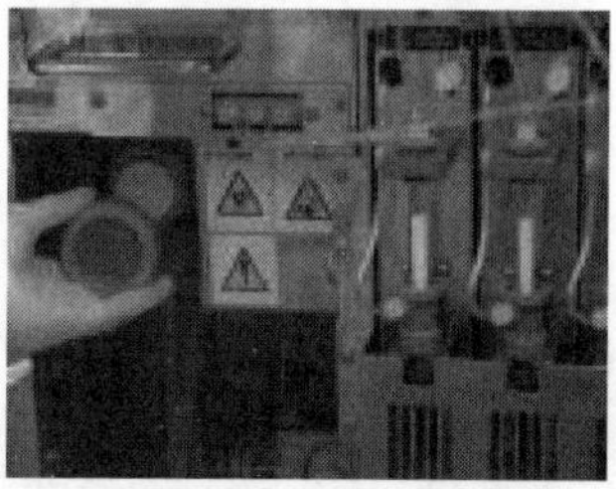

图 2-58 更换真空电磁阀过滤器

十三、相关记录

（1）室内温度、湿度记录表。

（2）仪器设备使用及维护保养记录表。

（3）仪器设备安全检查记录。

（4）仪器设备故障和维修记录。

（5）定标记录表（月）。

（6）日立生化全自动分析仪定期维护保养记录表。

十四、支持性文件

LABOSPECT 008 AS 使用说明书Ⅰ～Ⅴ。

十五、相关附表

LABOSPECT 008 AS 自动生化分析仪简易操作卡，具体内容如下。

LABOSPECT 008 AS 自动生化分析仪简易操作卡

一、开机

开机前确保样品轨道已放入→仪器自动开机（若手动开机则按仪器左侧前方绿色电源按钮），主机密码和账号均为“1”→开中文电脑，打开 LIS 软件→仪器自动进行开机保养→进入待机状态。

二、校准

（一）校准前准备

（查看校准品批号是否更改）校准→设定→选择项目→查看浓度→未变，直接用（如改变，则编辑更改为现用靶值）。

（二）设定需校准项目

校准→状态→选择相应的项目（注意状态为当前还是备用）→选择对应校准方法，如两点或全点→保存。

（三）查找项目对应架子号

校准→校准品→查找对应定标架子号→将混匀校准品放入对应黑色定标架子位置（有水点的先推水点，且同一项目的所有架子必须放在同一进样的样品轨道上)→点击开始。

（四）校准结果查看

常规操作→校准回顾中查看校准进程，校准完成后可在校准→状态→校准结果及校准追踪中查看相关校准数据。

三、质控

将平衡至室温的质控品放入常规样本架，点击常规操作→项目选择→输入质控样本号→回车→条码读取错误→输入架号和质控样本号→追加→确认→选择项目或组合→保存→上机→点击“开始”。

四、样本测定

（一）无条码模式下

常规操作→项目选择→输入样本号→回车→选择项目或组合键→条码读取错误→输入架号和样本号→追加→确认→上机→点击“开始”（注意样本类型及常量/稀释情况）。

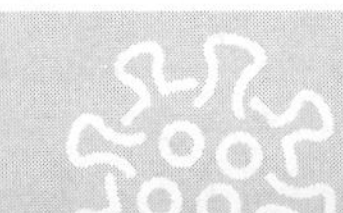

（二）条码模式下

将样本条码扫入 LIS 008 AS 生化报告单元，标本 101 起号→按预先登记的顺序条码朝外侧放置于样本架（血液灰色架，尿液黄色架）→上机→点击“开始”。

五、结果查询及传输

（一）结果查询

常规操作→数据回顾。

（二）数据传输

检测完成后数据自动传输，如不传输执行：重启 LIS 电脑，登录 LIS 系统→常规操作→数据回顾→选择所需传输数据→按需选择初次或复查→主机通信。

六、试剂更换

（1）试剂→设定内查看所需试剂及位置，残量等信息，概览内查看试剂仓外部试剂→待机状态下打开试剂仓门，更换试剂及更换外部试剂。

（2）ISE 模块试剂的更换：更换试剂后，在系统上选择试剂→设定→在选项中选择 ISE→选择更换的试剂→试剂残量复位→确认→并对更换的试剂进行灌注（系统默认 20 次）。

（3）AU1、AU2 模块试剂的更换：每日下午按照预先设定的试剂准备量进行试剂更换，更换后：试剂→设定→选择模块→确认→试剂登记。

注：AU1 模块试剂位置任意放置，仪器自动识别条码（注意 A 仓 B 仓试剂不要放反，B 仓 hiter 要放在外圈）。

AU2 模块试剂设置位置与试剂仓位置保持一致，试剂仓外碱液更换后，长按试剂仓上右侧按钮 3s 以上碱液自动复位，酸液则相反。

七、数据备份与删除

（一）数据备份

在待机状态下：常规操作→数据回顾→数据全选→打印→预览→历史→选中该条试剂结果清单→备份→以年月日命名存入 U 盘。

（二）数据删除

数据备份完成后，常规操作→数据回顾→全样品删除→是。

八、关机及关机保养

（一）关机

于进样处放置绿色清洗架（1 号位碱液、2 号位 ISE 洗净液、3 号位放血清）→实用工作→维护保养→关机→选择→执行→关闭 LIS 电脑。

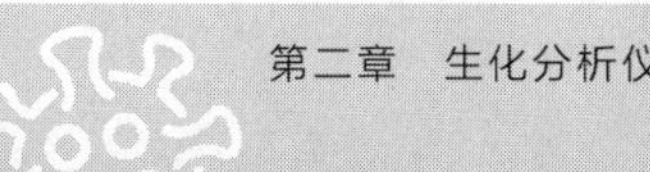

（二）仪器保养

（1）仪器已自动设置每日保养、周保养及月保养，开机自动执行。

（2）每周四执行擦针和两次“排气”：实用工作→维护保养→排气→选择→执行。

（安倍莹）

JZ-001 LABOSPECT 008 AS 自动生化分析仪校准标准操作程序

一、目的

建立规范的LABOSPECT 008 AS自动生化分析仪校准标准操作程序，以保证检验结果的准确性。

二、范围

适用于生免组以及授权的检验专业技术人员操作使用。

三、责任

由经过培训合格后，并经授权的专业技术人员操作，生免组组长负责技术指导和质量监督检验项目的日常校准，硬件工程师负责仪器的周期校准。

四、仪器校准程序

（一）校准方法

按照仪器的维护校准计划实施或者在仪器校准有效期到期一个月前，由生免组组长联系日立公司工程师上门校准；由校准方提供校准人员资质证书或者授权文件。

（二）分析性能校准器材的准备

（1）工具箱。

（2）温度计。

（3）加样器1、2。

（4）光源灯。

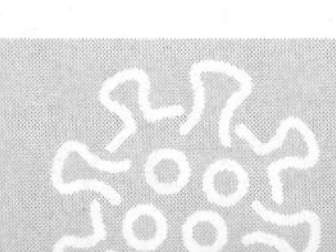

(5) 比色杯。

(6) 生理盐水。

(7) 样品和试剂吸量器密封垫。

(8) 样品针。

(9) 试剂针。

(10) ISE 定标品、试剂。

(11) 质控血清。

(12) 中国计量科学研究院生化分析仪检定用溶液标准物质。

(13) ALT、UREA、TP 三项的试剂。

(14) 磷酸盐缓冲液。

(15) [Orange G 材料] A200 50mL，[Orange G 材料] A3.5 3 瓶，[$K_2Cr_2O_7$ 材料] A3.5 2 瓶，[$CuSO_4$ 材料] A0.5 3 瓶。

(16) 样品针携带污染原液。

(三) 校准前保养及仪器状况确认

1. 目视检查

(1) 仪器台面是否清洁。

(2) 样品针、试剂针是否脏污或弯曲。

(3) 搅拌棒是否脏污或弯曲，涂层是否脱落。

(4) 清洗液量是否足够。

2. 环境检查

(1) 灰尘少、换气良好、避免阳光直接照射。

(2) 相对湿度 40%～85%。

(3) 室内温度 18～30℃，运行中温度变化不超过±2℃。

(4) 电压变动在 220V±10%之内。

(5) 仪器附近不得放置产生电磁干扰、电磁波的仪器。

(6) 有保护性接地。

3. 维护保养

(1) 试剂流路清洗。

(2) 样品针的清扫，位置调整与确认，必要时及时更换。

(3) 试剂针的清扫，位置调整与确认，必要时及时更换。

(4) 搅拌棒的清扫，位置调整与确认，必要时及时更换。

(5) 各清洗槽的清扫、洗净水量的确认，不足时调整。

(6) 水浴槽和水浴槽过滤网的清扫。

(7) 清洗机构的出水量确认。

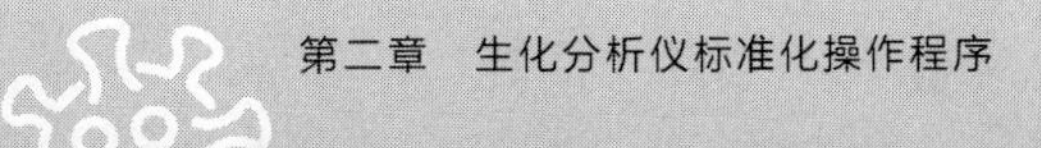

(8) 比色杯的清洗和更换(定期更换部品)。

(9) 样品和试剂针密封垫的更换(定期更换部品),排气检查。

(10) 光源灯的更换(定期更换部品),透光窗及光路清洁,光度计检查。

(11) 超声搅拌器的清扫,超声强度的确认。

4. 水质测量、光源灯使用情况调查

(1) 水质测量:使用电导率仪对水质进行检测,要求电导率<1μS/cm。

(2) 光源灯使用情况:光源灯的最近一次更换日期及使用时间。

(四)校准检测的方法及结果要求

1. 吸光度准确度 杯空白法检测生化分析检定用吸光度溶液标准物质的偏差,要求低值标物的允许误差为±0.0250,高值标物的允许误差为±0.0700。

2. 吸光度重复性 杯空白法检测生化分析检定用吸光度溶液标准物质的吸光度重复性,要求变异系数(CV)≤1.5%。

3. 吸光度稳定性 杯空白法检测吸光物质的最大与最小吸光度差值,要求340nm SD≤0.0100;要求700nm SD≤0.0100。

4. 杂散光 杯空白法检测生化分析检定用吸光度溶液标准物质-杂散光吸光度绝对数据,要求≥2.3000。

5. 吸光度线性 杯空白法检测氯化钴溶液标准物质及配制的340nm线性物质吸光度来计算各点偏倚,要求340nm±5%,505nm±5%。

6. 反应槽温度准确度 精度为0.01℃专用温度计测定反应槽10min温度准确度来计算均值,要求温度范围36.70~37.30℃。

7. 反应槽水浴温度波动 精度为0.01℃专用温度计测定反应槽10min温度波动来计算最大值与最小值差的一半,要求≤0.20℃。

8. 试剂冷藏舱温度准确性 精度为0.01℃专用温度计测定试剂仓10min温度准确性,要求5.00~15.00℃。

9. 样品针携带污染率 样品针将前次测定的高浓度样品携带到其后测定的生理盐水的量,要求≤0.1%。

10. 试剂针携带污染 试剂针将前次测定的磷酸缓冲液携带到其后测定的无机磷的量,要求≤0.1%。

11. 综合携带污染 样品针及试剂针将前次测定的高浓度物质携带到其后测定的低浓度物质的量,要求±2.0%。

12. ISE斜率值 使用日立配套校准品进行ISE校准,要求Na电极斜率范围50.0~68.0,K电极斜率范围50.0~68.0,Cl电极斜率范围-68.0~-40.0。

13. ISE精密度 连续测定精度管理样品10次分别判断CV:Na项目CV≤1.50%;K项目CV≤1.50%;Cl项目CV≤1.50%。

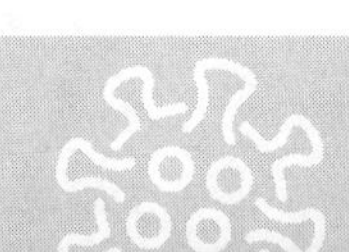

14. ISE携带干扰 测定高浓度样品对低浓度样品的影响，要求Na项目干扰率±1.5%；K项目干扰率±1.5%；Cl项目干扰率±1.5%。

15. 实测项目批内精密度 ALT、UREA、TP三项目试剂测定精度管理样品20次的CV值，要求ALT项目CV≤5%，UREA项目CV≤2.5%；TP项目CV≤2.5%。

16. 加注系统性能 色素稀释法，加注系统加注色素值与参考色素值比较，要求AU1和AU2模块样品加注机构、R-1加注机构及R-2加注机构的精密度应≤2.0%，准确度≤5.0%。

（五）校准后审核

校准完成后，应当由公司出具有签名盖章的校准合格证书，并注明有效期限，同时附有完整的校准记录，包括校准后的各种原始数据等内容。校准报告收到后应当经过临床化学组组长的审核并签名确认，然后妥善保管。

（六）校准记录

仪器校准完成后，及时在仪器设备档案中记录校准时间，校准结果及有效期，并注明下次拟校准的日期。保存校准报告及校准记录至少2年。

五、支持性文件

(1)《YY/T0654全自动生化分析仪》。

(2)《YY/T0589电解质分析仪》。

（卢念红）

YQ-007 检验分析用纯水设备 TCHS-10RO/150F标准操作程序

一、目的

本产品是以城市自来水为原水来制作高纯度实验分析用水的设备，产品广泛应用于医学科研实验室，用于检验分析、试剂配液、实验室试验、生物培养、容器清洗等。

二、责任

由经过培训合格后，并经授权的专业技术人员操作。

三、仪器简介

设备主要由预处理、电磁阀、压力泵、RO透膜、树脂、过滤器和储水纯水箱组成。首先通过预处理系统对水进行初步过滤，通过压力泵的增压，反渗透处理的产水再经过树脂去除离子，通过细菌线芯过滤器终端过滤得到高纯度的纯水。

四、运行条件

（一）进水水质要求

市政自来水，水质符合GB 5749—2022《生活饮用水卫生标准》规定，水压0.10～0.30MPa，流量>800L/h，进水总溶解固体（TDS）≤200×10^{-6}。

（二）使用环境条件

温度5～35℃，相对湿度≤80%。

（三）电源要求

电压－220V（偏差5%），频率50Hz（偏差2%），功率1000VA。

五、开机程序

（1）开启水机进水阀门，设备通水；插上电源插头，设备通电。

（2）按下设备“总电源”按钮，总电源指示灯亮，“手动/自动”按钮指示灯亮，设备自动运行。相继启动进水阀、高压泵，设备开始制水。当设备制水至纯水箱高液位时自动停止制水，取水至纯水箱低液位时，设备则会自动启动制水。

（3）产水电阻：要求达到实际用水要求，≥10MΩ·cm（或电导率≤1μS/cm）。

六、耗材更换

（一）预处理部分

设备预处理部分采用1＃、2＃、3＃三种线芯过滤水中杂质，运行一段时间后，线芯会堵塞或失效，需及时更换。离子交换部分由两个树脂组成，当出水水质不能达到要求（如≤10MΩ·cm）时也需及时更换。

1. 判断方法

（1）当原水口压力与高压泵进口压力差值在原来基础上增加0.06MPa以上时，需更换1＃线芯，如更换1＃线芯后其压力差值仍在0.06MPa以上，则需再更换3＃线芯。

（2）2＃线芯为活性炭柱线芯，可以消除水中游离氯以及吸附水中杂质，对膜

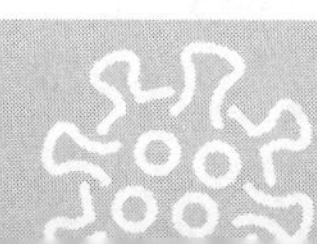

起保护作用。一般每运行三个月需更换一次。

2. 线芯更换方法 由于纯水机停机后系统内有一定的压力（表现为原水泵出口和高压泵进口压力表读数不为零），不易拧下滤器，在更换前应对水机进行释压，其具体方法为：

（1）闭水机进水口按下“总电源”按钮，启动高压泵（如水箱处于满水状态，那么高压泵将不能启动，可长按“手动/自动”按钮启动高压泵），运行水机 3s，观察高压泵进口压力表指针归零后（如有原水泵出口压力表，也需要压力表指针归零），关闭总电源。

（2）在关闭水机进水和水机电源的情况下，用毛巾按住滤器盖子上方的红色泄压按钮直至原水进口和高压泵进口压力表读数归零即可，建议使用前一种方法。

（3）线芯的更换方法：打开机器前门，用半圆扳手旋下滤器外壳（拿住半圆扳手，圆口向左，从滤器底部向上方套住滤器，扶住半圆扳手开口处，顺时针转动扳手手柄。注意在用力的时候，需要保证用力大小均匀，且要水平方向用力，以免损坏 ABS 扳手），拨出旧线芯，将滤器内清洗干净，将相应新线芯装入滤器，重新旋上滤器外壳即可。

注：要将滤器外壳内的“O”形圈摆放平整且不能沾有异物。

（二）树脂

1. 判断方法 产水电阻不符合使用要求，即电阻值＜10MΩ · cm，须更换树脂。

2. 树脂更换方法 需要更换树脂时应与厂家联系，由工程师进行更换。避免因操作失误而导致人员受伤和财产损失。

（三）微孔过滤器、反渗透过滤膜（RO 膜）

1. 判断方法 更换树脂后，产水电阻表显示数值在数小时内明显下降，RO 产水脱盐率小于 95%，或产水量明显下降，需更换 RO 膜。

注：RO 脱盐率估算：（RO 进水的电导－RO 产水的电导）/RO 进水的电导×100%。

2. 微孔过滤器、反渗透过滤膜（RO 膜）更换方法 需要更换微孔过滤器、反渗透过滤膜（RO 膜）时应与厂家联系，由工程师进行。避免因操作失误而产生人员受伤和财产损失。

3. 耗材更换周期表

（1）为保证设备安全、有效地工作，建议按周期更换耗材，但因各地水质不一，也可以实际检测值为设备耗材更换依据，即当检测值不符合技术要求时应更换相关耗材。耗材更换周期见更换周期表。

（2）每季度更换一次预处理部分。

(3) 电导率 ($\mu S/cm$) 大于1时应更换树脂，同时备注仪器编号。

(4) 每1.5年更换微孔过滤器、反渗透过滤膜 (RO膜)。

(5) 更换耗材后须填写纯水机运行状况及维护记录表。

七、关机程序

(1) 复位设备“总电源”按钮，手动/自动按钮指示灯亮灭，总电源按钮指示灯灭。

(2) 拔下电源插头。

(3) 关闭原水进水阀门。

八、质量保证

(1) 每日进行电导率监测。电导率数值≤$1\mu S/cm$。填写纯水机运行状况及维护记录表。

(2) 每月进行微生物培养。菌量≤10 CFU/mL。打印报告并粘贴纯水细菌培养监测记录表。

(3) 每月进行安全检查，并填写仪器设备安全检查记录。

九、注意事项

(1) 使用设备前必须仔细认真阅读说明书。

(2) 如发现自来水停水或水压不足 (即未开机时原水进口压力在0.10MPa以下) 时，不得开机。

(3) 因高压泵前装有低压保护，当高压泵进口压力小于0.05MPa ($\approx 0.5kgf/cm^2$) 时，高压泵不能工作，此时应检查设备进水是否正常、预处理部分是否堵塞。

(4) 浓水调节阀和浓水回流阀装在设备内部，一般情况下不需要调节该阀。

(5) 不使用设备使用点的出水阀时应关闭。设备长时间不使用时请拔下电源插头。

十、支持性文件

检验分析用纯水设备TCHS-10RO/150F说明书。

十一、相关记录

(1) 室内温度、湿度记录表。

(2) 纯水机运行状况及维护记录表。

(3）纯水细菌培养监测记录表。

(4）仪器设备一览表。

(5）仪器设备验收记录。

(6）仪器设备基本情况登记表。

(7）仪器设备使用授权书。

(8）仪器设备安全检查记录。

(9）仪器设备故障和维修记录。

(10）仪器设备维修申请表。

(11）仪器设备启用申请表。

(12）仪器设备停用或报废申请及处理表。

（卢念红）

YQ-009 JW-2018 H 医用高速离心机标准操作程序

一、目的

本标准操作程序用于指导 JW-2018H 医用高速离心机安装培训及日常操作与维护过程。

二、责任

由经过培训合格后，并经授权的专业技术人员操作。

三、环境要求

(1）环境温度：2～40℃，环境温度低于 2℃或高于 40℃下使用，会导致离心机损坏。

(2）相对湿度：≤80%。

(3）电源电压：220V，50Hz。

(4）使用环境应通风良好，无粉尘、絮状物、金属屑等杂物侵入机体内。

(5）防腐蚀性气体和液体，防止强电磁干扰。

使用时放于稳固的水平工作地面或平台上，确保离心机放置时整机水平，防止振动。有脚轮的仪器，脚轮一定要锁死，防止运转中离心机移动。

四、安全使用要求

(1）接通电源前。

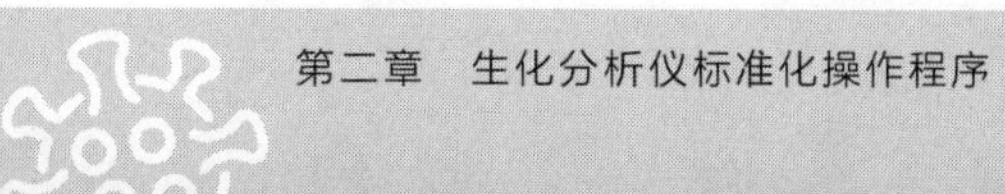

① 每次使用该机前，应仔细检查该机所用的转头及离心管有无裂纹，或严重腐蚀现象，若有应立即更换。

② 保持离心机腔体内清洁，防止积水，防止颗粒状杂物侵入。

③ 装配转头系统时，必须在仪器断电条件下操作。

④ 运输时，转头必须从内桶中拆下单独包装。

⑤ 所使用的电源电压必须与离心机的输入电压规格相同，即单相 220V，50Hz，并保证电源输入端有保护接地线。

（2）使用过程中。

① 仪器加速或减速过程中，出现短时振动属正常现象，不必关断主机电源开关或操作面板上的“停止”键。

② 若出现中途掉电或强行关断主机电源开关等现象，切勿马上开门，必须等电机停转（需 5～10min）后方可开门。

③ 离心机配有自动转头识别系统，能可靠识别出不同型号的转头，并在不超过该转子的最高转速下运转，以确保机器安全运转。

④ 每次参数设定完毕，应按“确定”键以示确认。

⑤ 每次离心过程结束后，离心机将等待用户开门取样，若不开门继续离心，离心机将不响应。

（3）使用完毕后，应注意保护好仪器，尤其是转头和离心管，以防止被酸碱液体腐蚀。

（4）离心机一次连续运转最好不要超过 60min。

五、仪器原理

离心操作时，将装有等量试液的离心容器（如离心瓶、离心试管等）对称放置在转头四周的离心孔内，依靠电动机带动转头高速旋转所产生的离心力使试液分离。其相对离心力（RCF）的大小取决于试样在离心时的旋转半径和转速，其计算公式如下：

$$\mathrm{RCF}=1.118\times10^{-5}\times n^{2}\times r$$

注：n—表示转速（r/min）；r—旋转半径（cm）。

六、离心机结构

该离心机主要由机体部分、转动部分、减震系统、控制系统等组成，其结构示意见图 2-59。

七、常规操作程序

打开电源开关后，如果离心机门没有关闭，面板上的数码管会显示出厂或上一

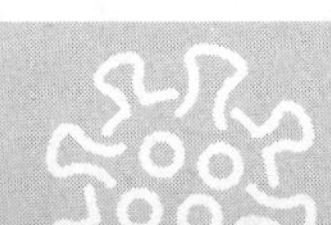

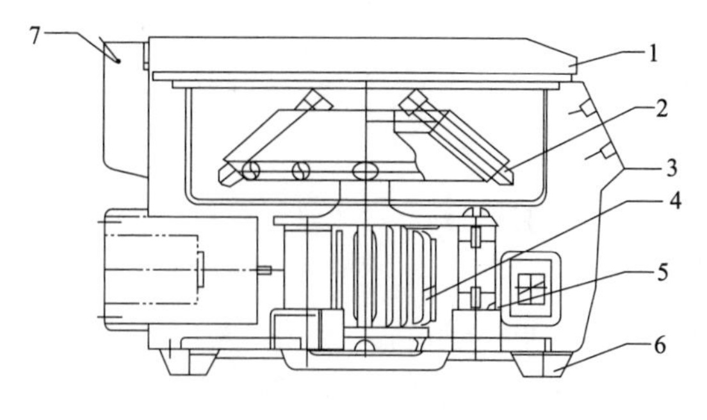

图 2-59 离心机结构示意

1. 门盖组件；2. 转头系统；3. 机壳组件；4. 电机组件；5. 减震系统；6. 垫脚；7. 铰链

次使用数据。关门后电机开始低速运转，转头进行识别，在识别时数码管全部显示为-----，转头被识别后电机停止运转。待转头型号识别后，离心机会分别显示出转头型号、时间、转速和该转头的最高转速，2s 后，“转头限速”跳变显示为当前“转速”对应的离心力值。此时如果需要对“定时”“转速”“离心力”等参数进行修改，可按以下方法进行操作。

（一）时间修改

定时设定可分为连续运转和按设定时间运转。

1. 连续运转 当定时窗口显示为数字时，按两次“定时设定”键，定时窗口闪烁显示时，按“确定”键确认后，离心机即为连续运转。

2. 按设定时间运转 当定时窗口显示为数字时，按一次“定时设定”键，定时窗口闪烁显示此时间值，按“▲”或“▼”对其进行修改为需要的时间值，按“确定”键确认。当定时窗口显示为“---”（即处于连续运转状态），按一次“定时设定”键，定时窗口闪烁显示数字，再按“▲”或“▼”对其进行修改为需要的时间值，按“确定”键确认。

（二）转速修改

按一次“转速设定”键后，用“▲”或“▼”对转速进行修改，按“确定”键确认。在修改过程中，对应的离心力也作相应的变化并在离心力窗口中显示。

（三）离心力修改

按一次“离心力设定”键后，用“▲”或“▼”对离心力进行修改，按“确定”键确认。在修改过程中，对应的转速也作相应的变化并在转速窗口中显示。

注：转速和离心力是交互设定的，即设定了某一个，另一个也随之变动。

八、性能参数

（1）角转子型号：H0224。

（2）容量：1.5mL/2.2mL×24。

（3）最高转速：14500r/min。

（4）最大相对离心力：19980r/min。

（5）定时范围：1～999min，连续，短时离心。

（6）噪声：≤60dB（A）。

（7）电源：AC220V±22V，50Hz±1Hz。

（8）功率：20XXH：300W；30XXH：600W。

（9）熔断器：10A。

九、日常维护

（1）本机转子正常使用寿命为五年，过期应更换新转子。

（2）不可用尖、硬的物体碰撞转子，在搬运和拆装中要防止磕碰，要防止因划痕或外伤而导致转子在使用中产生裂纹。

（3）应定期检查转子有无腐蚀斑点、凹槽、细小裂纹等，如发现有上述任何一种情况，请立即停止使用该转子，并与生产单位联系。

（4）如发现在使用中离心样品溅出，浸、滴在转子上，应立即吸干并用医用75%酒精清洗局部。

（5）清洗转子时，为防止表面氧化层破坏，请用清洁剂沾湿海绵或棉布清洗，然后用蒸馏水洗掉清洁剂或用75%酒精擦洗，清洗后可将其倒置晾干。清洗过程中，操作人员应戴防护手套。

（6）在使用制造商未推荐的清洗和消毒方法前，使用者应咨询制造商，以确保该方法不损伤设备。

（7）离心机密封圈要定期检查（每月不少于4次）是否有裂痕、变形等情况，如发现有此情况，密封圈就起不到密封作用，要与厂家联系，由厂家维修人员修复或更换。

（8）离心机在不用时应切断电源。

十、常见故障与处理

常见故障分析与排除表见表2-1。

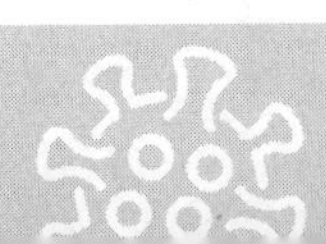

表 2-1 常见故障分析与排除表

故障现象	原因分析	排除/解决方法	备注
无显示或显示紊乱	主回路保险丝(10A)熔断	更换同规格保险丝	—
	接至显示板上的导线连接松脱	打开机箱,重新焊接松脱的连线	—
	单片机误操作,工作程序紊乱	关断主机电源开关,等数分钟后再开机	须按正常工作程序操作
有显示,但离心不能正常工作	设定参数后,未按"确认"键	按"确认"键或重新操作	—
	门盖未关好	重新关好门盖	—
	供电压不足,速度上不去	改变供电电源	—
	上次离心结束后,未开门换样	开门后再关好门	—
	按键开关因接触不良而失灵	打开机箱,检查按键开关,必要时更换	—
转速不稳定	控制线路或变频器有故障	更换线路板或变频器	—
噪声大	驱动电机损坏	更换同型号电机	—
	试管放置不平衡	对称放置试管	—
加减速太慢	加减速挡设置不当	根据转头设置加减速挡	—
故障代码及原因			—
Error01	电机转,识别不出转子	未装转子或识别头坏	—
Error02	电机转,识别不出转子	电机内部霍尔损坏或线路损坏	—
Error03	电机不转,识别不出转子	变频器损坏或通信损坏或电机损坏	—
Error04	电机转,信号有,识别不出转子	转子不是该离心机所用	—
Error05	电机不转,识别不出转子	门霍尔损坏或门没关好	—
Error06	不平衡报警	不平衡重新调整	—

十一、支持性文件

JW-2018H 医用高速离心机使用说明书。

十二、相关记录

(1) 仪器设备一览表。

(2) 仪器设备验收记录。

(3) 仪器设备基本情况登记表。

(4) 仪器设备使用授权书。

(5) 仪器设备使用及维护保养记录。

(6) 仪器设备故障和维修记录。

(7) 仪器设备维修申请表。
(8) 仪器设备启用申请表。
(9) 仪器设备停用或报废申请及处理表。
(10) 通用测量仪器检定计划及实施表。
(11) 仪器设备检定或校准报告验收记录表。

（卢念红）

YQ-010 COND 6⁺ 便携式电导率仪标准操作程序

一、目的

本作业指导书用于指导 COND 6⁺ 便携式电导率仪日常操作及维护的全过程作业。

二、责任

由经过培训合格后，并经授权的专业技术人员操作。

三、仪器简介

(1) 自动识别缓冲液，多达 5 点校正，快速、简单、准确。
(2) 精度高达±1%。
(3) 可选择自动/手动温度补偿功能。
(4) COND 6⁺ 可以自动识别电导率测量范围。
(5) 20min 无操作便自动关机，这可延长电池寿命。
(6) 自诊程序代码，便于清除故障。

四、性能参数

测量参数表见表 2-2。

表 2-2 测量参数表

测量参数	电导率	温度
测量范围	0～200ms/cm	0～100.0℃
分辨率	全量程 0.05%	0.1℃
相对精度	全量程 1%	±0.5℃

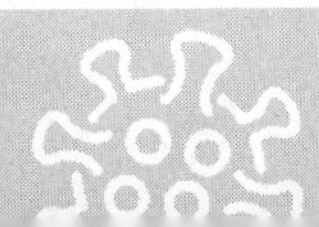

续表

校正点	自动 4 点，手动 5 点
温度补偿	自动/手动(0.0～80℃)
标准温度	20.0℃或 25.0℃
操作温度	0～50℃
温度补偿系数	0.0%～3.0%
电极常数	0.1，1.0，10.0
LCD 显示	单行 LCD(4.5cm×2.3cm)
自动关机	20min 不操作自动关机
输入	BNC，2.5mm phono sockets
电源要求	4×1.5V'AAA'碱性电池，＞100h
尺寸重量	(单机)15.7cm×8.5cm×4.2cm/255g；(包装)36cm×28cm×8cm/1555g

五、常规操作程序

（1）打开 COND 6^{+} 便携式电导率仪。

（2）将待测液体（本实验室是用于纯化水的测定）准备好。

（3）将 COND 6^{+} 便携式电导率仪测定部位全部插入液面。

（4）等待 COND 6^{+} 便携式电导率仪示数稳定。

（5）读出示数，并填写纯水机运行状况及维护记录表。

六、日常维护

（1）COND 6^{+} 便携式电导率仪在使用完毕后应擦拭干净。

（2）电池原因导致示数不清时应及时更换电池。

七、常见故障与处理

如发现 COND 6^{+} 便携式电导率仪不显示示数，请联系工程师进行维修。

八、支持性文件

COND 6^{+} 便携式电导率仪使用说明书。

九、相关表格

（1）纯水机运行状况及维护记录表。

（2）仪器设备一览表。

（3）仪器设备验收记录。

（4）仪器设备基本情况登记表。

（5）仪器设备使用授权书。

（6）仪器设备启用申请表。

（7）通用测量仪器检定计划及实施表。

（卢念红）

WSW-YQ-012 移液器标准操作程序

一、目的

规范可调式移液器的正常使用，保证检验质量。

二、原理

（1）主要是通过弹簧的伸缩力量使活塞上下活动，排出或吸取液体。

（2）为满足不同液体精确移液的要求，主要有两种移液器模式：①内置活塞式移液模式，活塞位于移液器套筒内，液体与活塞之间有一段空气隔离，活塞与液体不接触；②外置活塞式移液模式，活塞位于移液器套筒外，在吸嘴内部，活塞与液体之间没有空气段，活塞为一次性的，用于易挥发、易腐蚀、黏稠度较大液体的精确移液，由于无空气间隔，避免标本与空气接触可能发生的气雾交叉污染。

三、操作程序

（1）选择合适移液器，设定容量值，选择合适吸头。可调式移液器只能在允许容量范围内调节。

（2）吸液：选择量程合适的吸头安装在移液器上，稍加扭转压紧吸头，使之与枪头间无间隙。把吸液按钮压至第一停点，吸头插入液面下2～3mm，缓慢、平稳地松开按钮，吸取液样，等待1s，然后将吸头提离液面（吸取不同液体时需更换吸头）。

（3）释放液体：吸头贴到容器内壁并保持10～40度的倾斜。平稳地把按钮压到第一停点，等待1s后把按钮压到第二停点以排出剩余液体。压住按钮，同时提起加样器，松开按钮。按吸头弹射器除去吸头。

（4）使用完毕后应置于移液器架上，远离潮湿及腐蚀性物质。

四、维护保养

每日保养：每天工作结束后，用湿布清洁移液器外部，使用75%酒精擦拭移液器套筒尖部。为延长移液器使用寿命，工作结束后，将移液器调整到最大量程。

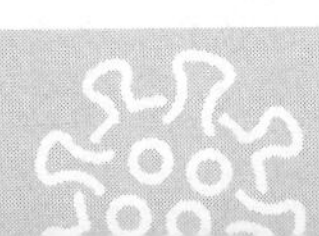

五、应急处理

（1）发现漏气或计量不准，其可能原因为吸头松动，可用手拧紧。

（2）吸头破裂时，检查吸头，更换新的吸头，发现吸液时有气泡，先将液体排回原容器，再检查原因。

（3）使用时出现漏液现象：检查吸取液体后悬空垂直放置几秒，看看液面是否下降。如果有漏液，应检查枪头是否匹配、弹簧活塞是否正常。

（4）出现不能解决的故障时，应及时联系维修人员，更换备用移液器。

六、检定

（一）检定周期

每年一次。由第三方有资质的机构负责检定。不合格的移液器由厂家维修后再次送检鉴定，仍不合格者应丢弃不用，更换新的检定合格的移液器。

（二）检定方

相关计量机构进行检定，并出具检定报告。由技术负责人签字、验收检定报告。

七、注意事项

（1）根据所需取液量选择相应移液器及吸液嘴，吸头浸入液体深度要合适，吸液过程中应尽量保持吸头浸入液体的深度不变，吸头内有液体时不可将移液器平放或倒转，以防液体污染移液器，必要时使用带滤芯的吸液嘴，防止交叉污染。

（2）吸取液体时应缓慢均匀吸取，避免液体溅到移液器头上；吸出液体后拇指不应松开按钮，将吸液嘴打掉后再将拇指松开，避免液体回吸。

（3）在调整取液量的旋钮时，不要用力过猛，并注意计数器显示的数字不要超过其可调范围。

（4）连续可调式移液器在取样、加样过程中应注意移液嘴不能触及其他物品，以避免被污染。

（5）为了保证吸液精密度和准确性，装上一个新吸嘴时应反复吸取及打掉液体2次进行预洗吸嘴。

（6）应请专业人员进行检定、调试，不要自行拆开。

八、支持性文件

（1）《全国临床检验操作规程（第4版）》（尚红、王毓三、申子瑜主编，2015年）。

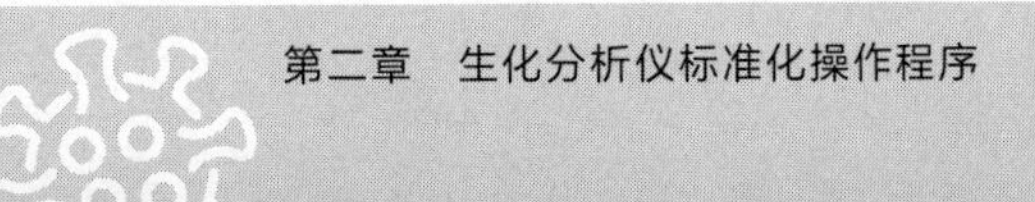

九、相关记录

通用测量仪器检定计划及实施表。

（卢念红）

RL-001 LABOSPECT 008 AS 总蛋白测定标准操作程序

一、目的

总蛋白（TP）测定试剂盒（双缩脲法）旨在通过生化仪器定量分析血清、胸腔积液、腹水中的 TP 的含量。

二、原理和方法

在碱性环境中，二价铜离子与蛋白质中的多肽键反应生成有色的络合物，TP 的含量与颜色的深浅成正比。

三、标本类型及容器要求

（一）标本类型要求

血清；肝素抗凝血浆。

（二）容器要求

血清：本室采用带分离胶的真空采血管，其中包含促凝剂；胸腔积液、腹水：肝素抗凝管。

四、患者准备

空腹，采集前静坐 5min，如有输液，应在停止输液 3min 后在另一侧肢体静脉采集。胸腔积液、腹水采集时应嘱咐患者放松心情，积极配合医生工作。

五、所需仪器、试剂、校准品、质控品

（一）仪器

日立 LABOSPECT 008 AS 自动生化分析仪。

（二）试剂

1. 试剂组成　硫酸铜（$CuSO_4$）12mmol/L。氢氧化钠（NaOH）0.6mol/L。

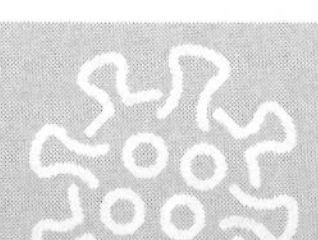

碘化钾（KI）30mmol/L。酒石酸钾钠 30mmol/L。

2. 试剂稳定性 2～8℃密封避光保存，有效期 18 个月。避光保存，用后立即盖好封盖。已经开启的试剂注意避免污染，试剂在具有冷藏功能的仪器仓中稳定 28 天。

3. 试剂规格 8 支×70mL。

（三）校准品

校准品名称：九强生化复合校准品。

规格：5mL×1。

（四）质控品

质控品名称：伯乐生化多项质控物。

规格：水平 1，12×3mL；水平 2，12×3mL。

六、环境和安全控制

操作时必须穿戴手套和工作服；工作后的台面应消毒擦洗；用过的加样枪头等耗材应作为医用垃圾处理；为了避免形成气溶胶，所有样品尽可能不在空气当中暴露太长时间；遇到样本洒出，被污染的区域应立即用次氯酸钠溶液清洗，擦拭用的物品应丢弃在标有生物污染的垃圾桶中。

七、校准程序

（一）校准品准备

小心地打开校准品瓶盖，准确吸取标示量蒸馏水或去离子水复溶，密闭避光轻轻混匀 30min，用前颠倒混匀数次即可使用，防止起泡沫。

（二）校准品稳定性

校准品未复溶 2～8℃密闭避光保存可稳定至标示的有效期；校准品复溶后 2～8℃密闭避光保存可稳定 7 天，－20～－10℃密闭避光保存可稳定 1 个月（冻融一次）。

（三）校准条件

（1）仪器光路系统经过光路保养或更换光源等重要部件。

（2）挪动仪器的安装地点。

（3）更换试剂批号。

（4）室内质控失控。

（四）校准操作

详见 LABOSPECT 008 AS 自动生化分析仪标准操作程序。

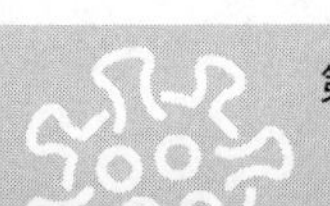

八、操作步骤

详见 LABOSPECT 008 AS 自动生化分析仪标准操作程序。

九、质量控制程序

（一）质控品

使用两个水平伯乐生化多项质控品来进行质量控制。

（二）质控品的稳定性

未开启的质控品，－20～－70℃保存，所有项目有效期为 1080 天。
融化未开瓶，2～8℃保存，可稳定 30 天。
融化开瓶，2～8℃避光保存，可稳定 30 天。
分装冷冻，－20～－70℃避光保存，所有项目有效期为 14 天。

（三）质量控制规则及失控纠正

详见生免组室内质量控制管理程序。

十、干扰和交叉反应

血红蛋白＜300mg/dL。抗坏血酸＜30mg/dL，胆红素（TBiL）＜40mg/dL 及脂肪乳＜0.3％不会对该试验产生显著干扰（相对偏差不超过±10％）。

十一、参考范围

本实验室血清总蛋白参考范围 60～85g/L。

十二、可报告范围

线性范围：2.0～120.0g/L。对于测定值超过此范围上限的标本，直接报告大于线性上限。

十三、性能参数

正确度：合成偏移＜1/2 TEA(5％)，验证通过。
精密度：批内精密度小于 1/4 TEA(5％)；批间精密度小于 1/3 TEA(5％)，验证通过。

十四、临床意义

（一）血清 TP 浓度增高（＞85g/L）

(1) 血浆中水丢失而浓缩，TP 浓度相对增高，呕吐、腹泻、高热大汗等急性

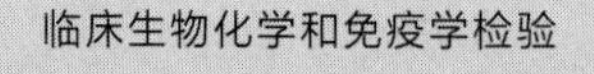

失水时，可升高达50～100g/L；使用脱水利尿药，以及休克、慢性肾上腺皮质功能减退患者，亦可出现血浆浓缩。

（2）血清蛋白质合成增加，多见于多发性骨髓瘤、巨球蛋白血症患者，此时主要是球蛋白增加，TP＞100g/L。

（二）血清TP降低（＜65g/L）

（1）血浆中水分增加而被稀释，如各种原因所致水滞留，TP浓度相对降低。

（2）营养不良和消耗增加，长期食物中蛋白不足或慢性肠道疾病所致的吸收不良，体内蛋白质合成原料缺乏；严重结核病甲状腺功能亢进、长期发热和恶性肿瘤等均可致血浆蛋白大量消耗。

（3）合成障碍，主要是严重肝功能损伤致蛋白质合成减少，以白蛋白下降最显著。

（4）血浆蛋白大量丢失，肾病综合征时大量蛋白特别是白蛋白从尿中丢失；严重烧伤时大量血浆渗出；大出血、溃疡性结肠炎等均可使蛋白丢失。

（三）CSF总蛋白升高

常见于颅内感染等各种原因导致血脑屏障通透性增加，各种颅内疾病，颅内及全身性出血性疾病，以及脑脊液循环阻塞。

十五、支持性文件

（1）北京九强生物技术股份有限公司总蛋白测定试剂盒说明书。

（2）《全国临床检验操作规程（第4版）》（尚红、王毓三、申子瑜主编，2015年）。

（3）LABOSPECT 008 AS自动生化分析仪标准操作程序。

（卢念红）

RL-002 LABOSPECT 008 AS白蛋白测定标准操作程序

一、目的

白蛋白（ALB）测定试剂盒（BCG法）旨在通过生化仪器定量分析血清或血浆中的ALB的含量。

二、原理和方法

在pH＝4.2缓冲液中，溴甲酚绿（BCG）与ALB结合形成蓝绿色复合物。

分析仪（相关仪器）能自动地按一定的体积比例将样品和试剂加入测试杯中，

分析仪采用终点法在660nm波长下测定反应吸光度，与同样处理的ALB校准品进行比较，即可计算样本中ALB的含量。

三、标本类型及容器要求

（一）标本类型要求

血清；肝素，氟化钠/草酸钾和EDTA抗凝血浆。

（二）容器要求

本室采用带分离胶的真空采血管，其中包含促凝剂。

四、患者准备

空腹，采集前静坐5min，如有输液，应在停止输液3min后在另一侧肢体静脉采集。

五、所需仪器、试剂、校准品、质控品

（一）仪器

日立LABOSPECT 008 AS自动生化分析仪。

（二）试剂

1. 试剂组成 检测试剂。柠檬酸缓冲液50mmol/L。溴甲酚绿（BCG）20μmol/L。表面活性剂10g/L。

2. 试剂稳定性 未开瓶试剂2～8℃避光储存可稳定18个月。试剂开瓶上机后2～8℃避光保存可稳定28天。

3. 试剂规格 300测试×4/盒(日立LST瓶型)。

（三）校准品

校准品名称：生化复合校准品。

规格：5mL×1瓶。

（四）质控品

质控品名称：伯乐生化多项质控物。

规格：水平1，12×3mL；水平2，12×3mL。

六、环境和安全控制

操作时必须穿戴手套和工作服；工作后的台面应消毒擦洗；用过的加样枪头等耗材应作为医用垃圾处理；为了避免形成气溶胶，所有样品尽可能不要在空气当中

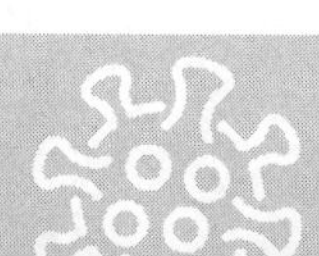

暴露太长时间；遇到样本溢出，被污染的区域应立即用含氯消毒液清洗，擦拭用的物品应丢弃在标有医疗废物的垃圾桶中。

七、校准程序

（一）校准品准备

小心地打开校准品瓶盖，准确吸取标示量蒸馏水或去离子水复溶，密闭避光轻轻混匀 30min，用前颠倒混匀数次即可使用，应避免起泡沫。

（二）校准品稳定性

校准品未复溶 2～8℃密闭避光保存可稳定至标示的有效期；校准品复溶后 2～8℃密闭避光保存可稳定 7 天，－20～－10℃密闭避光保存可稳定 1 个月（冻融一次）。

（三）校准条件

(1) 仪器光路系统经过光路保养或更换光源等重要部件。

(2) 挪动仪器的安装地点。

(3) 更换试剂批号。

(4) 室内质控失控。

（四）校准操作程序

详见 LABOSPECT 008 AS 自动生化分析仪标准操作程序。

八、操作步骤

详见 LABOSPECT 008 AS 自动生化分析仪标准操作程序。

九、质量控制程序

（一）质控品

使用两个水平伯乐生化多项质控物来进行质量控制。

（二）质控品的稳定性

未开启的质控品，－20～－70℃保存，所有项目有效期为 1080 天。

融化未开瓶，2～8℃保存，可稳定 30 天。

融化开瓶，2～8℃避光保存，有效期为 9 天。

分装冷冻，－20～－70℃避光保存，所有项目质控品有效期为 14 天。

（三）质量控制规则及失控纠正

详见生免组室内质量控制管理程序。

十、干扰和交叉反应

判断指标：回收率在初始值±6%［国家卫健委室间质评的PT（能力验证）允许范围］内，干扰属于可接受。干扰物质在下表所示浓度范围内，对测定值不会造成影响。干扰物质浓度范围见表2-3。

表2-3 干扰物质浓度范围

干扰物质	浓度	干扰物质	浓度
溶血(血红蛋白)	5.0g/L	乳糜(相当于甘油三酯)	20.9mmol/L
胆红素	855μmol/L	抗坏血酸(维生素C)	0.50g/L

十一、参考范围

本实验室血清或血浆白蛋白的参考范围为40～55g/L。

十二、可报告范围

线性范围：10.0～70.0g/L。对于测定值超过此范围上限的标本，直接报告大于线性上限。

十三、性能参数

正确度：合成偏移<1/2 TEA(6%)，验证通过。

精密度：批内精密度小于1/4 TEA(6%)；批间精密度小于1/3 TEA(6%)，验证通过。

十四、临床意义

人血清ALB异常的临床意义，通常应结合血清总蛋白（TP)、球蛋白（GLB）和A/G比值进行分析。

急性ALB降低伴TP降低但A/G正常，见于大出血、严重烫伤时血浆大量丢失或短期内大量补液；慢性ALB降低伴TP降低但A/G正常，见于长期营养不良蛋白质合成不足；慢性ALB降低但TP正常或略减少，而球蛋白升高A/G降低甚至倒置，提示肝纤维化导致肝实质细胞ALB生成受损、肝间质细胞球蛋白表达上调；慢性ALB及TP降低，球蛋白正常而A/G降低，提示为血浆ALB大量丢失所致，如肾病综合征等致ALB从尿中丢失；妊娠特别是晚期，由于对ALB需求增加，又伴有血容量增高，亦可见上述改变，但分娩后可迅速恢复正常。由于ALB为维持血浆胶体渗透压的主要成分，当ALB<20g/L时，常发生水肿。罕见的先

天性 ALB 缺乏症患者，血清中几乎没有 ALB，但患者不出现水肿。

ALB 伴 TP 升高但 A/G 正常，见于脱水等导致血浆浓缩。尚未发现单纯导致 ALB 升高的疾病。

球蛋白浓度降低主要是合成减少。长期大剂量使用肾上腺皮质激素和其他免疫抑制剂，会导致球蛋白合成减少。低 γ-球蛋白血症或无 γ-球蛋白血症者，血清中 γ-球蛋白极度低下或无，先天性患者仅见于男性婴儿，而后天获得性患者可见于男、女两性，此类患者缺乏体液免疫功能，极易发生难以控制的感染。正常婴儿出生后至 3 岁，肝脏和免疫系统尚未发育完全，可出现生理性球蛋白浓度较低。

单纯球蛋白浓度增高多以 γ-球蛋白为主。见于感染性疾病、自身免疫性疾病及多发性骨髓瘤，后者 γ-球蛋白可达 20～50g/L，并在电泳时形成 M 蛋白区带。

十五、支持性文件

（1）迈克生物股份有限公司白蛋白测定试剂盒说明书。

（2）《全国临床检验操作规程（第 4 版）》（尚红、王毓三、申子瑜主编，2015 年）。

（3）LABOSPECT 008 AS 自动生化分析仪标准操作程序。

（王　菲）

RL-003 LABOSPECT 008 AS 总胆红素测定标准操作程序

一、目的

总胆红素（TBiL）测定试剂盒（钒酸盐氧化法）旨在通过生化仪器定量分析血清或血浆中的 TBiL 含量。

二、原理和方法

化学反应式：

$$胆红素 \xrightarrow{氧化剂} 胆绿素$$

样品中 TBiL 在 pH＝3.0 附近，在氧化剂和反应促进剂作用下，被氧化成胆绿素。与此同时，胆红素特有的黄色也随之消失。

分析仪（相关仪器）能自动按一定的体积比例将样品和试剂加入测试杯中，分析仪采用终点法在 450nm 波长下测定反应前后吸光度的差，与经过同样处理的 TBiL 校准品进行比较，即可计算出样品中 TBiL 的浓度。

三、标本类型、容器及要求

（一）标本类型要求

血清；肝素、氟化钠/草酸钾和 EDTA 抗凝血浆。

（二）容器要求

本室采用带分离胶的真空采血管，其中包含促凝剂。

四、患者准备

空腹，采集前静坐 5min，如有输液，应在停止输液 3min 后在另一侧肢体静脉采集。详见用户手册。

五、所需仪器、试剂、校准品、质控品

（一）仪器

日立 LABOSPECT 008 AS 自动生化分析仪。

（二）试剂

1. 试剂组成 R1：检测试剂 1。磷酸盐缓冲液 25～200mmol/L。

R2：检测试剂 2。过硫酸盐 5～100mmol/L。

2. 试剂稳定性 未开瓶试剂 2～8℃避光储存可稳定 24 个月。试剂开瓶上机后 2～8℃避光保存可稳定 30 天。

3. 试剂规格 500 测试×4/盒（日立 LST 瓶型）。

（三）校准品

校准品名称：生化复合校准品。

规格：5mL×支。

（四）质控品

质控品名称：伯乐生化多项质控物。

规格：水平 1，12×3mL；水平 2，12×3mL。

六、环境和安全控制

操作时必须穿戴手套和工作服；工作后的台面应消毒擦洗；用过的加样枪头等耗材应作为医用垃圾处理；为了避免形成气溶胶，所有样品尽可能不在空气当中暴露太长时间；遇到样本溢出，被污染的区域应立即用含氯消毒液清洗，擦拭用的物品应丢弃在标有医疗垃圾的垃圾桶中。

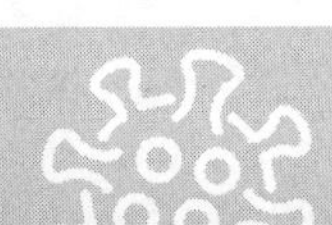

七、校准程序

（一）校准品准备

小心地打开校准品瓶盖，准确吸取标示量蒸馏水或去离子水复溶，密闭避光轻轻混匀 30min，用前颠倒混匀数次即可使用，防止起泡沫。

（二）校准品稳定性

校准品未复溶 2～8℃密闭避光保存可稳定至标示的有效期；校准品复溶后 2～8℃密闭避光保存可稳定 7 天，－20～－10℃密闭避光保存可稳定 1 个月（冻融一次）。

（三）校准条件

（1）仪器光路系统经过光路保养或更换光源等重要部件。

（2）挪动仪器的安装地点。

（3）更换试剂批号。

（4）室内质控失控。

（四）校准品溯源性

生化复合校准品中 TBiL 的量值溯源到 JCTLM 列表中由美国 CDC 推荐的国际参考方法，检测系统包括迈克 TBiL 测定试剂、迈克生化复合校准品和 LABOSPECT 008 AS 自动生化分析仪。

（五）校准操作

详见 LABOSPECT 008 AS 自动生化分析仪标准操作程序中“校准操作程序”步骤。

八、操作步骤

详见 LABOSPECT 008 AS 自动生化分析仪标准操作程序。

九、质量控制程序

（一）质控品

使用两个水平伯乐生化多项质控物来进行质量控制。

（二）质控品的稳定性

未开启的质控品，－20～－70℃保存，所有项目有效期为 1080 天。

融化未开瓶，2～8℃保存，可稳定 30 天。

融化开瓶，2～8℃避光保存，有效期为 9 天。

分装冷冻，−20～−70℃避光保存，所有项目有效期为14天。

（三）质量控制规则及失控纠正

详见生免组室内质量控制管理程序。

十、干扰和交叉反应

判断指标：回收率在初始值±15%（卫生部室间质评的PT允许范围）内，干扰属于可接受。干扰物质在表2-4所示浓度范围内，对测定值不会造成影响。

表2-4 干扰物质浓度范围

干扰物质	浓度
溶血(血红蛋白)	5g/L
乳糜(相当于甘油三酯)	20.0mmol/L
抗坏血酸(维生素C)	0.50g/L

十一、参考范围

本实验室血清或血浆胆红素参考范围：男≤26μmol/L，女≤21μmol/L。

十二、可报告范围

线性范围：1.5～1000.0μmol/L。对于测定值超过此范围上限的标本，最多稀释2倍再进行测定。

十三、性能参数

正确度：合成偏移<1/2 TEA(15%)，验证通过。

精密度：批内精密度小于1/4 TEA(15%)；批间精密度小于1/3 TEA(15%)，验证通过。

十四、临床意义

胆红素为脂溶性有毒物质，肝脏对胆红素有强大的解毒作用。正常情况下血中胆红素浓度保持相对恒定；当胆红素代谢发生障碍时：①非结合胆红素和（或）结合胆红素生成增加；②肝细胞摄取非结合胆红素能力降低；③肝细胞转化胆红素能力降低；④肝细胞及肝内外胆红素分泌排泄功能障碍等，均会引起黄疸。临床上常根据引起黄疸的原因不同，将黄疸分为溶血性黄疸、肝细胞性黄疸和梗阻性黄疸。胆红素测定对黄疸的诊断和鉴别诊断、黄疸程度及类型的判断、黄疸原因的分析、预后评估等有重要的价值。

十五、支持性文件

（1）迈克生物股份有限公司总胆红素测定试剂盒说明书。

（2）《全国临床检验操作规程（第4版）》（尚红、王毓三、申子瑜主编，2015年）。

（3）LABOSPECT 008 AS 自动生化分析仪标准操作程序。

（王　菲）

RL-004 LABOSPECT 008 AS 直接胆红素测定标准操作程序

一、目的

直接胆红素（DBiL）测定试剂盒（钒酸盐氧化法）旨在通过生化仪器定量分析血清或血浆中的 DBiL 含量。

二、原理和方法

化学反应式：

$$\text{直接胆红素} \xrightarrow{\text{氧化剂}} \text{胆绿素}$$

样品中 DBiL 在 pH＝3.0 附近，在氧化剂和反应促进剂作用下，被氧化成胆绿素。与此同时，胆红素特有的黄色也随之消失。

生化分析仪能自动的按一定的体积比例将样品和试剂加入测试杯中，分析仪采用终点法在 450nm 波长下测定反应前后吸光度的差，与经过同样处理的 DBiL 校准品进行比较，即可计算出样品中 DBiL 的浓度。

三、标本类型及容器要求

（一）标本类型要求

血清；肝素、氟化钠/草酸钾和 EDTA 抗凝血浆。

（二）容器要求

本室采用带分离胶的真空采血管，其中包含促凝剂。

四、患者准备

空腹，采集前静坐 5min，如有输液，应在停止输液 3min 后在另一侧肢体静脉采集。详见用户手册。

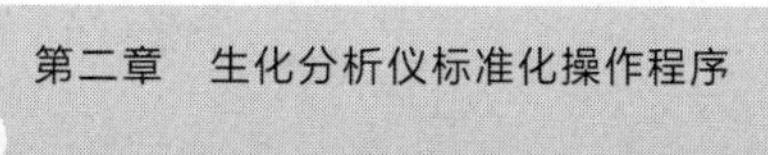

五、所需仪器、试剂、校准品、质控品

（一）仪器

日立 LABOSPECT 008 AS 自动生化分析仪。

（二）试剂

1. 试剂组成 R1：检测试剂 1。盐酸羟胺 5.0～50.0mmol/L。R2：检测试剂 2。亚硝酸钠 2.0～30.0mmol/L。

2. 试剂稳定性 未开瓶试剂 2～8℃避光储存可稳定 24 个月。试剂开瓶上机后 2～8℃避光保存可稳定 30 天。

3. 试剂规格 500 测试×4/盒（日立 LST 瓶型）。

（三）校准品

校准品名称：生化复合校准品。

规格：5mL×1 支。

（四）质控品

质控品名称：伯乐生化多项质控物。

规格：水平 1，12×5mL；水平 2，12×5mL。

六、环境和安全控制

操作时必须穿戴手套和工作服；工作后的台面应消毒擦洗；用过的加样枪头等耗材应作为医用垃圾处理；为了避免形成气溶胶，所有样品尽可能不在空气当中暴露太长时间；遇到样本溢出，被污染的区域应立即用含氯消毒液清洗，擦拭用的物品应丢弃在标有医疗垃圾的垃圾桶中。

七、校准程序

（一）校准品准备

小心地打开校准品瓶盖，准确吸取标示量蒸馏水或去离子水复溶，密闭避光轻轻混匀 30min，用前颠倒混匀数次即可使用，防止起泡沫。

（二）校准品稳定性

校准品未复溶 2～8℃密闭避光保存可稳定至标示的有效期；校准品复溶后 2～8℃密闭避光保存可稳定 7 天，－20～－10℃密闭避光保存可稳定 1 个月（冻融一次）。

（三）校准条件

（1）仪器光路系统经过光路保养或更换光源等重要部件。

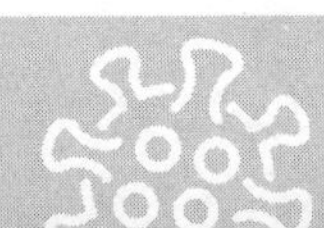

（2）挪动仪器的安装地点。

（3）更换试剂批号。

（4）室内质控失控。

（四）校准品溯源性

生化复合校准品中 DBiL 的量值溯源到国家药监局注册的 DBiL 试剂盒进行对比，检测系统包括迈克 DBiL 测定试剂、迈克生化复合校准品和 LABOSPECT 008 AS 自动生化分析仪。

（五）校准操作

详见 LABOSPECT 008 AS 自动生化分析仪标准操作程序。

八、操作步骤

详见 LABOSPECT 008 AS 自动生化分析仪标准操作程序。

九、质量控制程序

（一）质控品

使用两个水平伯乐生化多项质控物来进行质量控制。

（二）质控品的稳定性

质控物未复溶 2～8℃密闭避光保存可稳定至标示的有效期，复溶后 2～8℃密闭避光保存可稳定 7 天，－20～－10℃密闭避光保存可稳定 1 个月（冻融一次）。

（三）质量控制规则及失控纠正

详见生免组室内质量控制管理程序。

十、干扰和交叉反应

判断指标：回收率在初始值±10%（厂家不准确度）内，干扰属于可接受。

干扰物质在表 2-5 所示浓度范围内，对测定值不会造成影响。

表 2-5　干扰物质浓度范围

干扰物质	浓度
溶血(血红蛋白)	5.0g/L
乳糜(相当于甘油三酯)	20mmol/L

十一、参考范围

本实验室直接胆红素参考范围血清或血浆≤8μmol/L。

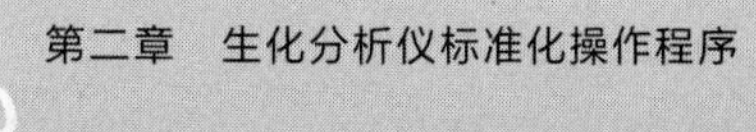

十二、可报告范围

直线性范围：1.3～340.0μmol/L。对于测定值超过此范围上限的标本，直接报告线性上限。

十三、性能参数

正确度：说明书要求为正确度 bias≤10.0%。

精密度：说明书要求为批内 CV≤5.0%，批间 CV≤8.0%。

十四、临床意义

三种不同类型的黄疸时 TB、CB 及 UCB 等有不同的表现。根据 TB 是否增高可判断有无黄疸；根据 TB 增高的程度并结合尿胆红素、尿胆原及粪便检查，可判断黄疸的程度、类型及原因，区别结合胆红素血症与非结合胆红素血症。溶血性黄疸、阻塞性黄疸及肝细胞性黄疸的诊断与鉴别诊断见表 2-6。

表 2-6　正常及三种原因黄疸时胆红素代谢检查

类别	血清				尿液		粪便
	TB /(mmol/L)	CB /(mmol/L)	UCB /(mmol/L)	CB/TB (mmol/L)	尿胆红素	尿胆原 /(μmol/L)	颜色
正常	1.7～17.1	0～6.8	1.7～10.2	0.2～0.4	－或弱 ＋	0.84～4.2	浅黄
溶血性黄疸	↑	↑	↑↑↑	＜0.2	－	↑↑↑	变深
阻塞性黄疸	↑↑～↑↑↑	↑↑↑	↑	＞0.5	＋＋	↓或－	变浅或变白
肝细胞性黄疸	↑～↑↑	↑↑	↑↑	0.2～0.5	＋	↑或正常	浅或正常

注：↑轻度增加；↑↑中度增加；↑↑↑明显增加；(－)阴性；(＋)阳性；(＋＋)强阳性。

十五、支持性文件

(1) 迈克生物股份有限公司直接胆红素测定试剂盒说明书。

(2)《全国临床检验操作规程（第 4 版）》(尚红、王毓三、申子瑜主编，2015 年)。

(3) LABOSPECT 008 AS 自动生化分析仪标准操作程序。

(4) WS/T 404.4—2018《临床常用生化检验项目参考区间　第 4 部分：血清总胆红素、直接胆红素》。

（王　菲）

RL-005 LABOSPECT 008 AS 丙氨酸氨基转移酶测定标准操作程序

一、目的

丙氨酸氨基转移酶（ALT）测定试剂盒（丙氨酸底物法）旨在通过生化仪器系统定量分析血清或血浆中的 ALT 的活性。

二、原理和方法

化学反应式：

$$\text{L-丙氨酸}+\alpha\text{-酮戊二酸}\xrightarrow{ALT}\text{丙酮酸}+\text{L-谷氨酸} \quad NADH+\text{丙酮酸}+H^{+}\xrightarrow{LDH}\text{L-乳酸}+NAD^{+}$$

分析仪（相关仪器）能自动的按一定的体积比例将样品和试剂加入测试杯中，分析仪采用速率法在 340nm 波长下测定吸光度变化率值（△A/min），其△A/min 与样品中 ALT 的活力成反比。

三、标本类型及容器要求

（一）标本类型要求

血清；肝素、氟化钠/草酸钾和 EDTA 抗凝血浆。

（二）容器要求

本室采用带分离胶的真空采血管，其中包含促凝剂。

四、患者准备

空腹，采集前静坐 5min，如有输液，应在停止输液 3min 后在另一侧肢体静脉采集。详见用户手册。

五、所需仪器、试剂、校准品、质控品

（一）仪器

日立 LABOSPECT 008 AS 自动生化分析仪。

（二）试剂

1. 试剂组成 R1：检测试剂 1。三羟甲基氨基甲烷 100mmol/L。α-酮戊二酸 15mmol/L。

还原型烟酰胺腺嘌呤二核苷酸 0.18mmol/L。乳酸脱氢酶 1200U/L。

R2：检测试剂 2。L-丙氨酸 240mmol/L。

2. 试剂稳定性 未开瓶试剂 2～8℃避光储存可稳定 24 个月。试剂开瓶上机后 2～8℃避光保存可稳定 30 天。

3. 试剂规格 500 测试×4/盒（日立 LST 瓶型）。

（三）校准品

校准品名称：生化复合校准品。

规格：5mL×1 支。

（四）质控品

质控品名称：伯乐生化多项质控物。

规格：水平 1，12×3mL；水平 2，12×3mL。

六、环境和安全控制

操作时必须穿戴手套和工作服；工作后的台面应消毒擦洗；用过的加样枪头等耗材应作为医用垃圾处理；为了避免形成气溶胶，所有样品尽可能不在空气当中暴露太长时间；遇到样本溢出，被污染的区域应立即用含氯消毒液清洗，擦拭用的物品应丢弃在标有医疗垃圾的垃圾桶中。

七、校准程序

（一）校准品准备

小心地打开校准品瓶盖，准确吸取标示量蒸馏水或去离子水复溶，密闭避光轻轻混匀 30min，用前颠倒混匀数次即可使用，防止起泡沫。

（二）校准品稳定性

校准品未复溶 2～8℃密闭避光保存可稳定至标示的有效期；校准品复溶后 2～8℃密闭避光保存可稳定 7 天，－20～－10℃密闭避光保存可稳定 1 个月（冻融一次）。

（三）校准条件

（1）仪器光路系统经过光路保养或更换光源等重要部件。

（2）挪动仪器的安装地点。

（3）更换试剂批号。

（4）室内质控失控。

（四）校准品溯源性

生化复合校准品中 ALT 的量值溯源到卫生部推荐的 ALT 无磷酸吡哆醛参考

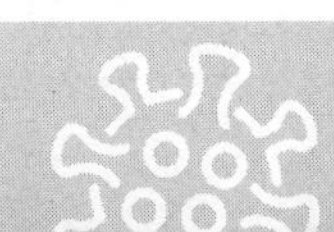

方法（WS/T 352—2011），检测系统包括迈克 ALT 测定试剂、迈克生化复合校准品和 LABOSPECT 008 AS 自动生化分析仪。

（五）校准操作

详见 LABOSPECT 008 AS 自动生化分析仪标准操作程序中步骤“校准操作程序”。

八、操作步骤

详见 LABOSPECT 008 AS 自动生化分析仪标准操作程序。

九、质量控制程序

（一）质控品

使用两个水平伯乐生化多项质控品来进行质量控制。

（二）质控品的稳定性

（1）未开启的质控品，－20～－70℃保存，所有项目有效期为 1080 天。

（2）融化未开瓶，2～8℃保存，可稳定 30 天。

（3）融化开瓶，2～8℃避光保存，可稳定 30 天。

（4）分装冷冻，－20～－70℃避光保存，所有项目有效期为 14 天。

（三）质量控制规则及失控纠正

详见生免组室内质量控制管理程序。

十、干扰和交叉反应

干扰物质在表 7 所示浓度范围内，对测定值不会造成影响。

表 2-7　干扰物质浓度范围

干扰物质	浓度
溶血（血红蛋白）	5.0g/L
乳糜（相当于甘油三酯）	20mmol/L

十一、参考范围

本实验室血清或血浆丙氨酸氨基转移酶参考范围：男性 9～50U/L，女性 7～40U/L。

十二、可报告范围

线性范围：4～1000 U/L。对于测定值超过此范围上限的标本，最多稀释 10

倍再进行测定。

十三、性能参数

正确度：合成偏移<1/2 TEA(16%)，验证通过。

精密度：批内精密度小于 1/4 TEA(16%)；批间精密度小于 1/3 TEA(16%)，验证通过。

十四、临床意义

血清 ALT 测定主要用于肝脏疾病的实验诊断。ALT 是反映肝损伤的灵敏指标，各种急性肝损伤（如急性传染性肝炎及药物或酒精中毒）时，血清 ALT 可在临床症状（如黄疸）出现之前急剧升高等，并一般与病情轻重和恢复情况相平行；慢性肝炎、脂肪肝、肝硬化、肝癌、肝淤血等血清 ALT 也可升高。另外，胆石症、胆囊炎、胰腺炎、心肌梗死、心肌炎、心力衰竭及服用某些药物（如氯丙嗪、奎宁、水杨酸制剂等）时可见血清 ALT 升高。

十五、支持性文件

（1）迈克生物股份有限公司丙氨酸氨基转移酶测定试剂盒说明书。

（2）《全国临床检验操作规程（第 4 版）》（尚红、王毓三、申子瑜主编，2015 年）。

（3）LABOSPECT 008 AS 自动生化分析仪标准操作程序。

（王　菲）

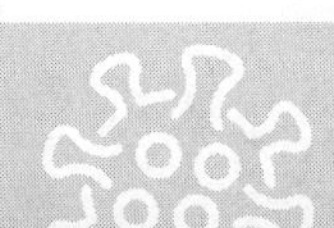

第三章

全自动电化学发光免疫分析仪标准化操作程序

YQ-004 Roche cobas 8000 分析仪标准操作程序

一、目的

建立规范的标准的 Roche cobas 8000 全自动生化免疫分析仪标准操作程序。

二、范围

适用于授权的检验专业技术人员操作使用。

三、责任

由培训合格且经授权的专业技术人员操作，由生免组组长负责技术指导和质量监督。

四、仪器简介、测试原理及检测项目

（一）仪器简介

cobas 8000 分析仪采用电化学发光免疫分析技术（ECLIA），该技术在发光反应中加入了电化学反应，标志物三联吡啶钌分子结构简单，可标记任何抗原、抗体、核酸等，稳定性好，检测结果重复性好，无放射性可避免对人体和环境的危害。仪器为模块化设计，涉及甲状腺功能检查、激素检查、贫血检查、糖尿病相关

检查、免疫球蛋白检查等项目。模块系统每小时的标本处理量为 170 个。

ECLIA 具有以下优点：①标志物再循环利用，使发光时间更长、强度更高、易于测定；②敏感性高，可达 pg/mL 或 pmol 水平；③线性范围宽；④反应时间短，20min 以内可完成测定；⑤试剂稳定性好，2～5℃可保持 1 年以上。

（二）测试原理

1. 样本的检测　将发光物质直接标记在抗原或抗体上，或使酶作用于发光底物上，利用发光信号测量仪测量出发光物质或酶反应底物上光子的数量，就可得到免疫反应的待测物质的浓度。

2. 反应原理　化学发光剂三联吡啶钌和电子供体三丙胺（TPA）在阳电极表面可同时失去一个电子而发生氧化反应。二价的联吡啶钌被氧化成三价，TPA 失去电子后被氧化成阳离子自由基 TPA^{+} 而不稳定，可自发地失去一个质子（H^{+}）形成自由基 TPA^{+}，并将一个电子递给三价的$[Ru(bpy)_3]^{3+}$，使其形成激发态的二价的联吡啶钌$[Ru(bpy)_3]^{2+}$。激发态的联吡啶钌不稳定，很快发射出一个波长 620nm 的光子，恢复成基态的三联吡啶钌，这一过程可以在电极表面周而复始地进行，产生许多光子，使光信号增强，通过检测光信号的强度即可得出待测物质的含量。

3. 本实验室检测项目　TSH、FT_3、FT_4、T_3、T_4、ATG、ATPO、TRAB、CPS、INS、E_2、P、LH、FSH、T、PRL、IgE、PTH。

五、运行条件

（一）环境条件

为了确保系统操作的正常运转，应该保证以下条件。

（1）无尘、良好通风的环境，无直接日照。

（2）温度：18～32℃，温度的改变应该小于 2℃/h，室内湿度：30%～80%。

（3）输入电压 220V(±10%) 50Hz，有良好接地的电源，单独接地线，对地阻抗小于 10Ω，零地电压小于 2V，仪器功率 11KVA，建议不间断电源（UPS）功率大于 15KVA。

（4）在附近没有会产生电磁波的仪器，环境噪声<85dB（A)。

（二）供水要求

（1）无菌去离子水（要求<10 CFU/mL，电导率≤1μS/cm），水量为 50L/h，水压为 0.5～3.5kg/cm²。

（2）纯水水箱出水管口径 1.27cm(12mm 内径)，地面排水口距仪器排水出口在 50～100mm，管长应小于 5m。

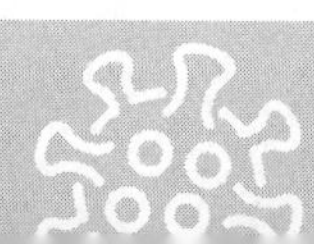

（三）仪器安全

在仪器周围不可使用可燃性危险品，避免引起火灾和爆炸。仪器处于运行状态，禁止打开仪器前面、侧面和背面面板，以免损害仪器线路和管道。

（四）操作人员

（1）要求操作人员熟知相关指导方针与标准以及操作员手册中包含的信息与程序，操作人员需要接受过罗氏诊断公司的培训，要求操作人员仔细遵循操作员手册中详细说明的系统操作与维护程序。

（2）在操作中一定要穿戴防护设备，戴着防护手套工作时应格外小心，因为防护手套易被刺穿或割破，从而导致感染。

（五）废物处理

废水的处理需严格遵照生物废物处理办法，接触人源性样本会造成感染。所有与人源性样本关联的物质和机械组件均具有潜在的生物危险。如果样本溶液接触到皮肤，应立即用水清洗并使用消毒剂并咨询医生。

六、开机程序

（一）开机检查

检查供水、排水系统是否正常、供电是否正常。

（二）启动仪器

（1）自动开机：每日设定自动开机。

（2）手动开机：接通仪器左前方绿色操作电源开关后打开电脑。电源开关见图 3-1。

（3）仪器开始初始化，输入用户名及密码，登录仪器操作界面（图 3-2），仪器可以自动关联保养，做完保养后仪器回到后“StandBy”状态。

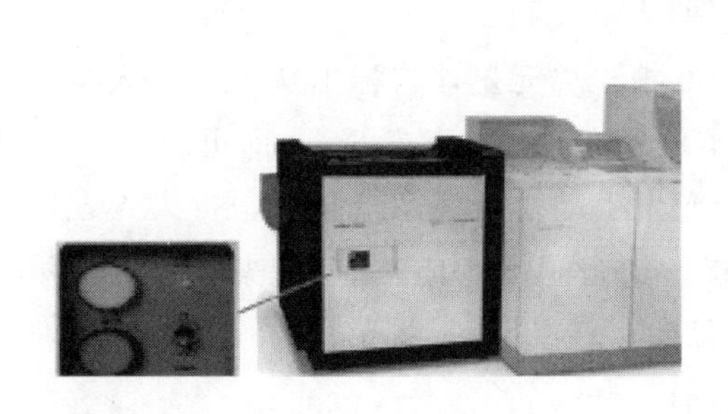

图 3-1　电源开关

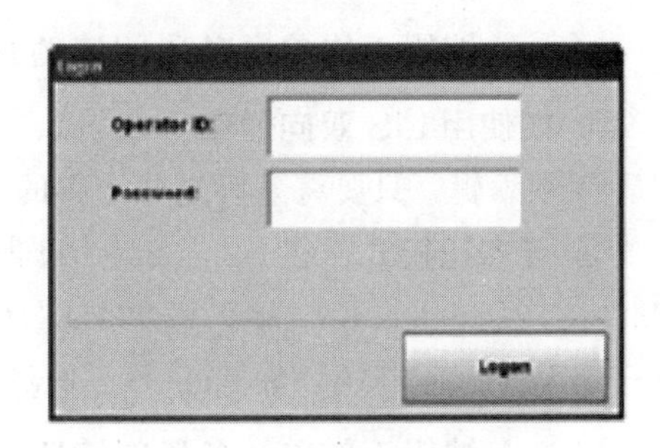

图 3-2　登录仪器操作界面

七、开机后确认

（1）进入 system→Overview，点击 Daily→Maintenance 按键，检查保养工作是否完成（仪器自动完成，但如果保养液不够量，自动保养会中断）；如保养未完成，确认保养液够量后，进入 Utility→Maintenance，用光标选中需做的保养项目（Select），再点 Execute，手工操作仪器完成保养工作。

（2）备份及清除标本数据库。

① 备份数据：每日开机后在待机状态下进入 Workplace→Data Review，选中全部数据，点击 Print→Preview→History→Refresh→Backup，以日期命名并保存至 U 盘。

② 在 CU 电脑：导出数据后，进入 Workplace→Data Review，点 Delete All，即可删除全部结果数据。

③ 在 DM 控制电脑：点击 sample overview 选择要删除的日期，选中全部数据，右键点 Delete sample，即可删除结果数据。

（3）检查通信连接，确保仪器与 LIS 系统的连接正常，查看 DM 控制电脑上传输图标是否为绿色。

八、试剂确认

将前一天备好的试剂从冰箱取出，室温平衡 30min 左右。将试剂瓶盖打开后虚掩，打开试剂仓门，将试剂放入任意空位，关上试剂仓门后仪器自动登记。

九、校准操作

详见 Roche cobas 8000 分析系统校准标准操作程序中“检验项目校准程序”。

十、编辑工作单

（一）编辑工作单（条码阅读器开启时）

1. 如使用 LIS 双向通信 在 cobas 8000 报告单元里，将标本从 101 扫入条码号，无须编辑，只要将条码充分暴露的标本放入进样区，点击 Start 即可。

2. 无条码模式 在 cobas 8000 报告单元里手动输入标本信息后，进入 Workplace→Test Selection。输入样本 ID，点击 Barcode Read Error 分配架子号（常规架子号从 50000 开始，如 50068），选择项目后，点击 Save 再点击 Start 即可。

（二）编辑工作单（条码阅读器关闭时）

1. 单个标本 在 Sample 栏选 Routine，在 S. type 栏选择标本类型，在 Sequence No. 输入标本号，选择项目后 Save，点击 Start，在相应的标本类型里输入

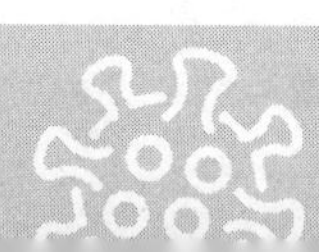

该标本号，点击 Start 开始检测。

2. 批量标本 在 Sample 栏选 Routine，在 S. type 栏选择标本类型，在 Sequence No. 输入标本号，选择项目后点击 Repeat，输入最后一个标本号，点击 Start，在相应的标本类型里输入该批量标本的第一个编号，点击 Start 开始检测。

3. 急诊标本 在 Sample 栏选 start，在 type 栏选择标本类型，Rack No. -Pos 输入急诊架号及位置号，在 Sample ID 栏输入标本号，选择项目后 Save→Start，再点击 Start 开始检测。

（三）结果复查（条码阅读器开启时）

当有异常结果或异常报警需复查时，有条码的标本：在 Data Review 中选中该标本，回到 Test Selection，选中需要复查的项目，将标本放入进样区，点击 Start→Start 即可。无条码的标本：进入 Workplace→Test Selection。输入样本 ID，点击 Barcode Read Error 重新分配架子号，选择项目后，点击 Save 点击 Start→Start 即可。结果复查界面见图 3-3。

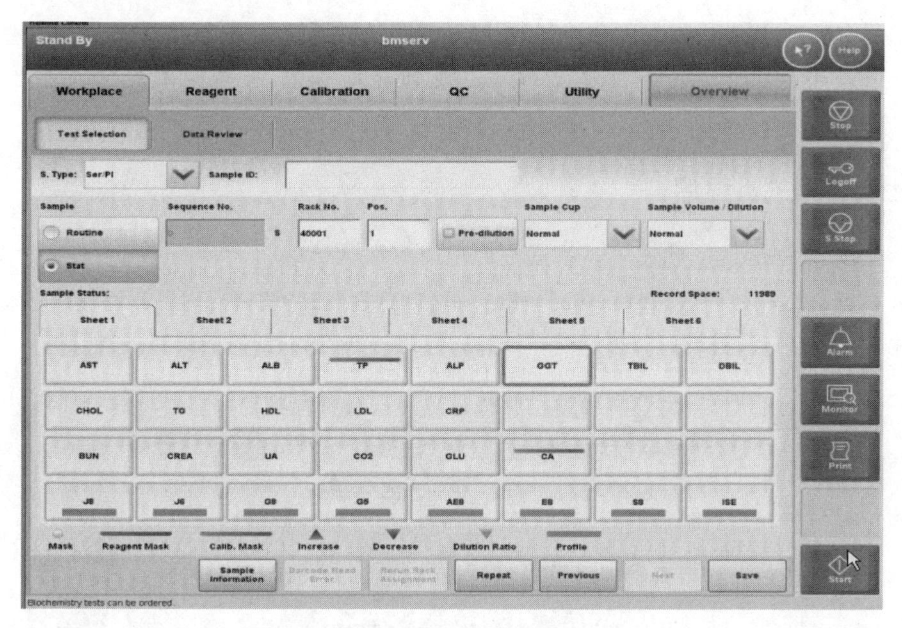

图 3-3 结果复查界面

十一、查看标本检测结果

进入 Workplace→Data Review，光标选上要查看的标本号，在右边界面可看到该标本所做的项目和结果，不同的项目，再点 Reaction Monitor，可看到相应项目的反应曲线。标本检测结果界面见图 3-4。

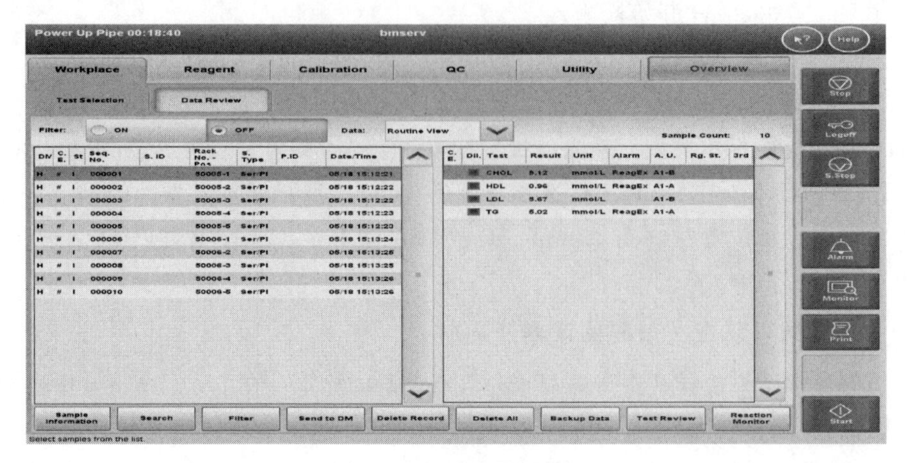

图 3-4　标本检测结果界面

十二、数据传送

所有的样本结果都会自动传送到 LIS 系统，如果需要重新传送某个或某些标本，可点击 Workplace→ Data review，找到相应未传结果标本，再点击 Send to DM。

十三、关机程序

在仪器 Stand By 状态下，将试剂取出盖好放入冰箱。再次 Stand By 后可执行关机，点击 Utility→Maintenance→Power Off→Select→Execute。关机程序界面见图 3-5。

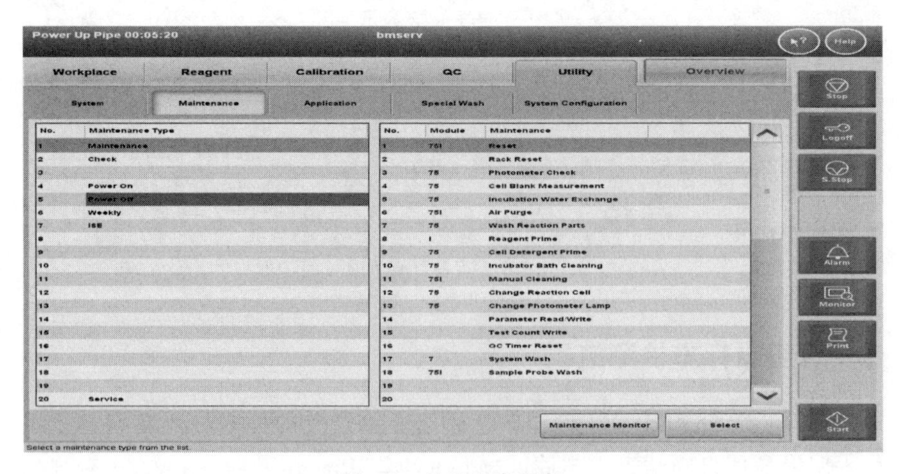

图 3-5　关机程序界面

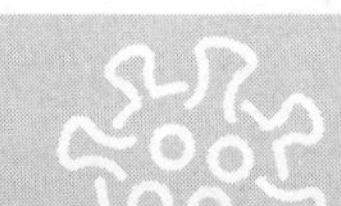

十四、维护保养

（一）每日开机保养（开机后仪器自动执行）

保养项目包括空气排空、试剂灌注。

（二）每日关机保养

每天关机一次，以检查真空阀。

（三）两周保养

在待机状态下，将9mL罗氏ISE洗净液放入杯中，Utility→Maintenance→LFC(2week) →Execute。

（四）按需保养

在需要时更换样本针、试剂针。

十五、注意事项

(1) 操作过程中要戴手套，眼睛避免正对仪器条码阅读器的光源，以免造成损伤。

(2) 注意仪器上的各种提醒标志。

(3) 保养程序中的Reset可用于仪器复位。

(4) 尽量延长样本水浴及离心时间，以免仪器检测到凝块。

(5) 不要碰到运动中的部件，否则可能造成停机。

十六、项目参数定义程序

（一）下载新项目参数

(1) 进入Utility→Application→Download，在Application name一栏选定所要申请的项目，按Search行参数查找，找到所需项目选择后按Download。下载新项目参数界面见图3-6。

(2) 下载后核对名称（若与实验室常用名称不同，可直接修改），然后按OK。

（二）项目参数修改

罗氏原装试剂：进入Utility→Application→Range，填入项目报告名称、选择单位、设置该项目所需精确到的小数点位数（注意：小数点位数代表了该项目患者的结果保留几位小数），并设定是否启用自动重测功能，如启用，输入重测的范围。项目参数修改界面见图3-7。

（三）项目选择键设置（在中文电脑中则添加通道号）

进入Utility→System→Key Setting。项目选择键设置界面见图3-8。

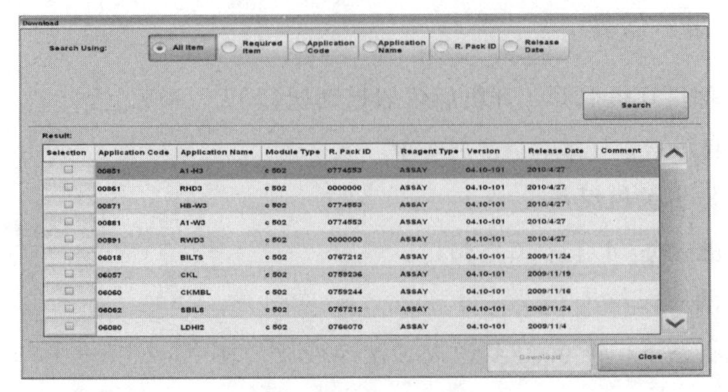

图 3-6 下载新项目参数界面

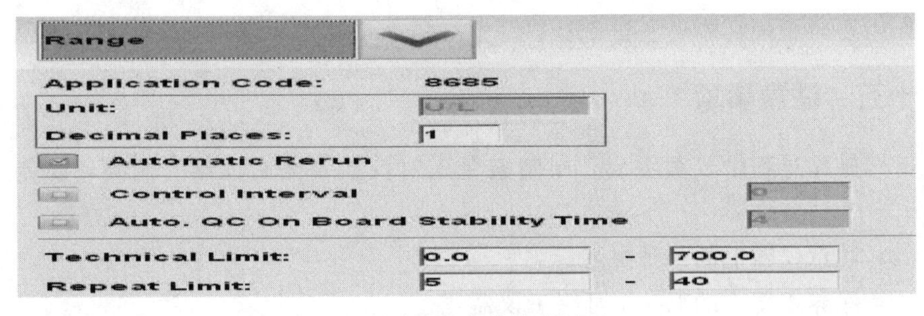

图 3-7 项目参数修改界面

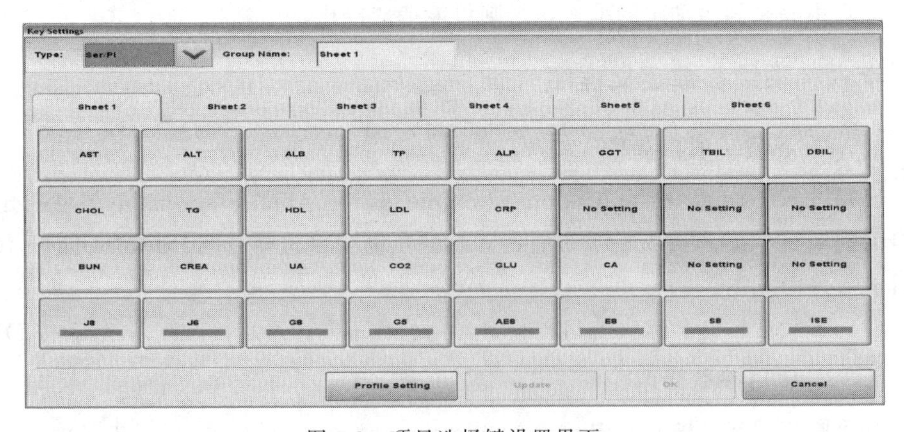

图 3-8 项目选择键设置界面

1. 单个项目 点某个空白按键，选出新项目置于该按键上；如选错，可再点该按键，重选其他项目或选择最后一项不定义该按键。

2. 组合项目 点击 Profile Setting，在 Profile Name 编入组合名称，再将该组合包括的项目通过点 Add 加入该组合中，点 Update→OK，编好后再安排一个按

键给该组合。

（四）试剂装载

将 e602 罗氏原装试剂外包装拆除后，打开试剂仓门，将试剂放入任意空位，关上试剂仓门。执行自动登记。

（五）申请新校准品

1. 下载罗氏原装校准品参数　进入 Calibration→Install→Download，出现如下界面。下载罗氏原装校准品参数界面见图 3-9。

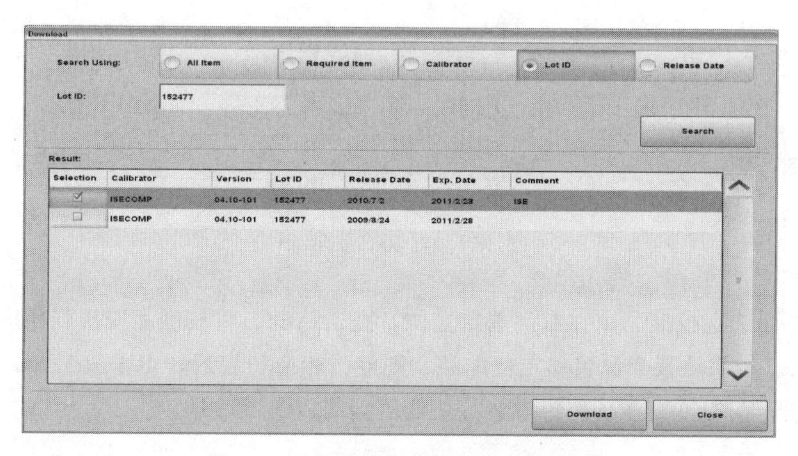

图 3-9　下载罗氏原装校准品参数界面

在 Lot ID 一栏选定批号（推荐此方法），或在 Calibator 一栏选定所要申请的校准品名称，按 Search 进行查找，找到后按 Download→OK。

2. 校准品位置的安排　进入 Calibration→Calibrators 界面，进入 Calibration→Calibrators，界面见图 3-10。

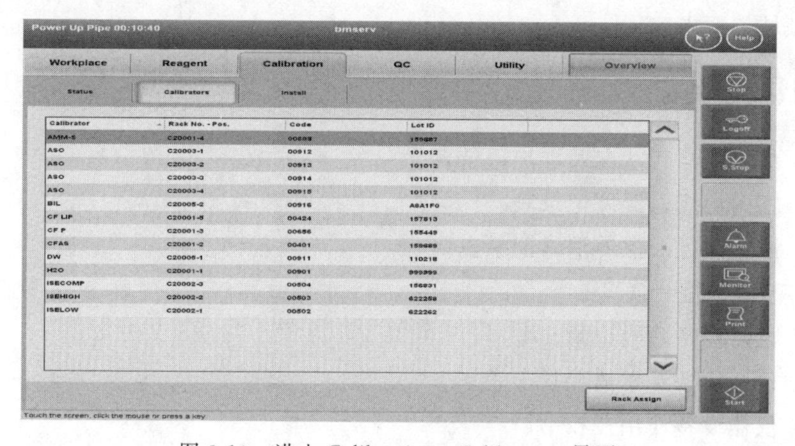

图 3-10　进入 Calibration→Calibrators 界面

点击 Rack Assign，进入如下界面（图 3-11）。

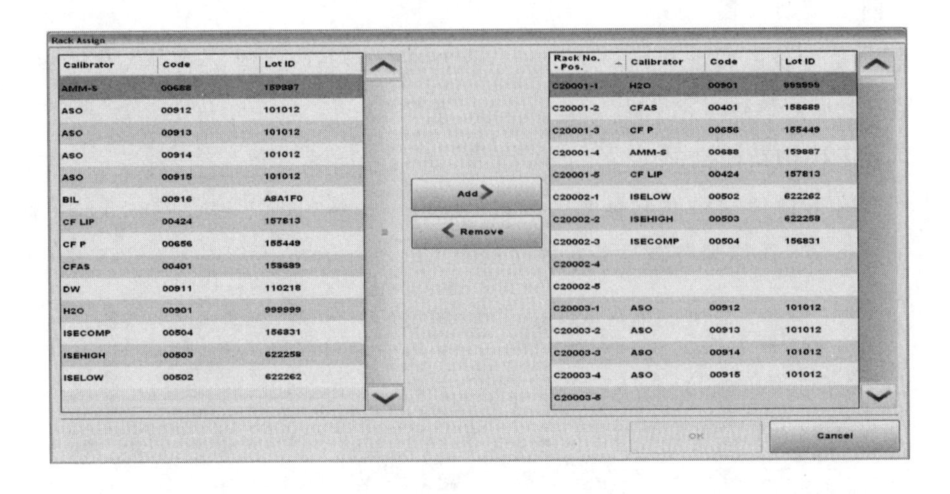

图 3-11　点 Rack Assign

从左面选定校准品，在右面选定空位，点击 Add，将校准品安排到相应的位置点击 OK。如需从某个位置移走校准品，则点击相应位置后，点击 Remove。

注意：在安排校准品位置时请按从低值到高值的顺序排放。

十七、支持性文件

（1）cobas 8000 模块化分析系统用户培训指导手册。

（2）CNAS-CL02：《医学实验室质量和能力认可准则》。

（3）CNAS-CL02-A001：《医学实验室质量和能力认可准则的应用要求》。

（4）GB/T 22576.4—2021《医学实验室 质量和能力的要求 第 4 部分：临床化学检验领域的要求》。

十八、相关记录

（1）纯水机运行状况及维护记录表。

（2）室内温度、湿度记录表。

（3）冰箱温度及保养消毒记录表。

（4）仪器设备一览表。

（5）仪器设备验收记录。

（6）仪器设备基本情况登记表。

（7）仪器设备使用授权书。

（8）仪器设备使用及维护保养记录。

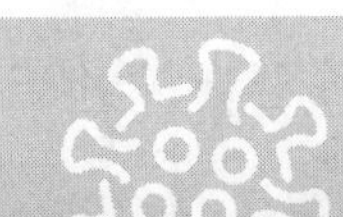

(9) 仪器设备安全检查记录。

(10) 仪器设备故障和维修记录。

(11) 仪器设备维修前后比对试验记录表。

(12) 仪器设备维修申请表。

(13) 仪器设备启用申请表。

(14) 仪器设备停用或报废申请及处理表。

(15) 医学检验测量系统校准计划及实施表。

(16) 仪器设备检定/校准报告验收记录表。

(17) 定标记录表(月)。

十九、相关附表

Roche cobas 8000 每日操作简易卡,具体内容如下。

Roche cobas 8000 每日操作简易卡

一、开机及试剂装载

(1) 一般情况下,仪器夜间处于睡眠状态,清晨自动开机。

(2) 手动开机:开仪器(仪器左侧绿色电源按钮)→开 LIS 系统电脑→CU 电脑输入用户名及密码(1)。

(3) 试剂装载:在 Stand by 状态下将试剂放入试剂仓内,仪器自动执行试剂登记并检查耗材。

二、数据备份及清除昨日结果

1. 数据备份　在 Standby 状态下进入 Workplace→Data review,全选后,点击 Print→Preview→Both→History→Refresh→Backup,存入 U 盘后以日期命名保存。

2. 清除昨日结果

(1) CU 电脑:点击 Workplace→Data review→Delete all。

(2) DM 控制电脑:点击 Sample overview→选择要删除的日期→选中全部数据→点击右键点 Delete sample。

三、校准程序

(1) 试剂添加并扫描后,在 Stand by 状态下,检查 Calibration 里是否有红色的 Change over 需要定标的试剂盒。

（2）如需校准，查看校准品批号：Calibration→Calibrators。

① 批号未变：直接定标。

② 批号更改：下载新批号 Calibration→Install→Donwnload→Calibrators，并在 Calibration→Calibrators→Rack Assign 设置新的校准品架子位置。

（3）校准执行：Calibration→Status→选中相应项目→Full→Save→校准品放置于黑色架子对应位置→点击 Start（校准品位置查看：Calibration→Calibrators 查看应对项目位置）。

四、质控测定

Workplace→Test Selection→输入质控对应 ID→Enter→Barcode Read Error 分配架子号→Add→OK→选择项目或组合键→Save→放入对应质控品→点击 Start→Start。

五、样本测定

（一）条码模式下

将条码扫入 LIS 罗氏报告单元 101 起号→条码朝外放置于常规样本架→上机后点击 Start→Start。

（二）无条码模式下

在 LIS 上预先给定标本号→Workplace→Test Selection→输入样本 ID→Enter→Barcode Read Error 分配架子号（常规架子号 50000 开头，如 50066）→选择项目→Save 点击 Start→Start（注：总 IgE 扫入过敏原单元格，无条码模式下操作）。

六、结果查询及传输

（一）结果查询

Workplace→Data review。

（二）数据手动传输

Workplace→Data review→选择样本及项目→Send to DM。

七、关机程序

在 Stand by 状态下，将试剂取出并盖紧试剂盖放入冰箱，执行 Utility→Maintenance→Power Off→Select→Execute，仪器显示屏会弹出对话框，提示正在备份数据，显示“Stop”，勿点“Stop”。

八、仪器保养

（一）日保养

仪器已自动设置每日保养，开关机自动执行。

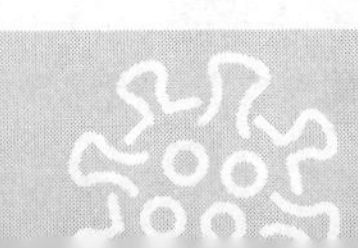

（二）两周保养

在 Stand by 状态时，首先将罗氏 ISE Cleanning 液体挤入到 2 个 LFC 小杯子（加入量为 9mL 或加到小杯子最小刻度线），在 CU 电脑点击 Utility→Maintenance→选择左侧→LFC(2week)→Select→Execute 即可，待恢复 Stand by 状态后，可继续进行其他检测工作，后将 LFC 小杯子及取出后用清水冲净擦干，并将 LFC 小杯子放回原处。

（三）重启 DM 电脑（每周一次）

在 Stand by 状态时，在 DM 电脑，按住键盘的“Shift”键的同时点击屏幕最右下角的“小门箭头”图标，屏幕弹出 Restart→OK，执行重启，大约需要 5min。

九、注意事项

TRAb 试剂配制：

$$PTB \xrightarrow{4mL} PTR$$

复溶后注入辅助试剂的白色瓶中，备用。

（谷　月）

JZ-004 Roche cobas 8000 分析仪校准标准操作程序

一、目的

建立规范的标准的 Roche cobas 8000 全自动生化免疫分析仪的校准标准操作程序，以保证检验结果的准确性。

二、范围

适用于生免科室以及经授权的检验专业技术人员操作使用。

三、责任

由经过培训合格后，并经授权的专业技术人员操作，组长负责技术指导和质量监督检验项目的日常校准，硬件工程师负责仪器的周期校准。

四、仪器校准程序

（一）校准周期

Roche cobas 8000 全自动生化免疫分析仪校准周期为一年。

（二）校准方

仪器生产厂方或由其授权的单位。

（三）校准方法

仪器校准有效期将至时，由组长联系 Roche 公司工程师上门校准。

（四）校准内容

1. 工作环境检测 环境温度 15～32℃；相对湿度 30%～80%；水质（电导率）≤1μS/cm；仪器工作电压 220V(±10%)。

2. 仪器各组成部件工作检测 包括电源线、除尘过滤网、键盘、打印系统、显示屏、传感系统、清洗部件、搅拌器、加样部件、PC/CC 针等工作状态是否正常。

3. 仪器维护检查 包括孵育盘、清洗部件、混匀器、加样部件、PC/CC 针等是否正常。

4. 仪器检测内容

（1）cobas e602 仪器校准用试剂状态确认：确认执行 cobas e602 仪器校准期间所使用的试剂和样本的状态，将试剂和样本的批号及有效期填入 cobas e602 仪器校准报告的试剂与样品相关信息确认列表中。

（2）系统温度检测操作：MSB 模块 Auto QC Box 运行温度检测、试剂仓运行温度检测、孵育单元运行温度检测、测试单元运行温度检测、系统温度检测结果判定及报告粘贴。

（3）系统体积检查操作。

（4）分析性能检查操作步骤。

5. 校准后审核 校准完成后，应当由罗氏公司出具具有签名盖章的校准合格证书，并注明有效期限，同时附有完整的校准记录，包括校准后的各种数据等内容。校准报告应当经过组长的签字确认。

6. 校准记录 仪器校准完成后，及时在仪器设备档案中记录校准时间，校准结果及时，并注明下次拟校准的日期。保存校准报告及校准记录至少 2 年。

五、检验项目校准程序

（一）仪器校准的条件

（1）仪器光路系统经过大型保养或仪器更换重要部件。

（2）挪动仪器的安装地点。

（3）更换不同品牌的试剂。

（4）更换试剂批号。

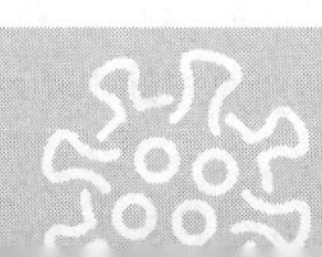

（5）室内质控失控。

（二）校准物的准备

（1）使用仪器配套的校准物。

（2）在进行校准前，按厂家要求复溶冻干品。如果一次用不完，可以分装至离心管中，－20℃冻存，以后每次复溶一瓶。分装冷冻保存的校准物需在有效期内使用。

（三）校准物参数的设置

1. 下载罗氏原装定标物参数 进入 Calibration→Install→Download，出现如图 3-12 所示界面。

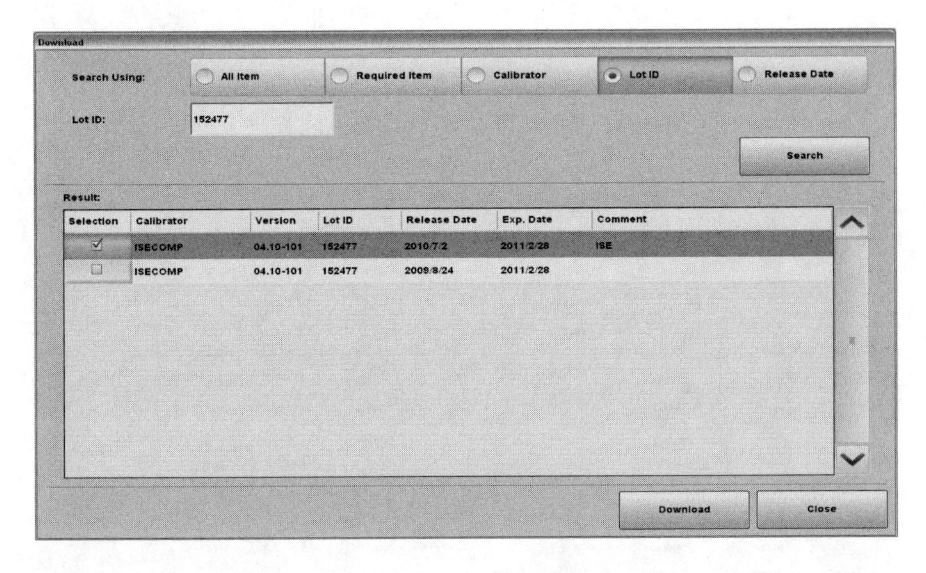

图 3-12 进入 Calibration→Install→Download

在 Lot ID 一栏选定批号（推荐此方法），或在 Calibrators 一栏选定所要申请的校准品名称，按 Search 进行查找，找到后按 Download→Ok。

2. 定标液位置的安排 进入 Calibration→Calibrators 界面，如图 3-13 所示。

点 Rack Assign，进入如图 3-14 所示界面。

从左面选定校准品，在右面选定空位，点击 Add，将校准品安排入相应的位置，点击 OK。如需从某个位置移走校准品，则点上相应位置后，点击 Remove。

注意：在安排定标液位置时必须按从低值到高值的顺序排放。

3. 选择定标项目 进入 Calibration→Status，选定需校准项目及校准方法，点击 Save，将校准品放入 Calibration→Calibrators 中定义好的位置，点击 Start→Start，仪器开始校准。选择定标项目界面见图 3-15。

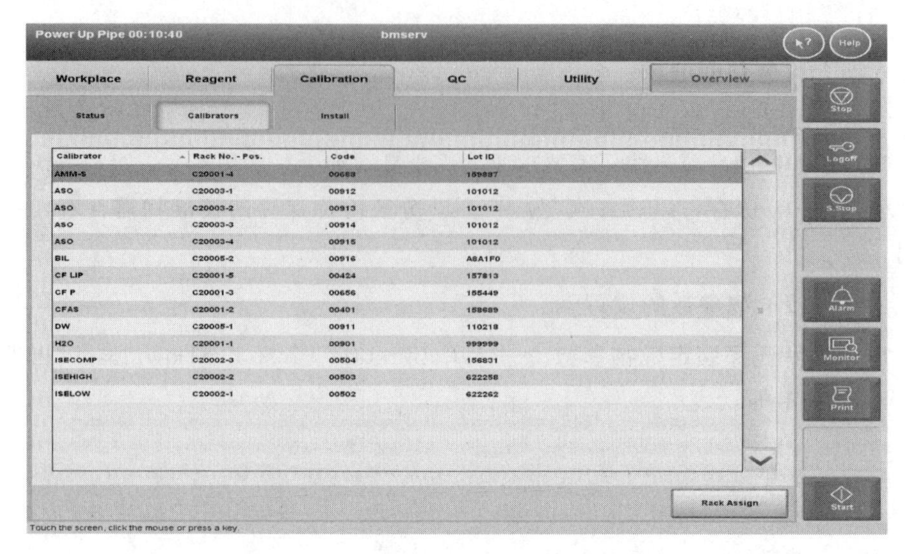

图 3-13　进入 Calibration→Calibrators 界面

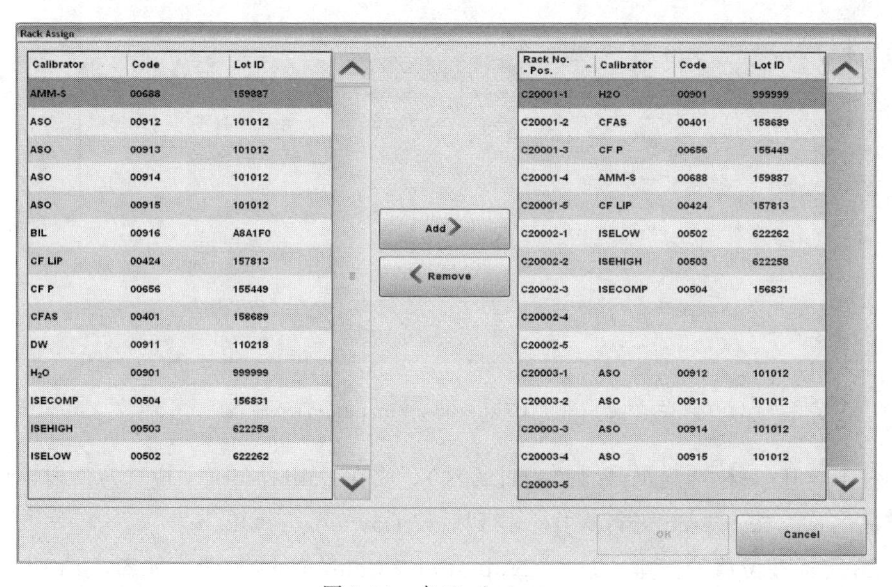

图 3-14　点 Rack Assign

4. 查看定标结果　在 Calibration→Status 界面中选择已校准的项目，再点 Calibration→Result。

（四）校准的有效性检查

通过复测室内质控来判断和分析校准结果是否有效。如果室内质控结果在控（要求在±2SD 内），说明校准成功；否则，必须分析原因。并填写定标记录表（月）。

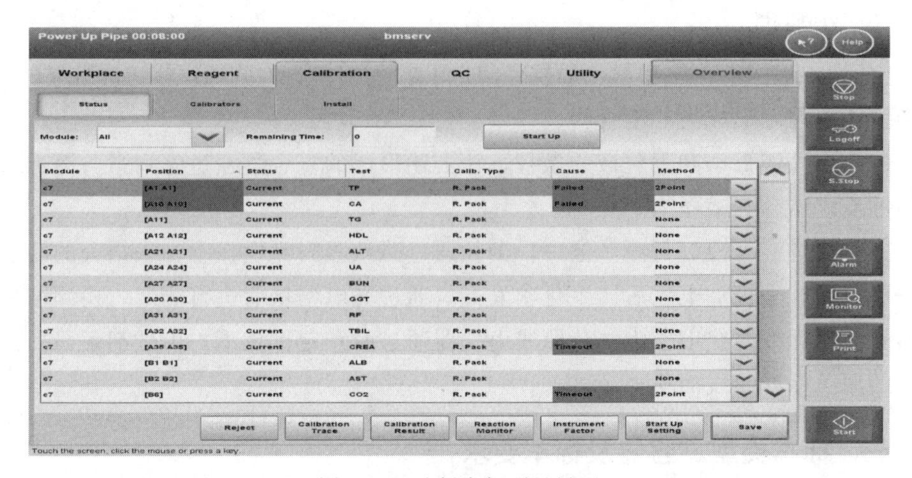

图 3-15　选择定标项目界面

（五）校准失败的处理

首先分析、确认并记录校准失败原因，按下列步骤排除异常情况后，再校准。

1. **检验试剂**　试剂状态（颜色、气泡等）、批号、有效期、保存条件等。
2. **室内质控物**　溶解时间，复溶状态、保存时间、保存条件及其有效期等。
3. **校准品**　溶解时间，复溶状态、保存时间、保存条件及其有效期等。
4. **仪器原因**　液路、孵育池以及保养情况，必要时联系厂家进行仪器的维修保养。

六、相关记录

定标记录表（月）。

（谷　月）

LS-001 促甲状腺刺激激素标准操作程序

一、目的

用电化学发光免疫分析法定量测定人血清及血浆中的促甲状腺刺激激素（TSH）含量。

二、方法和原理

（一）方法

采用电化学发光双抗体夹心法原理。

（二）原理

（1）50μL 标本、生物素化的抗 TSH 单克隆抗体和钌（Ru）标记的抗 TSH 单克隆抗体混匀，形成夹心复合物。

（2）加入链霉亲和素包被的微粒，让上述形成的复合物通过生物素与链霉亲和素间的反应结合到微粒上。

（3）反应混合液吸到测量池中，微粒通过磁铁吸附到电极上，未结合的物质被清洗液洗去，电极加电压后产生化学发光，通过光电倍增管进行测定。检测结果由仪器自动从标准曲线上查出。此曲线由仪器通过两点定标校准，由试剂条码扫描入仪器的原版标准曲线而得。

三、标本类型、容器及标本要求

（一）标本类型

血清。

（二）容器

黄色真空采血管（除分离胶外无其他添加剂）。

（三）标本要求

（1）标本在 2～8℃可稳定 7 天，－20℃至少可稳定 1 个月，只能冻融一次。

（2）含沉淀的标本使用前需离心，不要加热灭活标本。

（3）标本和质控液禁用叠氮钠防腐。

（4）标本、定标液和质控品在测定前应平衡至室温；放入仪器后应在 2h 内测定以避免蒸发的影响。

四、患者准备

患者在采血前 24h 内应避免运动和饮酒，不宜改变饮食习惯和睡眠习惯。于次日空腹采集血液，静脉血标本采集最好在起床后 1h 内进行，避免剧烈运动。门诊患者提倡静坐 15min 后再采血，采血时间以上午 7～9 时较为适宜。

五、所需仪器、试剂、校准品、质控品和其他用物

采用罗氏 cobas e602 全自动电化学分析仪及罗氏原装配套试剂、材料。

（一）试剂

1. 试剂组成

（1）M 试剂：链霉亲和素包被的微粒（透明瓶盖）1 瓶。12mL，粒子浓度 0.72mg/mL，含防腐剂。

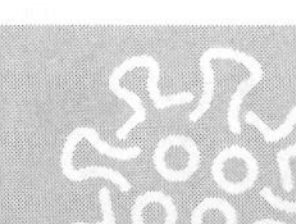

（2）R1：生物素化的抗 TSH 单克隆抗体（灰盖）1 瓶。14mL，浓度 2.0mg/L，磷酸缓冲液 0.1mol/L，pH 7.2，含防腐剂。

（3）R2：Ru(bpy)32^{+}标记的抗 TSH 单克隆抗体（黑盖）1 瓶。12mL，浓度 1.2mg/L，磷酸缓冲液 0.1mol/L，pH 7.2，含防腐剂。

2. 储存和稳定性

（1）存放于 2～8℃，需垂直摆放试剂盒，确保使用前自动混匀过程中微粒完全有效。

（2）稳定性：未开封试剂盒置 2～8℃，最长稳定至失效期。开封后，2～8℃，12 周。

3. 试剂的准备 试剂配套包装，打开包装后直接使用，试剂信息在装载时通过条码自动读取。试剂应避免形成气泡。

（二）校准品

原厂配套校准品。

（三）质控品

伯乐免疫冻干质控品。

（四）其他用物

ISE 清洗液（ISE）、系统缓冲液（Pro Cell）、检测池洗液（Clean Cell）、预清洗液（Preclean）、针清洗液（Probe wash）、反应杯/加针头/废物袋（CUP/TIP）。

六、校准程序

（一）校准品计量学溯源

溯源至 WHO 2nd IRP(80/558）参考物质。

（二）校准品准备与储存

液体型校准品，2～8℃（未开封），可保存至有效期。2～8℃（开封/分装）可保存 12 周。

（三）校准条件

在室内质控失控、试剂批号更换后、影响检测的维护或者更换主要部件后，执行校准，批校准稳定在 56 天，盒校准 7 天。

（四）校准操作

详见 Roche cobas 8000 分析仪校准标准操作程序。

七、操作步骤

详见 Roche cobas 8000 分析仪标准操作程序。

八、质量控制程序

（一）质控品的准备

每日从－80℃冰箱取出各项目质量控制，室温放置 20min 左右，轻轻颠倒混匀数次，使质控品完全溶解备用。

（二）质控品分析个数、浓度水平及频率

每批使用 2 个浓度水平的质控品，24h 内进行一批质控品检测，一般在检测标本前进行，并在质控在控的情况下进行常规标本的检测。

（三）失控后处理

根据多规则质控判断标准来判断室内质控结果为失控，失控后应先停止检测，停发报告，查找原因，消除原因后，再重新检测，发出报告。若处理后仍失控，则应请厂家技术人员前来处理。

九、干扰和交叉反应

（1）该方法不受黄疸（胆红素＜41mg/dL）、溶血（血红蛋白＜1g/dL）、脂血（脂质＜1500mg/dL）和生物素＜60ng/mL 等干扰。接受高剂量生物素（＞5mg/d）治疗的患者，至少要等最后一次摄入生物素 8h 后才能采血。

（2）不受类风湿因子干扰（3250IU/mL）。

（3）TSH 浓度高达 100μIU/mL 也不出现钩状效应。

（4）26 种常用药物经试验对本测定无干扰。接受过小鼠单抗治疗或诊断的患者可能会出现假阳性反应。偶尔会遇到抗链酶亲和素抗体和抗钌抗体的干扰。

（5）TSH 测定结果应结合病史、临床其他检查结果进行诊断。

十、计算方法

对每一个标本，仪器会自动计算 TSH 的含量，单位是 μIU/mL。

十一、参考范围

0.27～4.2μIU/mL。

十二、可报告范围

0.005～100μIU/mL。

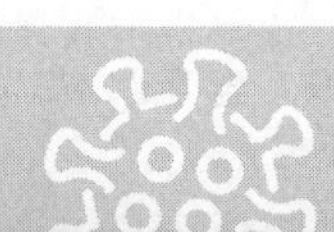

十三、性能参数

（一）精密度

批内精密度低值CV、高值CV均小于1/4 TEA(6.25%)，验证通过。批间精密度低值CV、高值CV均小于1/3 TEA(8.3%)，验证通过。

（二）正确度

合成偏移<1/2 TEA(12.5%)，验证通过。

（三）线性范围

以分析物预期值为X、测定结果均值为Y作线性图（$Y = bX + a$）。当b在0.97～1.03范围内，a接近0，相关系数$r > 0.975$，且6个测定结果与理论值偏差均<10%，即验证通过。

（四）参考区间验证

体检健康人群20份标本的检测结果均在本室使用的参考范围内，验证通过。

十四、临床意义

(1) 对原发性甲状腺功能减退患者TSH测定是最灵敏的指标。此时由于甲状腺激素分泌减少，对垂体的抑制减弱，TSH分泌增多；甲状腺功能亢进接受碘131治疗后、某些严重缺碘或地方性甲状腺肿流行地区的居民中，也可伴有TSH升高。

(2) 原发性甲状腺功能亢进，T_3、T_4分泌增多，TSH水平下降或检测不出。

(3) 原发性甲状腺功能减退患者接受替代疗法时可测定TSH作为调节用量的参考。

(4) 继发性甲状腺功能减退或亢进患者根据其原发病变部位的不同，TSH水平亦有变化。

(5) 超敏TSH测定越来越多地用于确定亚临床或潜在性甲状腺功能减退或甲状腺功能亢进。

十五、支持性文件

(1) 促甲状腺激素检测试剂盒（电化学发光法）试剂说明书。

(2)《全国临床检验操作规程（第4版）》(尚红、王毓三、申子瑜主编，2015年)。

(3) CNAS-CL02-A001《医学实验室质量和能力认可准则的应用要求》。

(4) GB/T 22576.4—2021《医学实验室质量和能力的要求　第4部分：临床化学检验领域的要求》。

（谷　月）

LS-002 游离三碘甲状腺原氨酸标准操作程序

一、目的

用电化学发光免疫分析法定量测定人血清及血浆中的游离三碘甲状腺原氨酸（FT_3）含量。

二、方法和原理

（一）方法

采用电化学发光竞争法。

（二）原理

（1）30μL 标本与钌（Ru）标记的抗 T_3 抗体混匀。

（2）加入链霉亲和素包被的微粒和生物素化的 T_3。后者占据标记抗体上仍然游离的结合位点，形成抗体-半抗原复合物。形成的免疫复合物通过生物素、链霉亲和素之间的反应结合到微粒上。

（3）反应混合液吸到测量池中，微粒通过磁铁吸附到电极上，未结合的物质被清洗液洗去，电极加电压后产生化学发光，用光电倍增管进行测定。通过检测仪的校准曲线得到最后检测结果（校准曲线通过 2 校准点和试剂条形码提供的主曲线形成）。

三、标本类型、容器及标本要求

（一）标本类型

血清。

（二）容器

黄色真空采血管（除分离胶外无其他添加剂）。

（三）标本要求

（1）标本在 2～8℃可稳定 7 天，－20℃至少可稳定 1 个月，只能冻融一次。

（2）含沉淀的标本使用前需离心，不要加热灭后标本。

（3）标本和质控液禁用叠氮钠防腐。

（4）标本、定标液和质控品在测定前应平衡至室温；放入仪器后应在 2h 内测

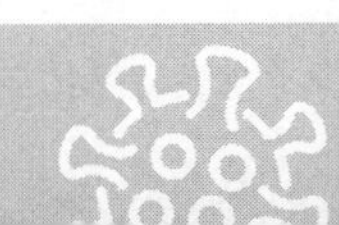

定以避免蒸发的影响。

四、患者准备

参见促甲状腺刺激激素标准操作规程相关内容。

五、所需仪器、试剂、校准品、质控品和其他用物

采用 Roche cobas e602 全自动电化学分析仪及罗氏原装配套试剂、材料。

（一）试剂

1. 试剂介绍

（1）M：链霉亲和素包被的微粒（透明瓶盖）1 瓶，12mL，粒子浓度 0.72mg/mL，含防腐剂。

（2）R1：Ru(bpy)32^{+}标记的羊抗 T_3 多克隆抗体（灰盖）1 瓶，18mL，浓度 18ng/mL，磷酸缓冲液 0.1mol/L，pH 7.0，含防腐剂。

（3）R2：生物素化的 T_3（黑盖）1 瓶，18mL，浓度高于 2.4mg/L，磷酸缓冲液 0.1mol/L，pH 7.0，含防腐剂。

2. 储存和稳定性

（1）存放于 2～8℃。需垂直摆放试剂盒，确保使用前自动混匀过程中微粒完全有效。

（2）稳定性：未开封试剂盒置 2～8℃，最长稳定至失效期。开封后，2～8℃，12 周。

3. 试剂的准备 试剂配套包装，打开包装后直接使用，试剂信息在装载时通过条码自动读取。试剂应避免形成气泡。

（二）校准品

原厂配套校准品。

（三）质控品

伯乐免疫冻干质控品。

（四）其他用物

ISE 清洗液（ISE）。

系统缓冲液（Pro Cell）。

检测池清洗液（Clean Cell）。预清洗液（Preclean）。

针清洗液（Probe wash）。

反应杯/加针头/废物袋（CUP/TIP）。

六、校准程序

（一）校准品计量学溯源

溯源至 Inhouse reference system（FT3 03051986）参考物质。

（二）校准品准备与储存

冻干定标液 2～8℃可稳定至有效期。复溶后－20℃保存定标液的稳定性为8周。

（三）校准条件

在室内质控失控、试剂批号更换后、影响检测的维护或者更换主要部件后，执行校准，批校准稳定在 28 天，盒校准 7 天。

（四）校准操作

详见 Roche cobas 8000 分析仪校准标准操作程序。

七、操作步骤

详见 Roche cobas 8000 分析仪标准操作程序。

八、质量控制程序

（一）质控品的准备

每日从－80℃冰箱取出各项目质控，室温放置 20min 左右，轻轻颠倒混匀数次，使质控品完全溶解备用。

（二）质控品分析个数、浓度水平及频率

每批使用 2 个浓度水平的质控品，24h 内进行一批的质控品检测，一般在检测标本前检测，在质控在控的情况下进行常规标本的检测。

（三）失控后处理

根据多规则质控判断标准来判断室内质控结果为失控，失控后应先停止检测，停发报告，查找原因，消除原因后，再重新检测，发出报告。若处理后仍失控，则应请厂家技术人员前来处理。

九、干扰和交叉反应

（1）该方法不受黄疸（胆红素＜66mg/dL）、溶血（血红蛋白＜1.0g/dL）、脂血（脂质＜2000mg/dL）、生物素＜70ng/mL 等的干扰，以及 IgG＜7g/dL 以及 IgM＜1g/dL 的影响。

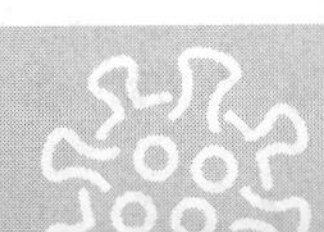

（2）对于接受高剂量生物素治疗的患者（>5mg/d），必须在末次生物素治疗8h后采集样本。不受类风湿因子干扰（最高达到1200IU/mL）。

（3）任何能改变结合蛋白结合特性的因素都会影响FT_3 Ⅲ的检测结果。例如药物、非甲状腺疾病（NTIS）或者家族性异常白蛋白高甲状腺素血症患者（FDH）。

（4）17种常用药物经试验对本测定无干扰，但日常治疗剂量的尿磺酸和左甲状腺素可导致FT_3 Ⅲ升高。少数病例中极高浓度的分析物特异性抗体、链霉亲和素或钌抗体会影响检测结果。

（5）FT_3 Ⅲ测定结果应结合病史、临床其他检查结果综合起来进行诊断。

十、计算方法

分析仪自动计算每份标本的测定浓度，单位是pmol/L。

十一、参考范围

3.1～6.8pmol/L。

十二、可报告范围

0.4～50pmol/L。

十三、性能参数

（一）精密度

批内精密度低值CV、高值CV均小于1/4 TEA(6.25%)，验证通过。批间精密度低值CV、高值CV均小于1/3 TEA(8.3%)，验证通过。

（二）正确度

合成偏移<1/2 TEA(12.5%)，验证通过。

（三）线性范围

以分析物预期值为X、测定结果均值为Y作线性图（$Y=bX+a$）。当b在0.97～1.03范围内，a接近0，相关系数$r>0.975$，且6个测定结果与理论值偏差均<10%，即验证通过。

（四）参考区间验证

体检健康人群20份标本的检测结果均在本室使用的参考区间，验证通过。

十四、临床意义

（1）FT_3明显升高主要见于甲状腺功能亢进、弥漫性毒性甲状腺肿（Graves

病)、初期慢性淋巴细胞性甲状腺炎（桥本甲状腺炎）等患者的血液中；缺碘也会引起 FT_3 浓度代偿性升高。

（2）FT_3 明显降低主要见于甲状腺功能减退、低 T_3 综合征、黏液性水肿、晚期桥本甲状腺炎等患者中。

（3）个体应用糖皮质激素、苯妥英钠、多巴胺等药物治疗时可出现 FT_3 降低。

十五、支持性文件

（1）游离三碘甲状腺原氨酸检测试剂盒（电化学发光法）说明书。

（2）《全国临床检验操作规程（第4版）》（尚红、王毓三、申子瑜主编，2015年）。

（3）CNAS-CL02-A001《医学实验室质量和能力认可准则的应用要求》。

（4）GB/T 22576.4—2021《医学实验室质量和能力的要求 第4部分：临床化学检验领域的要求》。

（王　畅）

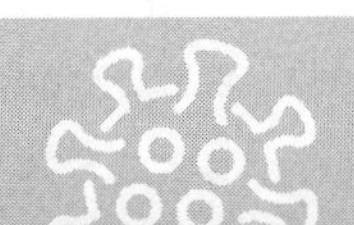

第四章

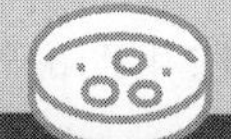

化学发光微粒子免疫分析标准化操作程序

YQ-005 雅培 Architect i2000SR 分析仪标准操作程序

一、目的

雅培 Architect i2000SR 和其配套的检测试剂用于超微量定量或定性测定人类血清、血浆，全血或其他各类体液中病毒抗原、抗体、肿瘤蛋白、代谢产物。

规范仪器设备的操作程序，保证雅培 Architect i2000SR 分析系统的正常使用。

二、范围

适用于生免组以及经授权的检验专业技术人员操作使用。

三、责任

由经过培训合格后，并经授权的专业技术人员操作，由生免组组长负责技术指导和质量监督。

四、仪器简介、测试原理及检测项目

（一）仪器简介

雅培 Architect i2000SR 和其配套的检测试剂是用于超微量定量或定性测定人类血清、血浆、全血或其他各类体液中的病毒抗原、抗体、激素、多肽、肿瘤蛋

白、代谢产物的一套系统。

（二）测试原理

化学发光微粒子免疫分析（chemi luminesent micropaticle immunoassay）是雅培公司的专利技术之一，主要用于测定蛋白质、病毒抗原等大分子物质。采用此方法生产的试剂具有极高的灵敏度、特异性和稳定性。

（三）本实验室检测项目

HBsAg、HBsAb、HBeAg、HBeAb、HBcAb、HCV、TP、HIV、CCP。

五、运行条件

（一）操作人员

（1）要求操作人员熟知相关指导方针、标准以及操作员手册中包含的信息与程序。操作人员需要接受过雅培诊断公司的培训。要求操作人员仔细遵循操作员手册中详细说明的系统操作与维护程序。

（2）在操作中一定要穿戴防护设备。佩戴防护手套工作时应格外当心，因为防护手套易被刺穿或割破，从而导致感染。

（二）废物的处理

废水的处理需添加消毒剂，严格遵从生物废物处理办法。接触人源性样本会造成感染，所有与人源性样本关联的物质和机械组件均具有潜在的生物危险。如果样本溶液接触到皮肤，应立即用水清洗、使用消毒剂，并咨询医生。

六、开机程序

（一）开机前准备

检查电源线是否连接；检查环境温度是否符合要求；检查打印机连接线是否连接。

（二）开机

打开显示器和电脑电源开关，打开 i2000SR 仪器电源开关，模块处于“已停止”状态，选中以上两个模块点击启动，模块处于准备就绪状态。

七、试剂准备

（1）点击试剂，选择试剂状态，查看原有试剂量。

（2）如原有试剂量不足，调节 i2000SR 模块到准备就绪状态，取所需试剂放入仪器。

(3) 检查试剂瓶是否齐全，批号和有效期，确保试剂瓶没有漏液。

(4) 在第一次将试剂盒装载到系统上之前，需要翻转 30 次混合微粒子试剂，使运输过程中沉淀下来的微粒子重新悬浮。

(5) 检查微粒子瓶，确保微粒子已重新悬浮。如果微粒子仍黏附在瓶子上，继续翻转直至微粒子完全悬浮；如果微粒子仍然没有悬浮，则不能使用，请与当地雅培代表处联系。

(6) 微粒子重新悬浮后，取下并丢弃瓶盖。戴上干净的手套，从包里取出软盖，然后小心地把软盖安装到瓶口上，放置在内圈和外圈的试剂瓶条码必须朝向试剂仓中心。

(7) 按需要更换或添加后，在试剂状态界面执行扫描，确认试剂装载正确。

(8) 点击供应，选择供应状态，查看供应情况，检查所有消耗品（反应杯）是否充足，废物是否清空。

(9) 按需更换或添加后，选择相应供应，点击更新供应，点击完成。

注意：在仪器准备就绪状态下更换激发液和预激发液。

八、校准程序

(1) 校准步骤：点击申请，选择校准申请→输入校准品放置的起始架号与位置（如校准品有 6 个水平，需放置两个连续架位号的样本架）→选择需校准的项目→点击添加申请→放置校准品。

(2) 评估校准情况时，在加载完校准品后必须将所有水平的质控品各检测一次。确保质控值在质控品说明书规定的范围内。

(3) 系统接受并保存 Architect 项目校准后，无须进一步校准即可检测随后的样本，除非使用新批号的试剂盒或日常质控结果超出了用于监测和控制系统性能的基于统计学的质控限；若没有超出基于统计学的质控限，那么重新校准频率不应该超过 30 天。

(4) 在完成特定维修程序或者保养完可能影响项目性能的主要部件或子系统后，Architect 项目可能也需要重新校准。

(5) 使用 Architect 项目校准品和质控品前，必须将其轻轻翻转 30 次，充分混匀。

九、编辑工作单

（一）编辑工作单（条形码模式）

对于有条码信息的标本，无须编辑，只要将标本放入进样区即可。

（二）编辑工作单（无条形码模式）

1. 单个患者样品的申请 点击申请，选择患者申请→输入样品放置的架号与位置→输入样品编号，如要输入患者信息，选择样品详情，输入相应信息后点击完成→选择检测项目或组合项目。

2. 患者样品测试的批处理申请 点击申请，选择患者申请→输入起始样品架号与位置→输入起始样品编号→输入要测试的样品数→选择检测项目或组合项目点击完成→点击添加申请→放置。

（三）查看检测结果

1. 浏览患者的报告 从主屏幕选择结果→选择结果查看→选择所需浏览的患者编号→选择详细信息→返回主屏幕。

2. 浏览储存结果 从主屏幕选择结果→选择结果存储→选择所需浏览的结果→选择详细信息（F5）→返回主屏幕。

注：检测完成的样本结果会直接回传到LIS系统。

进入结果和异常报警屏幕→从主屏幕中选择结果和选择异常报警→选择要重运行的申请→上机检测。

十、关机流程

（1）点击屏幕左下方关闭键，点击OK，同时按Ctrl＋Alt＋Delete键。

（2）长按电脑电源开关5s，关闭电脑，关闭i2000SR模块和显示器电源开关（注：针对Win7.0系统，直接点击红色关机键关闭电脑）。

注：在常规使用中，请保持系统处于24h开机状态。

十一、维护保养

1. 每日保养：点击系统，选择保养，点击每天，点击6041每日保养，点击执行。

2. 打开试剂仓盖，将盛有25～30mL 0.5％次氯酸钠溶液的保养清洗瓶放入试剂转盘1号位内圈，再将探针调理液瓶（带有软盖）置于试剂转盘1号位中圈，关上试剂转盘盖和i2000SR前盖，选择Proceed，仪器执行保养，等待执行完成。

3. 保养完成后，取出探针调理液瓶，盖上瓶盖后置于2～8℃冰箱保存。点击Proceed，点击完成。

4. 每周保养。

（1）6012空气过滤网清洁。①点击系统，选择保养，点击每周，选择6012空气过滤网清洁。②点击执行，点击OK。③点击Proceed，换下供应中心门内侧滤网和反应杯装载槽右侧滤网，用自来水清洗后晾干备用（可参见仪器自带视频）。

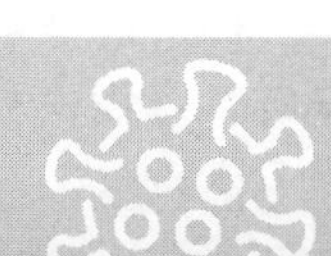

④点击 Proceed，选择完成。

（2）6014 探针清洗。①点击系统，选择保养，点击每周，选择 6014 探针清洗。②点击执行，点击 OK。③点击 Proceed，用棉签蘸去离子水擦拭样品针、试剂探针外部（可参见仪器自带视频）。④点击 Proceed，点击完成。

（3）6015WZ 探针清洗-手动。①点击系统，选择保养，点击每周，选择 6015WZ 探针清洗-手动。②点击执行，点击 OK。③点击 Proceed，用棉签蘸去离子水擦拭 WZ 探针（可参见仪器自带视频）。④点击 Proceed，点击完成。

注：应在准备就绪情况下选择每周保养，每周保养完成后需把准备就绪点击至运行中。

十二、按需保养

在需要时更换样本针、试剂针。

十三、注意事项

（1）操作过程中要戴手套，眼睛避免正对仪器条码阅读器的光源，以免造成损伤。

（2）注意仪器上的各种提醒标志。

（3）尽量延长样本水浴及离心时间，以免仪器检测到凝块。

（4）不要碰到运动中的部件，否则可能造成停机。

十四、报警和处理

系统在遇见各类系统故障，操作失误，软件问题，结果错误等会出现不同的报警提示，并会有详细说明，请务必根据说明和提示执行下一步操作，或根据操作手册的故障排除章节进行处理。

十五、支持性文件

（1）雅培 Architect i2000SR 分析系统说明书。

（2）GB/T 22576.5—2021《医学实验室质量和能力的要求 第 5 部分：临床免疫学检验领域的要求》。

十六、相关记录

（1）室内温度、湿度记录表。

（2）仪器设备一览表。

（3）仪器设备验收记录。

（4）仪器设备基本情况登记表。

（5）仪器设备使用授权书。

（6）仪器设备使用及维护保养记录。

（7）仪器设备安全检查记录。

（8）仪器设备故障和维修记录。

（9）仪器设备维修前后比对试验记录表。

（10）仪器设备维修申请表。

（11）仪器设备启用申请表。

（12）仪器设备停用或报废申请及处理表。

（13）医学检验测量系统校准计划及实施表。

（14）仪器设备检定/校准报告验收记录表。

（徐艳玲）

JZ-005 雅培 Architect i2000SR 分析仪校准标准操作程序

一、目的

建立规范的标准的雅培 Architect i2000SR 全自动生化免疫分析仪的校准标准操作程序，以保证检验结果的准确性。

二、范围

适用于生免组以及经授权的检验专业技术人员操作使用。

三、责任

由经过培训合格并经授权的专业技术人员操作，组长负责技术指导和质量监督检验项目的日常校准，硬件工程师负责仪器的周期校准。

四、仪器校准程序

（一）工作环境检测和仪器各部件状态检测

（1）使用校准后的温度、湿度计测量环境温度和湿度。环境温度要求：15～30℃。相对湿度要求：10％～85％。

（2）使用经计量的万用表测量仪器使用的外接电源电压。电压要求：(220～240)±10％ VAC。

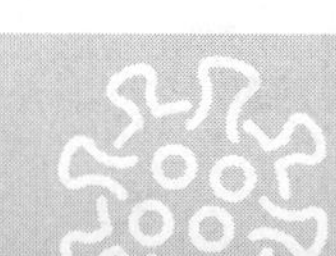

（3）检查电线状况是否完好，检查除尘过滤网状况是否清洁，检查键盘、显示屏、传输系统是否工作正常。

（二）轨道传输校准报告和条码阅读系统校准

1. 1119 传送器校准（Transport Calibration）

（1）校准目的：执行本程序以进行小车在优先位、常规位以及样本架定位器处的校准。

（2）校验流程（图 4-1）。

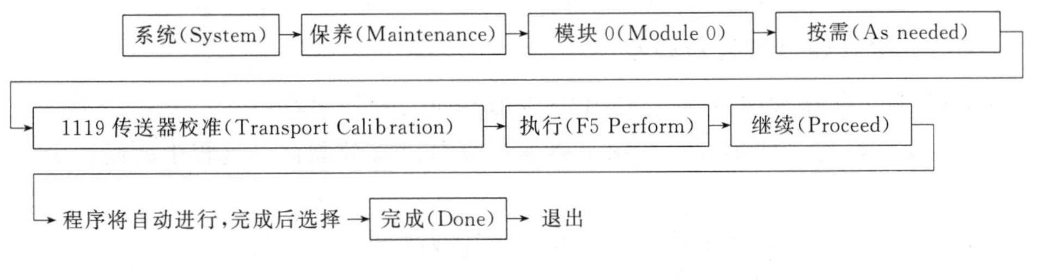

图 4-1　校验流程

（3）结果判断：程序结束显示完成（Completed）代表校准通过。

2. 3222 RSH 条码校准（RSH Bar Code Calibration）

（1）校准目的：执行本条码阅读程序进行样本条码阅读器的校准。

（2）所需用物：样本架、LQ 条形码工具。

（3）校验流程（图 4-2）。

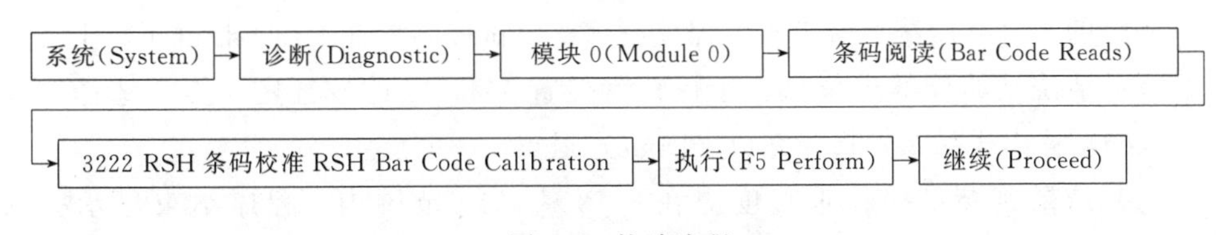

图 4-2　校验流程

按照提示执行以下步骤：

将 LQ 条形码工具放置在样本架的位置 1→确保条形码可以被读到→放置样本架在优先位的 1 区→选择 Proceed 继续→从优先位的 1 区上移出样本架→过程完成，选择完成（Done）退出。

（4）结果判断：程序结束显示完成（Completed）代表校准通过。

3. 3210 试剂条码校准（Reagent Bar Code Calibration）

（1）校准目的：执行本诊断程序以进行试剂瓶条码阅读器的校准。

（2）所需用物：试剂条码阅读器定标工具。

（3）校验流程（图 4-3）。按照提示执行以下步骤：

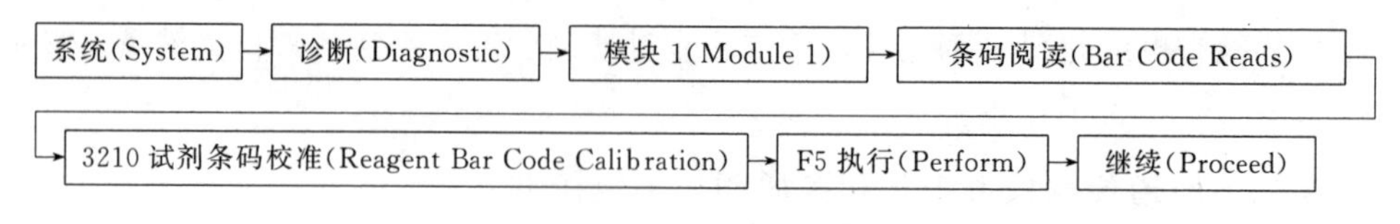

图 4-3 校验流程

打开试剂仓盖→若内圈、中圈、外圈位置 1 上有瓶子，则移开→将条码阅读器定标工具放在外圈和内圈的位置 1 上→确保瓶子没有倾斜，条形码面对试剂转盘的中心→关闭试剂仓盖→选择（继续）(Proceed)，过程完成，选择完成（Done）退出。

（4）结果判断：程序结束显示完成（Completed）代表校准通过。

（三）探针校准及定位校准

1. 1111 样品移液器校准（Sample Pipettor Calibration）

（1）校准目的：样本针校准用于样本针吸取以及分配样品过程中所经各个位置的校准。

（2）所需用物：校准工具、蒸馏水、棉纱或棉棒、样品架。

（3）校验流程（图 4-4）。

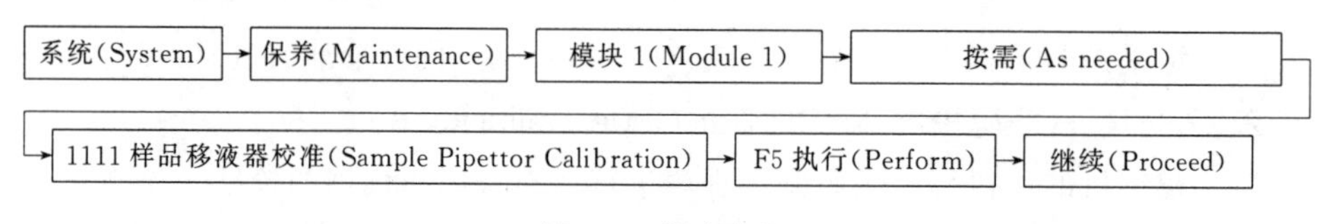

图 4-4 校验流程

按照提示执行以下步骤：将校准工具放到任意样品架的正中间，将样品架搭载到优先位的 1 区，用蘸有蒸馏水的棉纱或棉棒擦拭样品探针表面、校准工具上方表面、样品清洗站的校准定位点、运行转盘位置 1 和 24 的校准定位点，选择继续(Proceed) 移出样品架，选择完成（Done）退出。

（4）结果判断：探针垂直度应在－10～＋10 范围内，程序结束显示完成(Completed) 代表校准通过。

2. 1117 急诊移液器校准（Stat Pipettor Calibration）

（1）校准目的：急诊针校准用于急诊针吸取以及分配样品过程中所经各个位置的校准。

（2）所需用物：校准工具、蒸馏水、棉纱或棉棒、样品架。

（3）校验流程（图 4-5）。

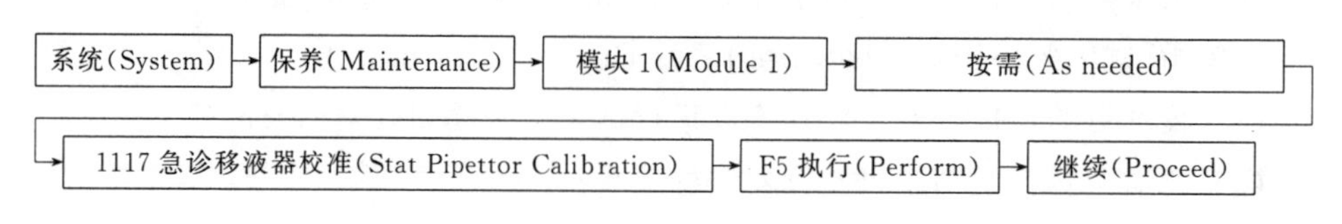

图 4-5 校验流程

按照提示执行以下步骤：将校准工具放到任意样品架的正中间→将样品架搭载到优先位的1区→用蘸有蒸馏水的棉纱或棉棒擦拭样品探针表面、校准工具上方表面、样品清洗站的校准定位点、运行转盘位置47的校准定位点→选择继续（Proceed）→移出样品架→选择完成（Done）退出。

（4）结果判断：探针垂直度应在－10～＋10范围内，程序结束显示完成（Completed）代表校准通过。

3. 1112 R1 移液器校准（R1 Pipettor Calibration）

（1）校准目的：R1试剂针校准用于R1试剂针吸取以及分配样品过程中所经各个位置的校准。

（2）所需用物：蒸馏水、棉纱或棉棒。

（3）校验流程（图4-6）。

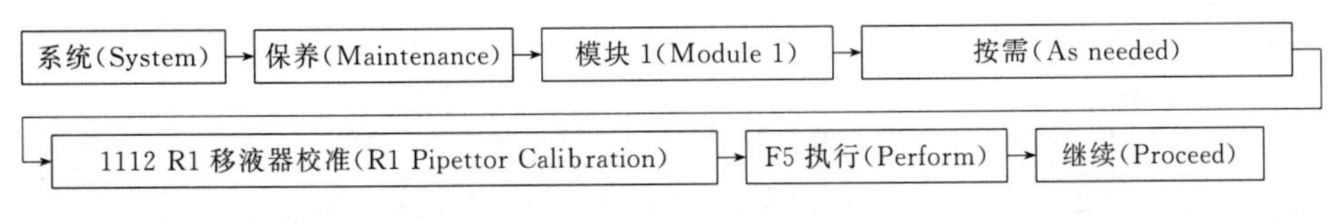

图4-6　校验流程

按照提示执行以下步骤：将试剂转盘移动到正面→打开试剂仓盖→用蘸有蒸馏水的棉纱或棉棒擦拭试剂转盘的校准定位点→关闭试剂仓盖→用蘸有蒸馏水的棉纱或棉棒擦拭R1探针表面、R1清洗站的校准定位点、运行转盘位置2的校准定位点→在清洗转盘之后，选择继续（Proceed）→过程完成后，选择完成（Done）退出。

（4）结果判断：探针垂直度应在－10～＋10范围内，程序结束显示完成（Completed）代表校准通过。

4. 1113 R2 移液器校准（R2 Pipettor Calibration）

（1）校准目的：R2试剂针校准用于R2试剂针吸取以及分配样品过程中所经各个位置的校准。

（2）所需用物：蒸馏水、棉纱或棉棒。

（3）校验流程（图4-7）。

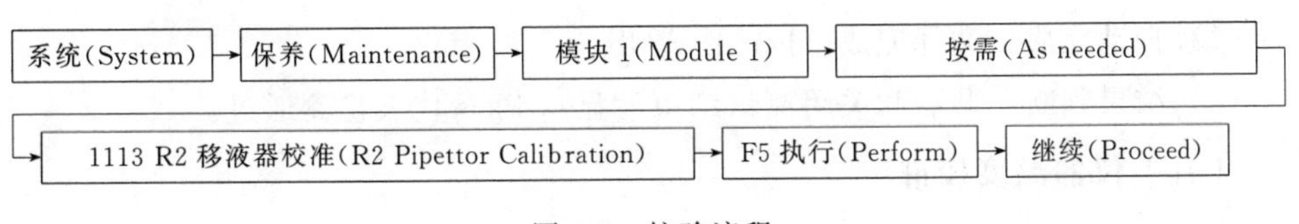

图4-7　校验流程

按照提示执行以下步骤：将试剂转盘移动到正面→打开试剂仓盖→用蘸有蒸馏水的棉纱或棉棒擦拭试剂转盘的校准定位点→关闭试剂仓盖→用蘸有蒸馏水的棉纱

或棉棒擦拭 R2 探针表面、R2 清洗站的校准定位点、运行转盘位置 48 的校准定位点、运行转盘位置 71 的校准定位点→在清洗转盘之后，选择继续（Proceed）→过程完成后，选择完成（Done）退出。

（4）结果判断：探针垂直度应在 −10～+10 范围内，程序结束显示完成（Completed）代表校准通过。

（四）光路背景检测和快门校准

1. 020 光学装置背景（Optics Background）

（1）校准目的：执行光学/温度诊断程序以确保光学背景读取的准确性，该过程中进行 3 次系统读取，第一次没有反应杯，第二次只是空杯，第三次杯中放有预激发液。

（2）所需用物：预激发液、反应杯。

（3）校验流程（图 4-8）。

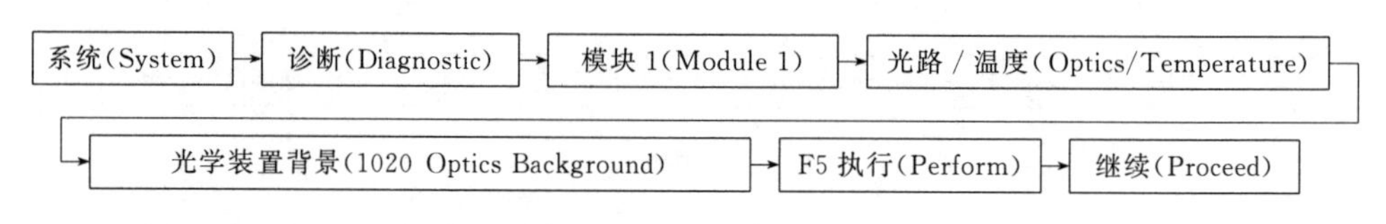

图 4-8 校验流程

过程自动完成，选择完成（Done）退出。

（4）结果判断：光路背景值应在 3～500 范围内。

2. 1030 快门校准（Shutter Test）

（1）校准目的：执行光学/温度诊断程序，以确保正确的快门操作。

（2）所需用物：无。

（3）校验流程（图 4-9）。

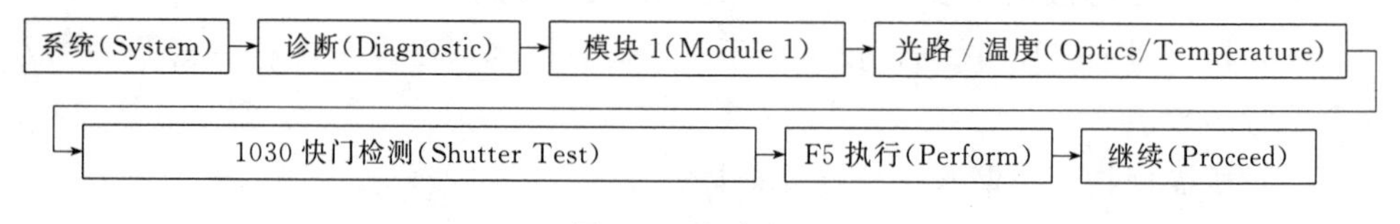

图 4-9 校验流程

过程自动完成，选择完成（Done）退出。

（4）结果判断：开启和关闭测试结束后显示 Pass 代表检测通过。

（五）仪器温度校准

（1）校准目的：确保分析仪反应过程中的温度达到满足免疫学原理反应的需要且保持稳定。

（2）所需用物：无。

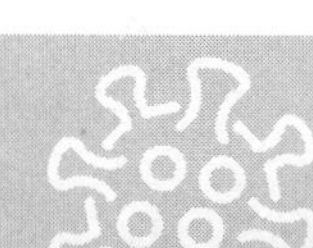

（3）校验流程（图 4-10）。

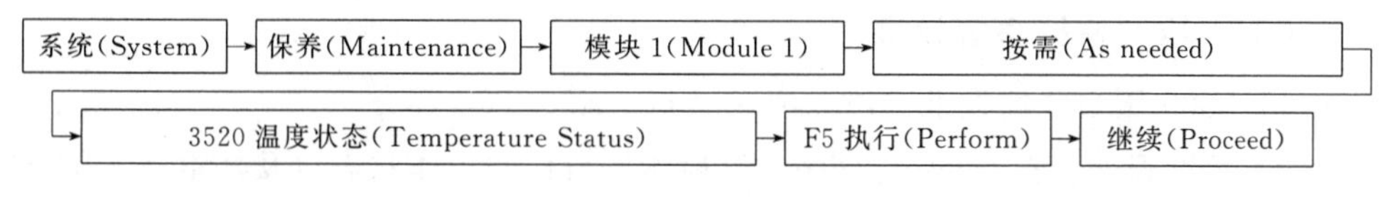

图 4-10　校验流程

（4）结果判断：结束后各温度显示通过（Pass）代表检测通过。

（六）液面感应系统的校准

1. 3610 样本处理装置 LLS 校准（Sample Handler LLS Test）

（1）校准目的：执行样本冲/洗诊断程序，以检查样本针或急诊针（i2000SR）探测样本管、LAS 样本转盘或者 LAS 轨道上样本杯中液体的能力，此步骤检测样本针和急诊针吸样时感应液面的能力。

（2）所需用物：生理盐水、样本杯、样本管、样本架。

（3）校验流程（图 4-11）。

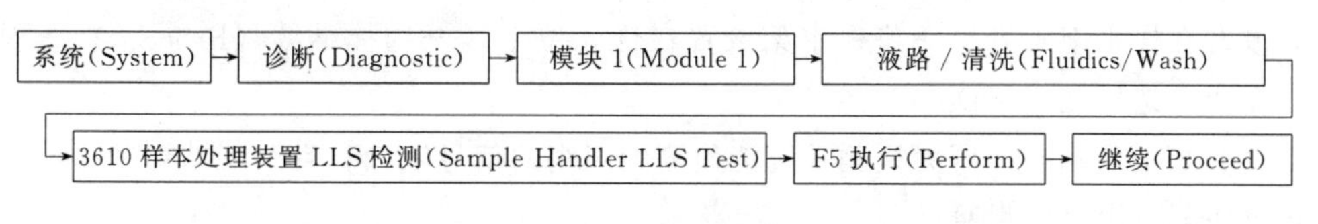

图 4-11　校验流程

按照提示执行以下步骤：选择测试选项（①高样本容量测试；②低样本容量测试；③全部测试）→选择“3”继续，样本架准备（1 号位：放装有 1400mL 生理盐水的样本杯；2 号位：放空样本杯；3 号位：放空样本管）→将样本架放置在 RSH 轨道优先位的 1 区→选择继续（Proceed）→程序完成，选择完成（Done）退出。

（4）结果判断：Noise＜33，Difference＞150，Air Maximum＜3500。

2. 3600 LLS 校准（LLS Test）

（1）校准目的：执行冲/洗程序，以检测探针在 RV2、RV24、RV48（i2000SR）和试剂内中外三圈感应液体的能力，此步骤用于检测探针对 RV2、RV24、RV48 和 R1、R2 在试剂内中外三圈部位的液面探测能力。

（2）所需用物：自来水、空试剂瓶。

（3）校验流程（图 4-12）。

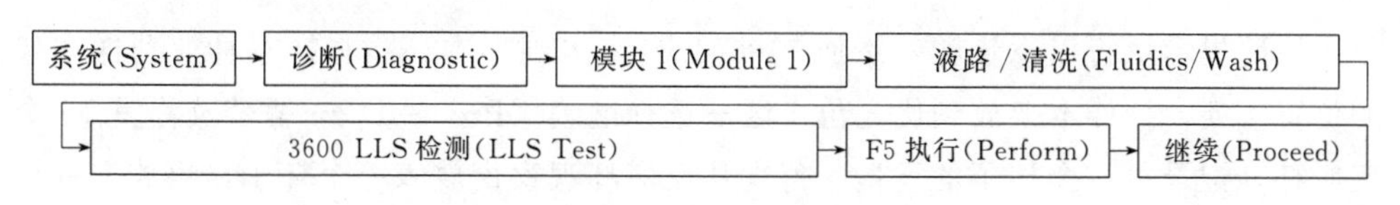

图 4-12　校验流程

（4）结果判断：Noise＜116，Difference＞252，Air Maximum＜3500。

（七）压力监控系统校准

（1）3800 压力监控校准（Pressure Monitoring Test）。

（2）校准目的：执行冲/洗程序，以检测压力板的工作状态以及样本针、R1 试剂针、R2 试剂针的传感器状态。

（3）所需用物：WZ 探针保养瓶、自来水、样本管、样本架。

（4）校验流程（图 4-13）。

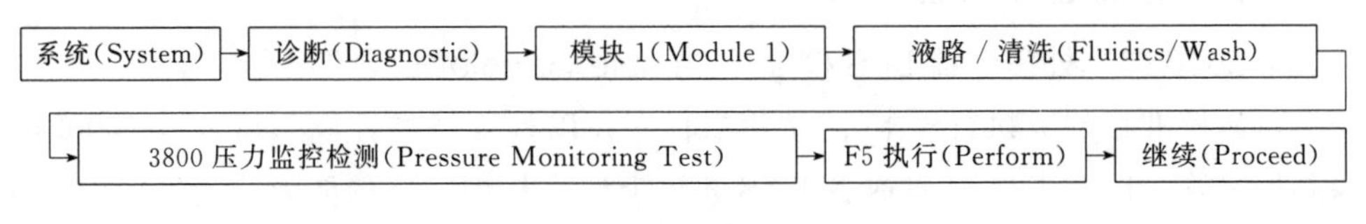

图 4-13　校验流程

按照提示执行以下步骤：选择用于测试的探针→将 WZ 探针保养瓶内灌满自来水并放置在转盘内圈 1 号位→选择继续（proceed）→在样本管内装入半管自来水并放置在样本架 1 号位→将样本架放置在优先位 1 区→选择继续（Proceed）→程序完成，选择完成（Done）退出。

（5）结果判断：压力检测系统能侦测到规则的信号输出，且测试结束后显示通过（Pass）代表检测通过。

（八）加液系统的精密度验证

1. 2021 样品移液器精密度校准（Sample Pipettor Gravimetric）

（1）校准目的：执行本精密度诊断程序以检测分发液体的精密性和样本针的准确性。

（2）所需用物：反应杯、精度为万分之一克的分析天平、自来水、样本杯、样本架。

（3）校验流程（图 4-14）。

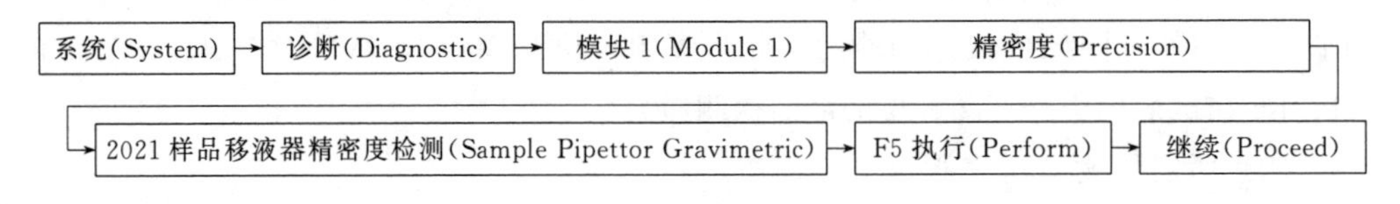

图 4-14　校验流程

按照提示执行以下步骤：添加 1400μL 自来水到样本杯。将样本杯放到样本架的位置 1 处，把样本架放到优先位 1 区→选择继续（Proceed）→编号及称重 15 个反应杯，记录每一个杯子的重量。每次从反应杯观察窗放入一个杯子，再放入一个反应杯后按 L3 以放另一个反应杯→从反应杯观察窗移除反应杯，每移完一个反应杯按 L3→称重每个反应杯的重量并记录结果。确定液体的量，在最终的重量中减掉反应杯本身的重量程序结束，选择完成（Done）退出。

（4）结果判断：称重 15 个空反应杯，样本针喷发 50μL 的清洗缓冲液后重测一次，计算两次结果之差。最终的结果必须在 46～51μL，且 CV 值必须小于等于 1.0%。

2. 2029 急诊移液器精密度校准（Stat Pipettor Gravimetric）

（1）校准目的：执行本精密度诊断程序以检测分发液体的精密性和急诊针的准确性。

（2）所需用物：反应杯、精度为万分之一克的分析天平、自来水、样本杯、样本架。

（3）校验流程（图 4-15）。

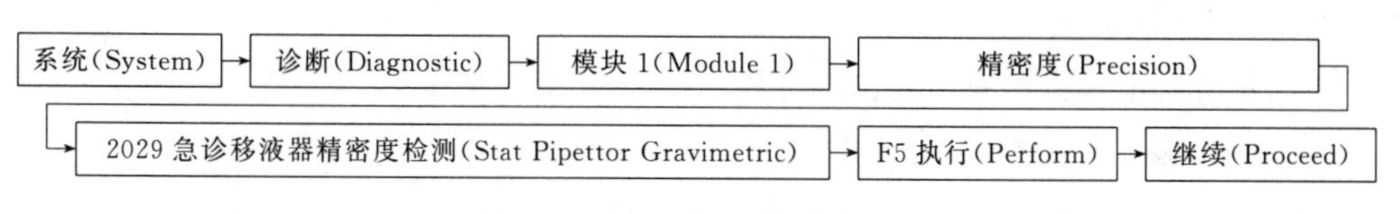

图 4-15　校验流程

校验操作步骤及结果判断见样品移液器精密度校准。

3. 2022 R1 移液器精密度校准（R1 Pipettor Gravimetric）

（1）校准目的：执行本精密度诊断程序以检测分发液体的精密性和 R1 探针的准确性。

（2）所需用物：反应杯、精度为万分之一克的分析天平、自来水、WZ 探针保养瓶。

（3）校验流程（图 4-16）。

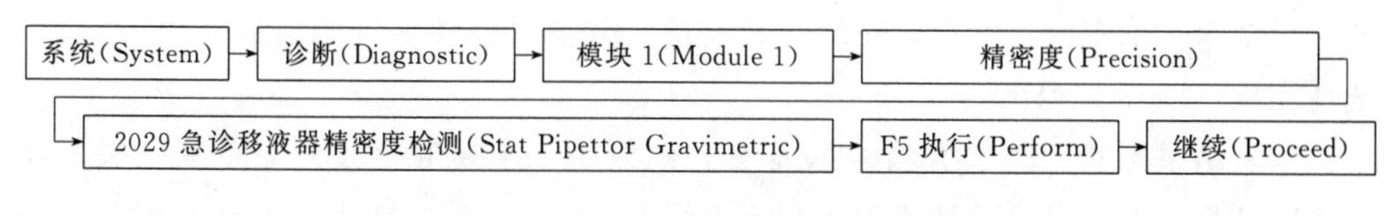

图 4-16　校验流程

按照提示执行以下步骤：在 WZ 探针保养瓶内装入 1/2～3/4 自来水，将瓶放在试剂转盘内圈 1 号位，选择继续（Proceed）→从反应杯观察窗移除反应杯，每移完一个反应杯按 L3→称重每个反应杯的重量并记录结果，确定液体的量，在最终的重量中减掉反应杯本身的重量→程序结束，选择完成（Done）退出。

（4）结果判断：称重 15 个空反应杯，R1 探针喷发 50μL 的清洗缓冲液后重测一次，计算两次结果之差，最终的结果必须在 46～51μL，且 CV 值必须小于等于 1.0%。

4. 2023 R2 移液器精密度校准（R2 Pipettor Gravimetric）

（1）校准目的：执行本精密度诊断程序以检测分发液体的精密性和 R2 探针的准确性。

（2）所需用物：反应杯、精度为万分之一克的分析天平、自来水、WZ 探针保养瓶。

（3）校验流程（图 4-17）

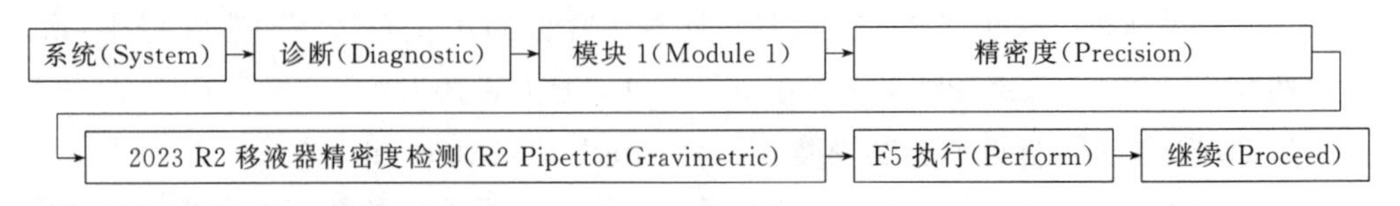

图 4-17 校验流程

校验操作步骤及结果判断见 R1 移液器精密度校准。

5. 2024 预激发液精密度校准（Pre-Trigger Gravimetric）

（1）校准目的：执行本精密度诊断程序，以检测分发液体的精密性和分配预激发液相关硬件的准确性。

（2）所需用物：预激发液、反应杯。

（3）校验流程（图 4-18）。

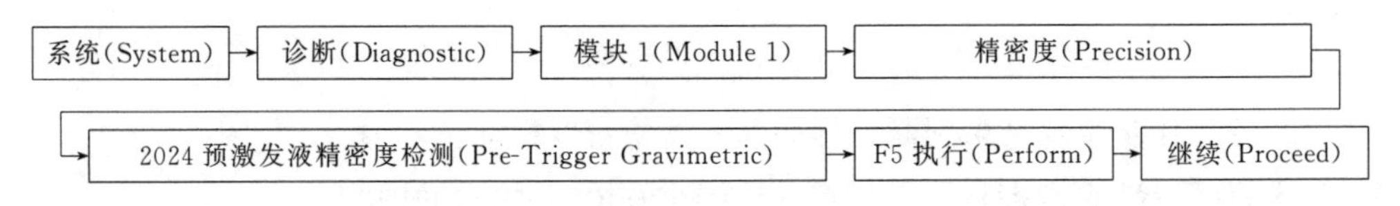

图 4-18 校验流程

按照提示执行以下步骤：编号及称重 15 个反应杯，记录每一个杯子的重量，每次从反应杯观察窗放入一个杯子，在放入一个反应杯后按 L3 以放另一个反应杯从反应杯→观察窗移除反应杯，每移完一个反应杯按 L3 称重→每个反应杯的重量并记录结果，确定液体的量，在最终的重量中减掉反应杯本身的重量→程序结束，选择完成（Done）退出。

（4）结果判断：称重 15 个空反应杯，喷发 100μL 的预激发液后重测一次，计算两次结果之差。最终的结果须在 95～105μL，且 CV 值必须小于等于 1.0%。

6. 2025 激发液精密度校准（Trigger Gravimetric）

（1）校准目的：执行本精密度诊断程序，以检测分发液体的精密性和分配激发液相关硬件的准确性。

（2）所需用物：激发液、反应杯。

（3）校验流程（图 4-19）。

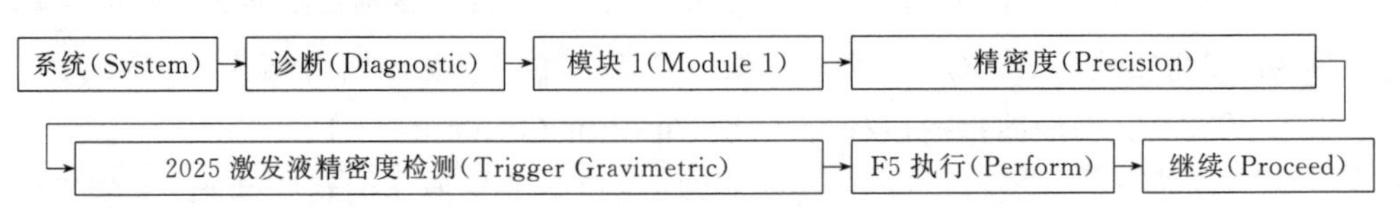

图 4-19 校验流程

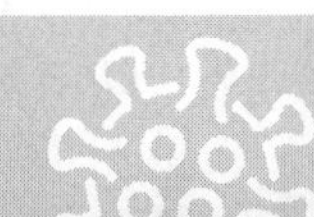

按照提示执行以下步骤：编号及称重15个反应杯，记录每一个杯子的重量，每次从反应杯观察窗放入一个杯子，在放入一个反应杯后按L3以放另一个反应杯→从反应杯观察窗移除反应杯，每移完一个反应杯按L3→称重每个反应杯的重量并记录结果，确定液体的量，在最终的重量中减掉反应杯本身的重量→程序结束，选择完成（Done）退出。

（4）结果判断：称重15个空反应杯，喷发300μL的激发液后重测一次，计算两次结果之差。最终的结果须在285～315μL，且CV值必须小于等于1.0%。

7. 2026冲洗站1精密度校准（Wash Zone 1 Gravimetric）

（1）校准目的：执行本精密度诊断程序以检测喷发液体的精密性和清洗区1组件的准确性。

（2）所需用物：缓冲液、反应杯。

（3）校验流程（图4-20）。

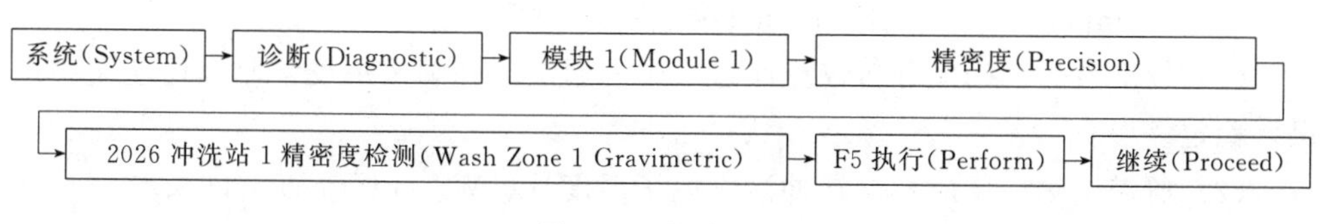

图4-20 校验流程

按照提示执行以下步骤：编号及称重15个RV杯，记录每一个杯子的重量，每次从RV杯观察窗放入一个杯子，在放入一个RV杯后按L3以放另一个RV杯→从RV杯观察窗移除RV杯，每移完一个RV杯按L3→称重每个RV杯的重量并记录结果，确定液体的量，在最终的重量中减掉RV杯本身的重量→程序结束，选择完成（Done）退出。

（4）结果判断：称重15个空RV杯，通过WZ1喷发400μL的缓冲液后重测一次，计算两次结果之差，最终的结果须在360～440μL，且CV值必须小于等于2.0%。

8. 2027冲洗站2精密度校准（Wash Zone 2 Gravimetric）

（1）校准目的：执行本精密度诊断程序，以检测喷发液体的精密性和清洗区2组件的准确性。

（2）所需用物：缓冲液、反应杯。

（3）校验流程（图4-21）。

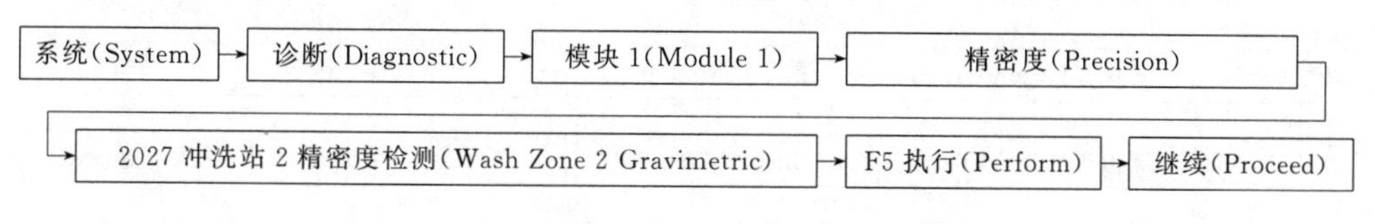

图4-21 校验流程

校验操作步骤及结果判断同冲洗站1。

(九)光路确认校准

(1)校准目的:确定CMIA接收器是否正常工作。

(2)所需用物:β-hCG试剂、β-hCG定标液、β-hCG三水平质控液、缓冲液、激发液、预激发液、反应杯、样本杯、样本架。

(3)校验流程:使用仪器配套β-hCG试剂检测相应项目的低、中、高三水平质控样品,每个水平质控重复测试20次。按公式计算变异系数(CV),结果符合(4)要求。

$$CV = s/\bar{X} \times 100\%$$

注:s为样本测试的标准差。$\bar{X}$为样本测试值的平均值。

(4)结果判断:计算各水平质控结果变异系数CV,CV值必须小于等于7.5%。

(十)仪器温度检测(人工)

3530 Temperature Check-Manual 温度检查 手动。

(1)校准目的:确保分析仪反应过程中的温度达到满足免疫学原理反应需要且保持稳定。

(2)所需用物:反应杯、缓冲液、电子温度计、WZ针保养瓶、自来水。

(3)校验流程(图4-22)。

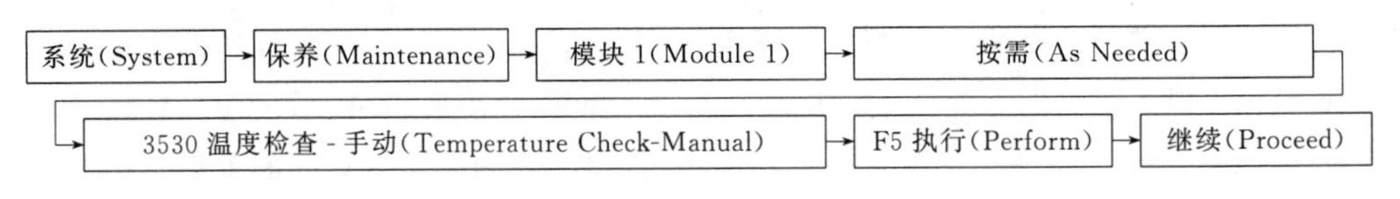

图4-22 校验流程

按照提示执行以下步骤:本程序需要一个装满自来水的WZ针保养瓶,在运行这个程序前,这个保养瓶必须已在试剂仓内放置至少1h,如果装满自来水的WZ针保养瓶已经在试剂仓里放置了至少1h了,选择继续(Proceed)继续;如果WZ针保养瓶还未装载,选择装载瓶子(Load Bottle)后按提示操作。

选择装载瓶子(Load Bottle)后,按照提示执行以下步骤:在WZ针保养瓶中装满自来水。

把瓶子装载在试剂仓内圈1号位置。

在继续执行这个程序前等待1h。选择Done结束退出。

等待1h后,重新执行上述程序进行温度人工检测,流程见图4-23。

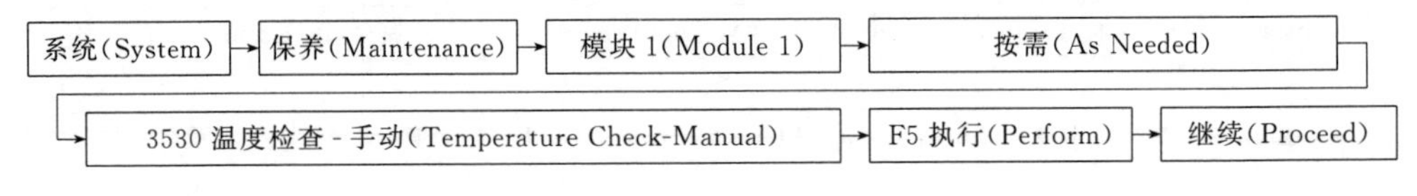

图4-23 校验流程

按照提示执行以下步骤：本程序需要一个装满自来水的 WZ 针保养瓶。在运行这个程序前，这个保养瓶必须已在试剂仓内放置至少 1h。如果装满自来水的 WZ 针保养瓶已经在试剂仓里放置了至少 1h，选择“继续（Continue）”继续；如果 WZ 针保养瓶还未装载，选择“装载瓶子（LoadBottle）”后按提示操作。

选择“继续（Continue）”后，按照提示执行以下步骤：

请移除所有内部配件的盖子。盖子移除后，选择“继续（Continue）”。

处理通道区域 3：

- 将温度计探针插入 RV 传送器右侧的小孔（RV48 号位）。
- 温度计上读数波动幅度在±0.1℃时，把温度值输入下方“用户输入（User Input）”窗口。再点击“继续（Continue）”前，请移除温度计探针。
- 把温度值输入下方“用户输入（User Input）”窗口，点击“继续（Continue）”。

处理通道区域 2：

- 将温度计探针插入样本针清洗站附近的小孔（RV24 号位）。
- 温度计上读数波动幅度在±0.1℃时，把温度值输入下方“用户输入（User Input）”窗口。再点击“继续（Continue）”前，请移除温度计探针。
- 把温度值输入下方“用户输入（User Input）”窗口，点击“继续（Continue）”。

处理通道区域 1：

- 将温度计探针插入 RV 装载分流器前方 8cm 处的小孔。
- 温度计上读数波动幅度在±0.1℃时，把温度值输入下方“用户输入（User Input）”窗口。再点击“继续（Continue）”前，请移除温度计探针。
- 把温度值输入下方“用户输入（User Input）”窗口，点击“继续（Continue）”。

处理通道区域 6：

- 将温度计探针插入 R1 试剂针清洗站附近的小孔（RV2 号位）。
- 温度计上读数波动幅度在±0.1℃时，把温度值输入下方“用户输入（User Input）”窗口。再点击“继续（Continue）”前，请移除温度计探针。
- 把温度值输入下方“用户输入（User Input）”窗口，点击“继续（Continue）”。

处理通道区域 5：

- 将温度计探针插入清洗区 2 左侧的小孔（当你站在仪器后方时的视角）。
- 温度计上读数波动幅度在±0.1℃时，把温度值输入下方“用户输入（User Input）”窗口。再点击“继续（Continue）”前，请移除温度计探针。
- 把温度值输入下方“用户输入（User Input）”窗口，点击“继续（Continue）”。

处理通道区域 4：

- 将温度计探针插入清洗区 1 右侧的小孔（当你站在仪器后方时的视角）。
- 温度计上读数波动幅度在±0.1℃时，把温度值输入下方“用户输入（User

Input）”窗口。再点击“继续（Continue）”前，请移除温度计探针。

• 把温度值输入下方“用户输入（User Input）”窗口，点击“继续（Continue）”。

处理试剂仓：

• 将温度计探针插入试剂仓，盖上R2移液器内圈试剂的吸液孔。

• 温度计上读数波动幅度在±0.1℃时，把温度值输入下方“用户输入（User Input）”窗口。

在点击“继续（Continue）”前，请移除温度计探针。

把温度值输入下方“用户输入（User Input）”窗口，点击“继续（Continue）”。

屏幕下方结果（Result）部分会显示各检测温度是否符合要求，若温度符合要求，结果判读为通过（Pass）。

程序结束，选择完成（Done）退出。

4. 结果判断 结束后各温度显示通过（Pass）代表检测通过。

（十一）携带污染率检测

1. 校准目的 检测分析仪分析过程中的携带污染率是否符合正常工作要求。

2. 所需用物 β-hCG试剂、β-hCG定标液、β-hCG异常高值的标本或质控血清、生理盐水、缓冲液、激发液、预激发液、反应杯、样本杯、样本架。

3. 校验流程 使用仪器配套的β-人绒毛膜促性腺激素试剂，准备高浓度样品，并确定其浓度至少为低浓度样品的10^5倍，按照高浓度样品、高浓度样品、高浓度样品、生理盐水、生理盐水、生理盐水的顺序为一组，在分析仪上测定其RLU值，共进行5组测定。

注：若因设备或试剂盒线性范围限定而使得系统无法准确检测，hCG高于100000IU/L的样品，可采用稀释推算法获得。例如，若某一样品在被稀释1000倍后hCG为100IU/L，可推算出其实际浓度为100000IU/L。

（1）每一组的测定中，第4个样品的RLU测定值为A_4，第6个样品的RLU测定值为A_6。

（2）按照公式计算每组的携带污染率。

（3）5组携带污染率中最大值应符合结果判断的规定。

（4）结果判断：仪器的携带污染率应$\leqslant 10^{-5}$。

（十二）批内测量重复性

1. 校准目的 检测分析仪的批内测量重复性是否满足结果检测的需求。

2. 所需用物 β-hCG试剂、β-hCG定标液、β-hCG中值质控品、缓冲液、激发液、预激发液、反应杯、样本杯、样本架。

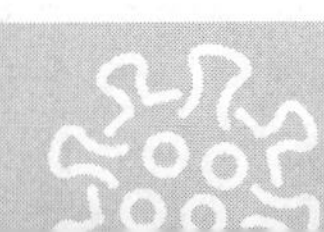

3. 校验流程 使用仪器配套的总β-人绒毛膜促性腺激素试剂检测中值质控样品，重复测试20次，按公式计算变异系数（CV），结果符合结果判断要求。

4. 结果判断 计算结果变异系数CV，CV值必须小于等于7.5%。

（十三）分析仪稳定性

1. 校准目的 检测分析仪工作过程中检测结果的稳定性。

2. 所需用物 β-hCG试剂、β-hCG定标液、β-hCG中值质控品、缓冲液、激发液、预激发液、反应杯、样本杯、样本架。

3. 校验流程 分析仪开机处于稳定工作状态后，使用仪器的配套的总β-人绒毛膜促性腺激素试剂，校准品，质控品，上机测试中值质控品，重复测试3次，计算测定结果的平均值，过4h、8h后分别上机重复测试3次，计算结果的平均值，以第一次结果作为基准值，按公式计算相对偏倚（a,%），取最大偏倚值应符合结果判断的要求。

$$a=\frac{(\bar{X}_{n}-\bar{X}_{1})}{\bar{X}_{1}}\times 100\%$$

注：$\bar{X}_{n}$ 为第4h、第8h测定值的均值。$\bar{X}_{1}$ 为初始测定值的均值。

4. 结果判断 分析仪开机处于稳定工作状态后第4h、第8h的β-hCG试剂检测结果与处于稳定工作状态初始时的测定结果的相对偏倚不超过±10%。

（十四）分析仪线性相关性

1. 校准目的 检测分析仪的线性相关性满足检测的要求。

2. 所需用物 β-hCG试剂、β-hCG定标液、β-hCG异常高值的标本、蒸馏水、缓冲液、激发液、预激发液、反应杯、样本杯、样本架。

3. 校验流程 使用仪器配套的总β-人绒毛膜促性腺激素试剂，并准备浓度比不小于2个数量级的线性上限的样品和线性下限样品，将线性上限样品按比例稀释成至少5个不同浓度的样品，混合均匀后分别测定各个浓度的样品并重复测定3次。记录各样品的测定结果，并计算各样品3次测定值的均值（y_{i}）。以稀释浓度（X_{i}）为自变量，以测定结果均值（y_{i}）为因变量求出线性回归方程。按公式计算线性回归的相关系数（r）。计算结果应符合结果判断的要求。

$$r=\frac{\sum[(X_{i}-\bar{X})\sum(y_{i}-\bar{y}_{1})]}{\sqrt{\sum(X_{i}-\bar{X})^{2}\sum(y_{i}-\bar{y})^{2}}}$$

4. 结果判断 线性相关系数 $r\geqslant 0.9$。

（徐艳玲）

YP-001 乙型肝炎病毒表面抗原标准操作程序

一、目的

建立 Architect 乙型肝炎病毒表面抗原（HBsAg）检测的标准操作程序，用来定量测定人血清和血浆中的乙型肝炎病毒表面抗原，保证乙型肝炎病毒表面抗原检测的正确性及规范性。

二、原理和方法

（一）原理

Architect 乙型肝炎病毒表面抗原项目采用两步法免疫检测，运用 Chemiflex 技术，即化学发光微粒子免疫检测（CMIA）技术与灵活的检测模式的结合，定量测定人血清和血浆中的 HBsAg。

（二）方法

（1）将样本和 HBs 抗体包被的顺磁微粒子混合。使样本中的 HBsAg 与 HBs 抗体包被的微粒子结合。

（2）冲洗后，加入吖啶酯标记的 HBs 结合物，形成反应混合物。

（3）再次冲洗后，将预激发液和激发液加入到反应混合物中。

（4）测量产生的化学发光反应，以相对发光单位（RLUs）表示。样本中的 HBsAg 和 Architect i 光学系统检测到的 RLUs 值之间成正比。使用之前生成的乙型肝炎病毒表面抗原校准曲线测定样本中的乙型肝炎病毒表面抗原浓度。如果样本浓度大于或等于 0.05IU/mL，则样本呈 HBsAg 反应性。

三、标本类型、容器及标本要求

（一）标本类型

血清。

（二）容器

血清标本采集用标准样本试管或含分离胶的试管。

（三）标本要求

2～8℃可保存 7 天，－20℃可保存 30 天。处理样本时要小心，避免交叉污染，建议使用一次性移液管或吸头。为达到最佳的检测结果，应检查所有样本中有无气

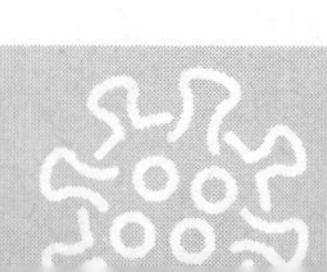

泡，离心前确认血清样本中的血液已经完全凝固。某些样本，特别是来自接受过抗凝剂或溶栓剂治疗的患者样本，血液凝固的时间可能要延长，如果在血液完全凝固之前就离心，纤维蛋白的存在可能导致结果错误或吸样错误；接受过肝素治疗的患者，其样本可能会出现部分凝固，并且由于纤维蛋白的存在，可能会造成检测结果错误，为防止这种现象发生，应在肝素治疗前取样。

四、患者准备

参见促甲状腺刺激激素标准操作程序相关内容。

五、所需仪器、试剂、校准品、质控品、试剂盒储存条件

（一）仪器

雅培 Architect i2000SR 全自动电化学发光分析仪。

（二）试剂

Architect 乙型肝炎病毒表面抗原定量测定试剂盒（6C36）。

1. 试剂盒一（1×100 测试/盒； 4×100 测试/盒）

（1）微粒子：1 或 4 瓶（6.6mL/100 测试）乙型肝炎病毒表面抗体（小鼠，单克隆，IgM，IgG）包被的微粒子，储存于含有蛋白稳定剂的 MES 缓冲液中。最低浓度：0.0675%固体物质。防腐剂：ProClin300。

（2）结合物：1 或 4 瓶（5.9mL/100 测试）吖啶酯标记的乙型肝炎病毒表面抗体（山羊，IgG）结合物，储存于含有蛋白稳定剂（牛和人血浆）的 2-（*N*-吗啡啉）乙磺酸（MES）缓冲液中。最低浓度：0.25μg/mL。防腐剂：ProClin300 和抗菌剂。

（3）项目稀释液：1 或 4 瓶（7.6mL）Architect 乙型肝炎病毒表面抗原项目稀释液，含有复钙人血浆。防腐剂：抗菌剂和 ProClin300。

2. 试剂盒二（1×100 测试/盒； 1×500 测试/盒； 4×500 测试/盒）

（1）微粒子：4 瓶（6.6mL/100 测试；27.0mL/500 测试）乙型肝炎病毒表面抗体（小鼠，单克隆，IgM，IgG）包被的微粒子，储存于含有蛋白稳定剂的 2-（*N*-吗啡啉）乙磺酸（MES）缓冲液中。最低浓度：0.0675%固体物质。防腐剂：ProClin300。

（2）结合物：4 瓶（5.9mL/100 测试；26.3mL/500 测试）吖啶酯标记的乙型肝炎病毒表面抗体（山羊，IgG）结合物，储存于含有蛋白稳定剂（牛和人血浆）的 2-（*N*-吗啡啉）乙磺酸（MES）缓冲液中。最低浓度：0.25μg/mL。防腐剂：ProClin300。

（三）校准品 为雅培原厂校准品。

（四）质控品 阴性为雅培原厂质控品，弱阳性为康彻思坦质控品。

（五）试剂盒储存条件

（1）Architect HBsAg 试剂盒、校准品和质控品必须竖直向上储存于 2～8℃，从 2～8℃中取出后即可使用，试剂上机前需要翻转 30 次左右混合微粒子试剂，使运输过程中沉淀下来的微粒子重新悬浮，校准品和质控品需充分混匀后上机。

（2）按照指导储存和处理时，试剂在有效期内可保持稳定。

（3）Architect HBsAg 试剂盒在 Architect i 系统上最长可以储存 30 天。

（4）试剂可以在 Architect i 系统上储存，也可脱离系统储存。如果试剂脱离储存系统，需将其竖直向上储存于 2～8℃（盖有软盖和替换盖）。试剂从系统上取出后，建议将其放回原始托架和包装盒中，竖直向上储存。如果微粒子瓶在脱离系统且冷藏储存时没有竖直向上放置（盖有软盖），必须丢弃该试剂盒。

（5）试剂盒有效期：2～8℃储存，有效期 12 个月。

六、校准程序

（1）校准品浓度：A-F。

（2）校准操作详见雅培 Architect i2000SR 分析仪校准标准操作程序。

七、操作步骤

详见雅培 Architect i2000SR 分析仪标准操作程序。

八、质量控制程序

（一）质控品的准备

每日从 2～8℃冰箱取出乙型肝炎病毒表面抗原质控品，室温放置 20min 左右，轻轻颠倒混匀数次，使质控品完全溶解备用。

（二）质控品、浓度水平及频率

每批使用 2 个浓度水平的质控品，24h 内进行一批质控品进行，一般在检测标本前进行，在质控在控的情况下进行常规标本的检测。

（三）失控后处理

根据定性项目的质控判断标准来判断室内质控结果是否为失控，失控后应先停止检测，停发报告，查找原因，消除原因后，再重新检测，发出报告。若处理后仍失控，则应请厂家技术人员前来处理。

九、干扰与交叉

（1）使用小鼠单克隆抗体制剂进行诊断或治疗的患者，其样本中可能含有人抗小鼠抗体（HAMA）。使用含有小鼠单克隆抗体的试剂盒，如 Architect 乙型肝炎病毒表面抗原确认试剂盒，检测含有 HAMA 的样本时，可能会出现异常检测值。

（2）人血清中的异嗜性抗体可与试剂中的免疫球蛋白发生反应，干扰体外免疫测定。经常与动物或动物血清产品接触的患者，其样本可能容易受到此干扰，并使检测结果出现异常值。可能需要其他信息诊断。

十、计算方法

对每一个标本，仪器会自动计算 HBsAg 的含量，单位是 IU/mL。

十一、参考区间

＜0.05IU/mL。

十二、警示值与危急值

乙型肝炎病毒表面抗原检测结果为阳性时，需填写检验科病毒标志物阳性结果登记及反馈表，并及时上报医院感控办。

十三、分析性能

本实验室：①符合率。阴性符合率：≥80％；阳性符合率：≥80％。②内部比对符合率：方法间：≥80％。③精密度。重复精密度：CV≤10％；中间精密度：CV≤15％，验证通过。

分析灵敏度：使用 WHO HBsAg 第二代国际标准品（亚型 adw2，基因型 A，NIBSC 编码 00/588）的连续稀释物评估分析灵敏度。稀释范围为 0.010～0.5IU/mL。对于经 Architect 乙型肝炎病毒定性项目（2G22）检测为复检反应性的稀释物，使用 3 个批次的 Architect 乙型肝炎病毒确认试剂，在 2 台仪器（1 台 i2000SR 和 1 台 i1000SR）上进行检测。本试验中，对于经 Architect 乙型肝炎病毒确认项目确定为阳性的稀释物，通过 Architect 乙型肝炎病毒定性项目检测亦为复检反应性。

十四、临床意义

HBsAg 可作为乙型肝炎早期诊断的指标，与其他标志物联合检测可诊断 HBsAg 携带者、急性乙型肝炎潜伏期、急性和慢性肝炎患者，HBsAg 阴性不能完全排除 HBV 感染患者。

十五、相关记录

（1）感染类室内质控记录表。

（2）检验科病毒标志物阳性结果登记及反馈表。

（3）定标记录表（月）。

十六、支持性文件

Architect HBsAg Qualitative Ⅱ Confirmatory 测定试剂盒说明书。

（张冬娜）

YP-002 抗乙型肝炎病毒表面抗体标准操作程序

一、目的

建立 Architect 乙型肝炎病毒表面抗体（HBsAb）的标准操作程序，定量测定人血清和血浆中的乙型肝炎病毒表面抗体（HBs 抗体）以保证乙型肝炎病毒表面抗体检测的正确性及规范性。

二、原理和方法

（一）原理

Architect 乙型肝炎病毒表面抗体项目采用两步法免疫检测，运用化学发光微粒子免疫检测技术（CMIA），定量测定人血清和血浆中的 HBs 抗体。

（二）方法

（1）将样本和包被重组 HBsAg（rHBsAg）的顺磁微粒子混合。样本中的 HBs 抗体与 rHBsAg 包被的微粒子结合后冲洗。

（2）加入吖啶酯标记的 rHBsAg 结合物。再次冲洗后，将预激发液和激发液加入到反应混合物中。测量产生的化学发光反应，以相对发光单位（RLUs）表示。样本中的 HBs 抗体和 Architecti 光学系统检测到的 RLUs 值之间成正比。使用之前生成的 Architect HBs 抗体校准曲线测定样本中 HBs 抗体的浓度。如果样本浓度≥10.0IU/mL，则样本呈 HBs 抗体反应性。

三、标本类型、容器及标本要求

（一）标本类型

血清。

（二）容器

血清标本采集用标准样本试管或含分离胶的试管。

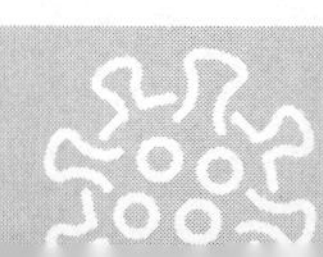

（三）标本要求

2～8℃可保存7天，−20℃可保存30天。处理样本时要小心，避免交叉污染。建议使用一次性移液管或吸头。为达到最佳的检测结果，检查所有样本中有无气泡。离心前确认血清样本中的血液已经完全凝固。某些样本，特别是来自接受过抗凝剂或溶栓剂治疗的患者样本，血液凝固的时间可能要延长。如果在血液完全凝固之前就离心，纤维蛋白的存在可能导致结果错误或吸样错误；接受过肝素治疗的患者，其样本可能会出现部分凝固，并且由于纤维蛋白的存在，可能会造成检测结果错误。为防止这种现象发生，应在肝素治疗前取样。

四、患者准备

参见促甲状腺刺激激素标准操作程序相关内容。

五、所需仪器、试剂、试剂储存条件

（一）仪器

雅培 Architect i2000SR 分析系统。

（二）试剂

Architect 乙型肝炎病毒表面抗体测定试剂盒（7C18）。

1. 微粒子 1或4瓶（4.56mL/100测试瓶；16.80mL/500测试瓶）乙型肝炎病毒表面抗原（亚型ad和ay）（小鼠细胞中表达的大肠杆菌重组DNA）包被的微粒子，储存于含有蛋白稳定剂的三羟甲基氨基甲烷（TRIS）缓冲液中。最低浓度：0.125%固体物质。防腐剂：叠氮钠和抗菌剂。

2. 结合物 1或4瓶（5.9mL/100测试瓶；26.3mL/500测试瓶）结合物，吖啶酯标记的乙型肝炎病毒表面抗原（亚型ad和ay）（小鼠细胞中表达的大肠杆菌重组DNA）结合物，储存于含有蛋白稳定剂（牛和人血浆）的乙磺酸（MES）缓冲液中。最低浓度：0.10μg/mL。

3. 防腐剂 叠氮钠和抗菌剂。

4. 样本稀释液 样本稀释液含有复钙人血浆。防腐剂：叠氮钠和ProClin950。

（三）试剂储存条件

（1）Architect 乙型肝炎病毒表面抗体测定试剂盒必须竖直向上储存于2～8℃，取出后可立即使用，上机前需要翻转30次混匀微粒子试剂，使运输过程中沉淀下来的微粒子重新悬浮。

（2）按照指导储存和操作时，试剂盒在有效期内保持稳定。

（3）Architect 乙型肝炎病毒表面抗体测定试剂盒在系统上最多储存30天。

（4）试剂可以在 Architect i 系统上储存，也可离机储存。从机上卸载试剂后，需立即将其竖直向上储存于 2～8℃（盖有软盖和替换盖）。从系统上取出试剂后，建议将其放回原始托架和包装盒中，以确保其竖直向上放置。如果微粒子试剂瓶在离机储存时没有竖直向上放置（盖有软盖）时，必须丢弃该试剂盒。试剂从系统上取出后，必须进行扫描以更新系统上的在机稳定时间。

六、校准程序

（1）校准品浓度：A-F。

（2）校准操作详见雅培 Architect i2000SR 分析系统校准标准操作程序。

七、操作步骤

详见雅培 Architect i2000SR 分析系统标准操作程序。

八、质量控制程序

（一）质控品的准备

每日从 2～8℃冰箱取出乙型肝炎病毒表面抗体质控品，室温放置 20min 左右，轻轻颠倒混匀数次，使质控品完全溶解备用。

（二）质控品、浓度水平及频率

每批使用 2 个浓度水平的质控品，24h 内进行一批的控品进行，一般在检测标本前进行，在质控在控的情况下进行常规标本的检测。

（三）失控后处理

根据定性项目的质控判断标准来判断室内质控结果是否为失控，失控后应先停止检测，停发报告，查找原因，消除原因后，再重新检测，发出报告。若处理后仍失控，则应请厂家技术人员前来处理。

九、干扰与交叉

（1）冻融的样本和含有红细胞、凝块或颗粒物质的样本必须在检测前离心。

（2）接受肝素治疗的患者，其样本可能会凝固不完全，样本中纤维蛋白的存在可能会导致检测结果错误，为避免这种情况，应在肝素治疗前采集样本。检测样本时，可能会出现异常值。

（3）使用含有抗人 IgM 抗体的试剂对含有高浓度 IgM 的患者样本进行检测时（例如多发性骨髓瘤患者的样本）其检测值可能偏低。

十、计算方法

对每一个标本，仪器会自动计算 HBs 抗体的含量，单位是 mIU/mL。

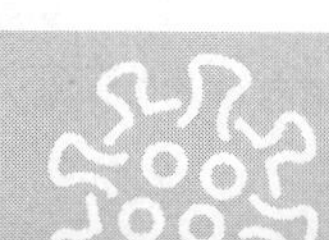

十一、参考区间

<10.0mIU/mL。

十二、分析性能

（一）本实验室

1. 符合率 阴性符合率：≥80%；阳性符合率：≥80%。

2. 内部比对符合率 方法间：≥80%；精密度，重复精密度：CV≤10%；中间精密度：CV≤15%，验证通过。

（二）分析灵敏度

共计检测了来自248例HBV疫苗接种者、41例HBV感染恢复期的患者以及100例高危HBV感染个体的389例样本。在这些样本中，340例（87.40%）为复检反应性且附加试验检测结果为阳性（表4-1）。

（1）两份样本呈HBc抗体和HBe抗体反应性，但是经放射免疫分析法（RIA）检测，呈HBs抗体非反应性。

（2）样本类型包括：静脉注射毒品者（34名）、血液透析患者（33名）和血友病患者（33名）。

表4-1 不同样本对Architect乙型肝炎病毒表面抗体项目的反应性

类型	样本数量/例	复检反应性数及反应率	附加试验确定的阳性数及反应率
HBV疫苗接种者	248	245例(98.79%)	245例(100.00%)
HBV感染恢复者	41	39例(95.12%)	39例(100.00%)
HBV感染风险增加	100	56例(56.00%)	56例(100.00%)
合计	389	340例(87.40%)	340例(100.00%)

（三）分析特异性

在三个实验室检测来自以下类别的共1716份血清和血浆样本：全血献血者、配对血清和血浆样本组、随机住院患者、疾病状况与HBV感染无关的个体以及含潜在干扰物的样本。1716份样本中259份（15.09%）为复检反应性，其中254份（98.07%）的附加检测结果为阳性（表4-2）。

表4-2 各类型标本反应性

类型	样本数量/例	复检反应性例数及反应率	附加试验确定的阳性数[a]及反应率
全血献血者	1006	154例(15.31%)	151例(98.05%)
配对血清/血浆的血浆样本	50	8例(16.00%)	8例(100.00%)

续表

类型	样本数量/例	复检反应性例数及反应率	附加试验确定的阳性数[a]及反应率
住院患者	500	65例(13.00%)	63例(96.92%)
与HBv感染无关的患者样本[b]	160	32例(20.00%)	32例(100.00%)
总计	1716	259例(15.09%)	254例(98.07%)

a：对HBc抗体、HBsAg和HBe抗体执行附加试验以确定Architect HBs抗体呈反应性的样本是否存在HBs抗体。此外，还通过RIA检测HBs抗体。如果检测到HBs抗体（采用比较法或RIA法）、HBc抗体、HBsAg或HBe抗体等HBV标志物中的一种或多种，即可判定该样本为HBs抗体阳性。

b：类型包括：CMV抗体阳性、EBV抗体阳性、HSV抗体、HAV抗体、HCV抗体、HIV-1抗体、风疹抗体阳性、弓形虫抗体阳性，E. coli感染、酵母菌感染、梅毒阳性、抗核抗体阳性、类风湿因子、多发性骨髓瘤、HBsAg阳性以及酒精性肝病各10例。

注：使用采自全血献血者的样本、配对血清/血浆中的血浆样本、住院患者、与HBV感染无关的患者以及含有潜在干扰物的样本测出的Architect乙型肝炎病毒表面抗体项目的反应性。

（四）精密度

Architect乙型肝炎病毒表面抗体项目的精密度是使用3个批号的试剂进行临床试验而得出的。在3个不同实验室使用各个批号的试剂对1个检测盘中5份不同样本每天重复检测4次，共进行5天。日常运行包括在运行开始时及结束前对Architect阳性质控品重复检测两次。然后，利用随机效应模型的方差分量分析（表4-3）测定项目内、项目间的标准偏差（SD）和变异系数百分比（%CV）。

表4-3　Architect乙型肝炎病毒表面抗体项目精密度

检测盘样本	总重复次数/次	总均值/(mlU/mL)	项目内		项目间[a]		总差异[b]	
			SD	CV/%	SD	CV/%	SD	CV/%
1	180	4.67	0.302	6.5	0.403	8.6	0.613	13.1
2	180	14.60	0.434	3.0	0.708	4.9	1.367	9.4
3	180	79.75	3.082	3.9	4.130	5.2	7.085	8.9
4	180	255.04	4.752	1.9	7.565	3.0	19.464	7.6
5	180	489.20	14.474	3.0	19.225	3.9	38.688	7.9
阳性质控品1	180	16.18	0.687	4.2	0.765	4.7	1.388	8.6
阳性质控品2	180	82.06	1.934	2.4	2.460	3.0	6.045	7.4

注：a项目间变异包括项目内变异。

b总差异包括项目内、项目间、批间、室间差异。

十三、临床意义

HBsAb是机体感染或接种乙型肝炎疫苗有效的标志。绝大多数自愈性乙型肝炎感染者在HBsAg消失后可检出HBsAb。定量检测HBsAb对于评估疫苗接种效

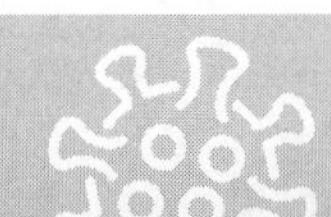

果具有重要意义。如果 HBsAb 浓度较低，应进行疫苗加强注射，以维持机体处于有效的免疫状态。

十四、相关记录

(1) 感染类室内质控记录表。

(2) 检验科病毒标志物阳性结果登记及反馈表。

(3) 定标记录表（月）。

十五、支持性文件

Architect Anti-HBc IgM 测定试剂盒说明书。

（张冬娜）

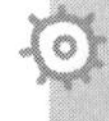

YP-003 乙型肝炎病毒 e 抗原标准操作程序

一、目的

建立体外定性测定人血清和血浆中的乙型肝炎病毒 e 抗原（HBeAg）的标准操作程序，保证乙型肝炎病毒 e 抗原检测的正确性及规范性。

二、原理和方法

（一）原理

Architect 乙型肝炎病毒 e 抗原项目采用两步法免疫检测，运用 Chemiflex 技术，将 CMIA 技术与灵活的检测模式相结合，定性测定人血清和血浆中的乙型肝炎病毒 e 抗原。

（二）方法

(1) 将样本、项目稀释液和乙型肝炎病毒 e 抗体（小鼠，单克隆）包被的顺磁微粒子混合。在样本中的乙型肝炎病毒 e 抗原与乙型肝炎病毒 e 抗体包被的微粒子结合后冲洗。

(2) 加入吖啶酯标记的乙型肝炎病毒 e 抗体结合物。再次冲洗后，将预激发液和激发液加入到反应混合物中。测量产生的化学发光反应，以相对发光单位(RLUs) 表示。样本中的乙型肝炎病毒 e 抗原含量和 Architect i 光学系统检测到的 RLUs 值之间成正比。

(3) 通过对比反应中的化学发光信号和 Architect 乙型肝炎病毒 e 抗原项目校准得出的 cut-off 信号确定样本中是否存在乙型肝炎病毒 e 抗原。如果反应中的化学发光信号小于 cut-off 信号，则此样本在乙型肝炎病毒 e 抗原检测中呈非反应性。

三、标本类型、容器及标本要求

（一）标本类型

血清。

（二）容器

血清标本采集用标准样本试管或含分离胶的试管。

（三）标本要求

2～8℃可保存 7 天，－20℃可保存 30 天。处理样本时要小心，避免交叉污染，建议使用一次性移液管或吸头。为达到最佳的检测结果，检查所有样本中有无气泡。离心前确认血清样本中的血液已经完全凝固。某些样本，特别是来自接受过抗凝剂或溶栓剂治疗患者的样本，血液凝固的时间可能要延长。如果在血液完全凝固之前就离心，纤维蛋白的存在可能导致结果错误或吸样错误；接受过肝素治疗的患者，其样本可能会出现部分凝固，并且由于纤维蛋白的存在，可能会造成检测结果错误。为防止这种现象发生，应在肝素治疗前取样。

四、患者准备

参见促甲状腺刺激激素标准操作程序相关内容。

五、所需仪器、试剂、试剂盒储存条件

（一）仪器

雅培 Architect i2000SR 分析系统。

（二）试剂

Architect 乙型肝炎病毒 e 抗原测定试剂盒（6C32）。

1. 微粒子 1 或 4 瓶（6.6mL）微粒子：乙型肝炎病毒 e 抗体（小鼠，单克隆）包被的微粒子，制备于含有蛋白（牛）稳定剂的磷酸盐缓冲液中。最低浓度：0.08%固体物质。防腐剂：ProClin300 和其他抗菌剂。

2. 结合物 1 或 4 瓶（5.9mL/瓶）结合物：吖啶酯标记的乙型肝炎病毒 e 抗体（小鼠，单克隆）结合物，制备于含有蛋白（牛）稳定剂的 2-（*N*-吗啡啉）乙

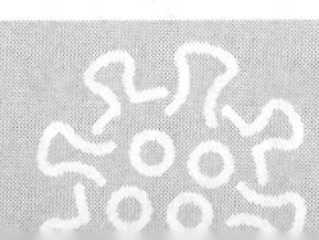

磺酸（MES）缓冲液中。最低浓度：0.04μg/mL。防腐剂：ProClin300。

3. 项目稀释液

1或4瓶（3.9mL/瓶）项目稀释液：含有钙离子的人血浆和蛋白（牛）稳定剂的磷酸盐缓冲液。防腐剂：ProClin300和另一种抗菌剂。

（三）试剂盒储存条件

（1）Architect乙型肝炎病毒e抗原测定试剂盒必须在2～8℃竖直向上储存，取出后可立即使用，上机前需要翻转30次混匀微粒子试剂，使运输过程中沉淀下来的微粒子重新悬浮。

（2）按照指导储存和操作时，试剂盒在有效期内保持稳定。

（3）Architect乙型肝炎病毒e抗原测定试剂盒在系统上最多储存30天。

（4）试剂可以在Architect i系统上储存，也可离机储存。从机上卸载试剂后，需立即将其竖直向上储存于2～8℃（盖有软盖和替换盖）。从系统上取出试剂后，建议将其放回原始托架和包装盒中，以确保其竖直向上放置。如果微粒子试剂瓶在离机储存时没有竖直向上放置（盖有软盖），必须丢弃该试剂盒。

六、校准程序

（1）校准品浓度：1、2。

（2）校准操作详见雅培Architect i2000SR分析系统校准标准操作程序。

七、操作步骤

详见雅培Architect i2000SR分析系统标准操作程序。

八、质量控制程序

（一）质控品的准备

每日从2～8℃冰箱取出乙型肝炎病毒e抗原质控品，室温放置20min左右，轻轻颠倒混匀数次，使质控品完全溶解备用。

（二）质控品、浓度水平及频率

每批使用2个浓度水平的质控品，24h内进行一批质控品检测，一般在检测标本前进行，在质控在控的情况下进行常规标本的检测。

（三）失控后处理

根据定性项目的质控判断标准来判断室内质控结果是否为失控，失控后应先停止检测，停发报告，查找原因，消除原因后，再重新检测，发出报告。若处理后仍失控，则应请厂家技术人员前来处理。

九、干扰与交叉

（1）乙型肝炎病毒e抗原检测结果与临床表现不符时，需要通过附加试验来验证检测结果。

（2）接受小鼠单克隆抗体制剂诊断或治疗的患者，其样本中可能含有人抗小鼠抗体（HAMA）。使用含有小鼠单克隆抗体的试剂盒（如Architect乙型肝炎病毒e抗原）检测此类样本时，可能会出现假性升高或降低，可能需要其他信息诊断。

（3）Architect乙型肝炎病毒e抗原项目含有一种组分可以降低HAMA反应性样本的影响，可能需要其他临床或诊断信息才能明确判断。

（4）人血清中的异嗜性抗体可与试剂中的免疫球蛋白发生反应，干扰体外免疫测定。经常与动物或动物血清产品接触的患者，其样本可能容易受到此干扰，并使检测结果出现异常值，可能需要其他信息用于诊断。

十、计算方法

对每一个标本，仪器会自动计算HBeAg的含量。

十一、参考区间

样本吸光度与标准吸光度比值（S/CO值）<1.0。

十二、分析性能

（一）本实验室

（1）符合率。阴性符合率≥80%；阳性符合率≥80%。

（2）内部比对符合率。方法间≥80%。

（3）精密度。重复精密度，CV≤10%；中间精密度，CV≤15%，验证通过。

（二）分析灵敏度

Architect乙型肝炎病毒e抗原项目的灵敏度≥99.5%。

（三）分析特异性

Architect乙型肝炎病毒e抗原项目检测随机献血者样本的特异性≥99.5%。

（四）分析精密度

Architect乙型肝炎病毒e抗原项目在检测反应性样本（S/CO值≥1.000）时的精密度≤10%。

十三、临床意义

HBeAg是病毒活跃复制的标志，一般HBsAg和HBcAb伴随阳性。HBeAg持续阳性3个月以上则表明有转为慢性感染的倾向。HBeAg和HBV复制肝脏损害成正比，因此HBeAg除了是HBV较强传染性标志外，在抗病毒药物治疗过程中，其浓度降低或转阴表明治疗有效。

十四、相关记录

（1）感染类室内质控记录表。

（2）检验科病毒标志物阳性结果登记及反馈表。

（3）定标记录表（月）。

十五、支持性文件

Architect乙型肝炎病毒e抗原测定试剂盒说明书。

（张冬娜）

YP-004 抗乙型肝炎病毒e抗体标准操作程序

一、目的

建立乙型肝炎病毒e抗体（HBeAb）测定的标准操作程序，定性检测人血清和血浆中的乙型肝炎e抗体（抗-HBe），保证乙型肝炎病毒e抗体检测的正确性及规范性。

二、原理和方法

（一）原理

Architect乙型肝炎病毒e抗体项目采用竞争两步法免疫检测，运用Chemiflex技术，定性测定人血清和血浆中的乙型肝炎病毒e抗体。

（二）方法

（1）将样本、中和试剂和乙型肝炎病毒e抗体（小鼠，单克隆）包被的顺磁微粒子混合。样本中的乙型肝炎病毒e抗体与中和试剂中的重组乙型肝炎病毒e抗原结合。未结合重组乙型肝炎病毒e抗原与乙型肝炎病毒e抗体包被的微粒子在结合后冲洗。

（2）加入吖啶酯标记的乙型肝炎病毒e抗体结合物。再次冲洗后，将预激发液和激发液加入到反应混合物中。测量产生的化学发光反应，以相对发光单位（RLUs）表示。样本中的乙型肝炎病毒e抗体含量与Architect光学系统检测到的RLUs值之间成反比。

（3）通过对比反应中的化学发光信号和Architect乙型肝炎病毒e抗体项目校准得出的cut-off信号确定样本中是否存在乙型肝炎病毒e抗体。如果反应中的化学发光信号大于cut-off信号，则此样本在乙型肝炎病毒e抗体检测中呈非反应性。

三、标本类型、容器及标本要求

（一）标本类型

血清。

（二）容器

血清标本采集用标准样本试管或含分离胶的试管。

（三）标本要求

2～8℃可保存7天，－20℃可保存30天。处理样本时要小心，避免交叉污染。建议使用一次性移液管或吸头。为达到最佳的检测结果，应确保样本中无气泡。离心前确认血清样本中的血液已经完全凝固。某些样本，特别是来自接受过抗凝剂或溶栓剂治疗的患者样本，血液凝固的时间可能要延长。如果在血液完全凝固之前就离心，纤维蛋白的存在可能导致结果错误或吸样错误；接受过肝素治疗的患者，其样本可能会出现部分凝固，并且由于纤维蛋白的存在，可能会造成检测结果错误。为防止这种现象发生，应在肝素治疗前取样。

四、患者准备

参见促甲状腺刺激激素标准操作程序相关内容。

五、所需仪器、试剂、试剂盒储存条件

（一）仪器

雅培Architect i2000SR分析系统。

（二）试剂

乙型肝炎病毒e抗体测定试剂盒。

1. 微粒子 1或4瓶（6.6mL）或1瓶（27.0mL）乙型肝炎病毒e抗体（小鼠，单克隆）包被的微粒子，制备于含有蛋白（牛）稳定剂的磷酸盐缓冲液中。最低浓度：0.08%固体物质。防腐剂：ProClin300和其他抗菌剂。

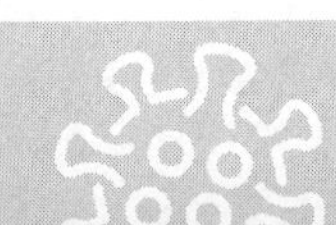

2. 结合物 1或4瓶（5.9mL）或1瓶（26.3mL）吖啶酯标记的乙型肝炎病毒e抗体（小鼠，单克隆）结合物，制备于含有蛋白（牛）稳定剂的2-（*N*-吗啡啉）乙磺酸（MES）缓冲液中。最低浓度：0.08μg/mL。防腐剂：ProClin300。

3. 中和剂 1或4瓶（5.9mL）1瓶（26.3mL）乙型肝炎病毒e抗原（重组DNA），制备于含有蛋白（牛）稳定剂的三羟甲基氨基甲烷（TRIS）缓冲液中。最低浓度：6.7PEIU/mL。防腐剂：抗菌剂。

（三）试剂盒储存条件

（1）Architect乙型肝炎病毒e抗体测定试剂盒必须在2～8℃竖直向上储存，取出后可立即使用，上机前需要翻转30次混匀微粒子试剂，使运输过程中沉淀下来的微粒子重新悬浮。

（2）按照指导储存和操作时，试剂盒在有效期内保持稳定。

（3）Architect乙型肝炎病毒e抗体测定试剂盒在系统上最多储存30天。

（4）试剂可以在Architect系统上储存，也可离机储存。从机上卸载试剂后，需立即将其竖直向上储存于2～8℃（盖有软盖和替换盖）。从系统上取出试剂后，建议将其放回原始托架和包装盒中，以确保其竖直向上放置。如果微粒子试剂瓶在离机储存时没有竖直向上放置（盖有软盖），必须丢弃该试剂盒。

六、校准程序

（1）校准品浓度：1。

（2）校准操作详见雅培Architect i2000SR分析仪校准标准操作程序。

七、操作步骤

详见雅培Architect i2000SR分析仪标准操作程序。

八、质量控制程序

（一）质控品的准备

每日从2～8℃冰箱取出乙型肝炎病毒e抗体质控品，室温放置20min左右，轻轻颠倒混匀数次，使质控品完全溶解，备用。

（二）质控品、浓度水平及频率

每批使用2个浓度水平的质控品，24h内进行一批质控品检测，一般在检测标本前进行，在质控在控的情况下进行常规标本的检测。

（三）失控后处理

根据定性项目的质控判断标准来判断室内质控结果是否为失控，失控后应先停止检测，停发报告，查找原因，消除原因后，再重新检测，发出报告，若处理后仍失控，则应请厂家技术人员前来处理。

九、干扰与交叉

(1) 冻融的样本和含有红细胞、血凝块或颗粒物质的样本必须在检测前离心。

(2) 尚未建立尸体样本或除人血清或血浆外的其他体液样本的性能指标。

(3) 不能使用热灭活样本。

(4) 不能使用严重溶血的样本。

(5) 不能使用明显受到微生物污染的样本。

(6) 接受肝素治疗的患者，其样本可能会凝固不完全。样本中纤维蛋白的存在可能会导致检测结果错误。为避免这种情况，应在肝素治疗前采集样本。

(7) 接受小鼠单克隆抗体制剂诊断或治疗的患者，其样本中可能含有人抗小鼠抗体（HAMA）。使用含有小鼠单克隆抗体的试剂盒检测这类样本时，检测结果可能出现假性升高或假性降低。Architect 乙型肝炎病毒 e 抗体项目含有一种组分可以降低 HAMA 反应性样本的影响。可能需要其他临床或诊断信息才能明确判断。

(8) 人血清中的异嗜性抗体可与试剂中的免疫球蛋白发生反应，干扰体外免疫测定。经常与动物或动物血清产品接触的患者，其样本可能容易受到此干扰，并使检测结果出现异常值。可能需要其他信息用于诊断。

十、计算方法

对每一个标本，仪器会自动计算出 HBe 抗体的含量。

十一、参考区间

S/CO 值＞1.0。

十二、分析性能

（一）本实验室

(1) 符合率。阴性符合率：≥80%；阳性符合率：≥80%。

(2) 内部比对符合率。方法间：≥80%。

(3) 精密度。重复精密度：CV≤10%；中间精密度：CV≤15%，验证通过。

（二）分析灵敏度

Architect 乙型肝炎病毒 e 抗体项目的检测灵敏度≥99.5%。

（三）分析特异性

Architect 乙型肝炎病毒 e 抗体项目检测随机献血者样本的特异性为≥99.5%。

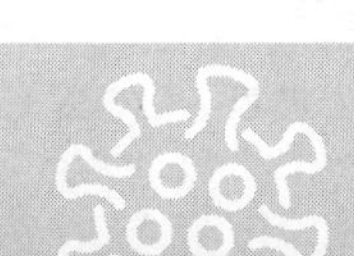

（四）分析精密度

Architect 乙型肝炎病毒 e 抗体检测在质控范围（S/CO 0.21～2.70）内的精密度为≤10%。

十三、临床意义

HBeAb 多出现于急性肝炎恢复期的患者，比 HBsAb 转阳要早，也可出现在慢性乙型肝炎、肝硬化等患者中，并可长期存在。

十四、相关记录

（1）感染类室内质控记录表。

（2）检验科病毒标志物阳性结果登记及反馈表。

（3）定标记录表（月）。

十五、支持性文件

Architect 乙型肝炎病毒 e 抗体测定试剂盒使用说明书。

（张冬娜）

YP-005 抗乙型肝炎病毒核心抗体标准操作程序

一、目的

建立 Architect 乙型肝炎病毒核心抗体（HBcAb）检测的标准操作程序，用来定性检测人血清和血浆中的乙型肝炎病毒核心抗体（Anti-HBc），保证乙型肝炎病毒核心抗体检测的正确性及规范性。

二、原理和方法

（一）原理

Architect 乙型肝炎病毒核心抗体项目采用两步法免疫检测，运用 Chemiflex 技术，定性测定人血清和血浆中的乙型肝炎病毒核心抗体。

（二）方法

（1）将样本、项目稀释液、样本稀释液和 rHBcAg 包被的顺磁微粒子混合。样本中的乙型肝炎病毒核心抗体与 rHBcAg 包被的微粒子结合，冲洗反应混合物。

（2）加入吖啶酯标记的抗人抗体结合物。再次冲洗后，将预激发液和激发液加入到反应混合物中。测量产生的化学发光反应，以相对发光单位（RLUs）表示。样本中的乙型肝炎病毒核心抗体和 Architect i 光学系统检测到的 RLUs 值之间成正比。通过对比反应中的化学发光信号和 Architect 乙型肝炎病毒核心抗体项目当前校准得出的 cut-off 信号确定样本中是否存在乙型肝炎病毒核心抗体。如果样本的化学发光信号大于或等于 cut-off 信号，则应考虑样本的乙型肝炎病毒核心抗体检测呈反应性。

三、标本类型、容器及标本要求

（一）标本类型

血清。

（二）容器

血清标本采集用标准样本试管或含分离胶的试管。

（三）标本要求

（1）为保证检测结果准确，血清和血浆样本应不含纤维蛋白、红细胞或其他物质。从接受抗凝剂或溶栓剂治疗的患者身上获得的血清样本中可能含有纤维蛋白，这是样本凝固不完全造成的。

（2）必须小心处理患者样本，避免发生交叉污染，建议使用一次性移液管或吸头。

（3）为保证检测结果准确，检查所有样本有无气泡。检测前用涂药棒去除泡沫。同一个涂药棒只能用于一个样本，以避免交叉污染。

（4）患者样本应在置于 Architect 系统后的 3h 内检测。

四、患者准备

参见促甲状腺刺激激素标准操作程序相关内容。

五、所需仪器、试剂、试剂盒储存条件

（一）仪器

雅培 Architect i2000SR 分析系统。

（二）试剂

Architect 乙型肝炎病毒核心抗体测定试剂盒（8L44）。

1. 微粒子 1 或 4 瓶（100 测试：6.6mL；500 测试：27.0mL）乙型肝炎病毒核心抗原（大肠杆菌，重组）包被的微粒子，储存于 TRIS 缓冲液中。最低浓度：

0.08%固体物质。防腐剂：ProClin950 和叠氮钠。

2. 结合物 1 或 4 瓶（100 测试：11.0mL；500 测试：28.8mL）吖啶酯标记的鼠抗人抗体结合物，储存于含有蛋白稳定剂的 MES 缓冲液中。最低浓度：0.04μg/mL。防腐剂：对羟基苯甲酸烷基酯钠和叠氮钠。

3. 项目稀释液 1 或 4 瓶（100 测试：5.36mL；500 测试：23.72mL）项目稀释液含有鼠蛋白稳定剂，储存于 MOPSO 缓冲液中。防腐剂：ProClin950 和叠氮钠。

4. 样本稀释液 1 瓶或 4 瓶（5.36mL/100 测试瓶；23.72mL/500 测试瓶）样本稀释液，由含还原剂的 MOPSO 缓冲液组成。

（三）试剂盒储存条件

（1）Architect 乙型肝炎病毒核心抗体测定试剂盒必须在 2～8℃竖直向上储存，取出后可立即使用，上机前需要翻转 30 次混合匀微粒子试剂，使运输过程中沉淀下来的微粒子重新悬浮。

（2）按照指导储存和操作时，试剂盒在有效期内保持稳定。

（3）Architect 乙型肝炎病毒核心抗体测定试剂盒在系统上最多储存 30 天。

（4）试剂可以在 Architect i 系统上储存，也可离机储存。从机上卸载试剂后，需立即将其竖直向上储存于 2～8℃（盖有软盖和替换盖）。从系统上取出试剂后，建议将其放回原始托架和包装盒中，以确保其竖直向上放置。如果微粒子试剂瓶在离机储存时没有竖直向上放置（盖有软盖），必须丢弃该试剂盒。

六、校准程序

（1）校准品浓度：1。

（2）校准操作详见雅培 Architect i2000SR 分析仪校准标准操作程序。

七、操作步骤

详见雅培 Architect i2000SR 分析仪标准操作程序。

八、质量控制程序

（一）质控品的准备

每日从 2～8℃冰箱取出乙型肝炎病毒核心抗体质控品，室温放置 20min 左右，轻轻颠倒混匀数次，使质控品完全溶解，备用。

（二）质控品、浓度水平及频率

每批使用 2 个浓度水平的质控品，24h 内进行一批质控品检测，一般在检测标本前进行，在质控在控的情况下进行常规标本的检测。

（三）失控后处理

根据定性项目的质控判断标准来判断室内质控结果是否为失控，失控后应先停止检测，停发报告，查找原因，消除原因后，再重新检测，发出报告，若处理后仍失控，则应请厂家技术人员前来处理。

九、干扰与交叉

（1）人血清中的异嗜性抗体可与试剂中的免疫球蛋白发生反应，干扰体外免疫测定。经常与动物或动物血清产品接触的患者，其样本可能容易受到此干扰，并使检测结果出现异常值。可能需要其他信息用于诊断。

（2）接受过小鼠单克隆抗体制剂诊断或治疗的患者，其样本中可能含有人抗小鼠抗体（HAMA）。使用含有小鼠单克隆抗体的试剂盒检测含有 HAMA 的样本时，可能会出现异常值。

十、计算方法

对每一个标本，仪器会自动计算 HBc 抗体的含量。

十一、参考区间

S/CO 值＜1.0。

十二、分析性能

（一）本实验室

1. 符合率 阴性符合率≥80％；阳性符合率≥80％。

2. 内部比对符合率 方法间≥80％；重复精密度：CV≤10％；中间精密度：CV≤15％。验证通过。

（二）分析灵敏度

Architect 乙型肝炎病毒核心抗体项目的分析灵敏度小于 1.0 PEIU/mL。使用一个含 4 份样本的检测盘对 Architect 乙型肝炎病毒核心抗体项目的灵敏度进行评估，检测盘可溯源至 Paul-Ehrlich 研究院（PEI）的参考血清。试验使用三个批号的试剂对检测盘进行检测。Architect 乙型肝炎病毒核心抗体项目的灵敏度范围为 0.4～0.5PEIU/mL（各个实验室得到的结果可能存在差异）。

（三）分析特异性

Architect 乙型肝炎病毒核心抗体项目在检测献血人群样本时的总特异性≥

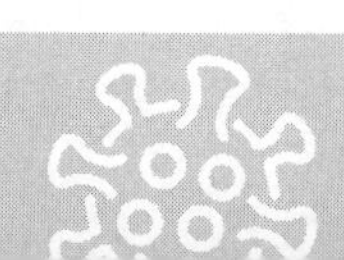

99.5%，在检测住院/确诊人群样本时的总特异性≥98.0%。试验在一个内部实验室和两个外部评估实验室进行。共使用采自5个献血中心的5141份血清和血浆样本和260份住院/确诊样本进行检测，以评估特异性。在献血人群样本中，共26份样本呈反应性。另有2份样本没有包括在特异性计算中，因为不能对这些样本做最终判定。在住院/确认样本中，共28份样本呈反应性。另有1份样本没有包括在特异性计算中，因为不能对该样本做最终判定。各类型标本与乙型肝炎病毒核心抗体项目见表4-4。

表4-4　各类型标本与乙型肝炎病毒核心抗体项目

类型	n	Architect乙型肝炎病毒核心抗体项目			
		IR/%	RR/%	临床特异性	95%置信区间
全部献血者	5141	44(0.86)	41(0.80)	99.71%(5098/5113)	99.52%～99.84%
献血者血清样本	3584	25(0.70)	22(0.61)	99.75%(3561/3570)	99.51%～99.88%
献血者血浆样本	1557	19(1.22)	19(1.22)	99.61%(1537/1543)	99.16%～99.86%
住院/确诊样本	260	28(10.77)	28(10.77)	100%(231/231)	98.42%～100%

（四）分析精密度

Architect乙型肝炎病毒核心抗体项目在检测S/CO值为1.20的样本阳性质控品时的不精密度为总CV≤10%。试验在一个内部实验室和两个外部实验室的各一台仪器上进行。在每个实验室使用三个批号的试剂和三个批号的校准品，对由三个批号的质控品和两个人血浆样本组成的检测盘重复检测4次。每台仪器、检测盘和试剂批号的组合均检测4次。检测项目精密度见表4-5。

表4-5　检测项目精密度

检测盘	n	S/CO值	批内		总	
			SD	CV/%	SD	CV/%
阴性质控品	432	0.22	0.01	6.52	0.02	7.57
阳性质控品	431	2.97	0.08	2.63	0.09	2.87
人血浆检测盘1	144	0.81	0.02	2.73	0.03	3.24
人血浆检测盘2	144	1.18	0.03	2.52	0.03	2.87

十三、计算方法

对每一个标本，仪器会自动计算HBc抗体的含量。

十四、临床意义

HBcAb在乙型肝炎急性感染、慢性感染中均会出现，而且持续时间长。在隐匿性乙肝中有80% HBcAb阳性，其中一半伴有HBsAb阳性。因此单独分析HBcAb的检测结果意义不大，应结合它血清学标志物和HBV DNA的检测结果。

十五、相关记录

（1）感染类室内质控记录表。

（2）检验科病毒标志物阳性结果登记及反馈表。

（3）定标记录表（月）。

十六、支持性文件

Architect Anti-HBc Ⅱ测定试剂盒说明书。

（张冬娜）

第五章

全自动化学发光免疫分析仪标准化操作程序

YQ-017 Alinity i-series 全自动化学发光免疫分析仪标准操作程序

一、目的

Alinity i-series 是雅培诊断研发生产的一款用于体外诊断的全自动生化和免疫检测分析仪。可以开展心脏病、肝炎、传染病、代谢性疾病、肿瘤、肾病、甲状腺疾病等疾病优生优育、妊娠的免疫学检验项目。

二、范围

适用于生免组以及经授权的检验专业技术人员操作使用。

三、责任

由经过培训合格后，并经授权的专业技术人员操作，由生免组组长负责技术指导和质量监督。

四、仪器简介和测试原理

（一）仪器系统组成与运行条件

Alinity i-series 具有三个基本组成部分。包括系统控制模块（SCM）、样品和试剂传输模块（RSM）、免疫处理模块（PM）。

（1）系统控制模块（SCM）：提供所有 Alinity 产品的通用用户界面。

（2）试剂和样品传输模块（RSM）：传送试剂、样品、校准品和质控品通过 Alinity i-series。不论处理模块的类型和数量，每个系统都具有一个基本的 RSM。

（3）处理模块（PM）：执行从吸样到最终结果报告的所有样品处理活动。系统设置由处理模块的类型和数量决定。

（二）试剂系统

雅培 Alinity i-series 分析仪的所有配套试剂均基于 WHO 所发布的标准和质量控制体系，并全部通过 FDA 或 PEI 或 SFDA 的认证。

1. 试剂盒 试剂盒包括一个或多个试剂瓶，含有 Alinity i-series 项目所有必需组分。雅培预包装试剂瓶含有二维条码。每个条码包括以下信息：试剂标识、试剂序列号、测试数、失效日期、在机稳定期。

2. 大瓶溶液 预激发液、激发液、清洗缓冲液。

（三）架子

架子是用在试剂和样品传输模块（RSM）上的附件，用于传送标本、校准品以及质控品到样品移液器。

1. 瓶架 带条码，用字母 V 识别。容纳六瓶开瓶的校准品和质控品，可立即使用。

2. 在机瓶架 带条码，用字母 U 识别。容纳六瓶校准品或质控品。

3. 样品架 带条码，用于识别。容纳六个原始管、分杯管或样品杯。

4. 样品量规 用于确保分杯管中的样品量超过 8mm。

（四）反应杯

反应杯（RV）是进行 CMIA 反应的一次性容器。操作者可在任何时间加入反应杯。

（五） Alinity i-series 的操作原理

化学发光微粒子免疫检测（CMIA）技术和项目处理流程。化学发光微粒子免疫检测（CMIA）技术用于定量或定性测量样品中的抗原、抗体和分析物。

（六）数据存储

项目文件：200 个。

校准信息：对于有效的校准，处理模块上，每个项目 1 个有效校准最多可用于 4 个不同的试剂批号。对于无效的校准，可保存长达 3 个月。历史信息：120000 条。

已释放的标本结果：200000 个。

未释放的结果（包括标本、质控品、校准品）：20000 个。

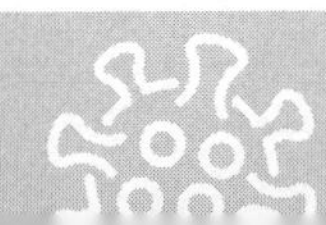

（七）硬件系统—库存管理中心

试剂和样品传输模块（RSM）诊断程序。

（1）1600RSM 传送器校准。

（2）用于校准样品定位器、试剂定位器和装载区。

（3）1610 试剂和样品传输模块测试。

（4）1620 RSM 条码阅读器测试。

（5）1635 RSM 传送器测试。

（6）1690 试剂和样品传输模块初始化。

（7）用于观察试剂和样品传输模块初始化。

（八）硬件系统—系统控制中心

1. **CPU**　PIV 2.4GHz。

2. **输入方法**　触摸式显示器、键盘、手持式条形码扫描器。存储设备：大容量硬盘，光盘存储。

3. **显示设备**　17" 彩色触摸式高分辨率显示器。

4. **输出方式**　HP laser 打印机、RS232 输出端子（符合 ASTM 双向交流标准）。

5. **检测方式**　根据每种待检测物质的生物、物理和化学性质的不同选择不同的检测方式。

6. **检测结果报告**　全部、按项目、按样本、按人为选择报告即刻或分批形式报告。

五、运行条件

（一）环境条件

1. **海拔高度**　海平面以下 30.8m 至海平面以上 2590.8m。

2. **操作期间温度**　15～30℃。

3. **湿度**　相对湿度 20%～85%。在标准大气压下的最大露点温度为 22.3℃。

4. **噪声水平**　不能超过 63.4dBA，距系统 1m。

5. **布置**　仅用于室内。勿使系统接近阳光直射。不要将系统安装在加热和制冷通风口气流处。

（二）纯水要求和用水量规格

1. **最大微生物污染**　1000 CFU/mL。

2. **最小电阻率**　1MΩ·cm，25℃。

3. **压力（系统控制模块处）**　10～90psi（1psi=6.895kPa）。

4. 温度 15～37℃。

5. 每个处理模块平均纯水消耗量 ≤10L/h。

6. 每个处理模块最高纯水流速 ≤20L/h（最长 15min）；≤30L/h（在清洗缓冲液稀释装置的灌注期间最长 2min）。

（三）仪器安全

在仪器周围不可使用可燃性危险品，避免引起火灾和爆炸。仪器处于运行时，禁止打开仪器前面和背面面板，以免损害仪器线路和管路。

（四）操作人员

（1）要求操作人员熟知相关指导方针与标准以及操作员手册中包含的信息与程序。操作人员需要接受过雅培公司的培训，要求操作人员已仔细遵循操作员手册中详细说明的系统操作与维护程序。

（2）在操作中一定要穿戴防护设备。戴着防护手套工作时应格外当心，因为防护手套易被刺穿或割破，从而导致感染。

（五）废液处理

严格按照国家和当地对于生物危害废弃物和化学危害废弃物处理的法规与规定进行处理。所有与人源性样品关联的物质和机械组件均具有潜在的生物危险。接触人源性样品可能会造成感染。如果样品溶液接触到您的皮肤，应立即用水清洗并使用消毒剂，进而咨询医生。

六、开机程序

（一）开机前准备

（1）检查电源线是否连接，连接线有无破损。

（2）检查环境温度是否符合要求。

（3）开机。

（4）到仪器背面，打开 SCM 的主电源开关。

（5）到仪器正面，打开 SCM 显示器开关（显示器右下方）。

（6）打开 SCM 前门，打开操作系统电脑电源开关。

（7）等待系统启动到用户登录界面，输入用户名和密码，登录系统操作界面。

（8）到仪器背面，打开 PM 的主电源开关。

（9）到仪器正面，打开 SCM 和 PM 前门，打开各自的副电源开关。

（10）等待 3min，操作界面中 PM 和 RSM 的状态从离线转换到已停止。

（11）在操作界面，点击 RSM 和 PM 图标，点击界面下方启动键。等待 3min，系统状态从已停止转换到待机状态。开机完成。

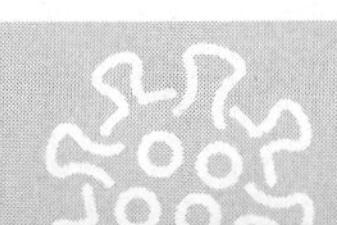

（二）用户登录

点击屏幕当前显示登录界面，点击操作者 ID 登录按钮。

七、试剂准备

（1）在接收试剂时，操作者应对试剂架采取混匀措施，将试剂盒上下旋转180°轻轻颠倒混匀 10 次，再置于 2～8℃冷库或冰箱中向上保存。

（2）试剂在装载前无须混匀，直接装载上机运行。

注：如果采取了混匀措施，必须按照试剂说明书中所示静置至少 1h，待气泡消除后才能使用。

八、校准程序

（一）校准规则

（1）使用新的试剂批号。

（2）项目文件声明当更改试剂瓶时需要校准。

（3）随附现有项目文件新版本的文件声明需要校准。

（4）安装需要校准的新项目文件。

（5）校准已过期。Alinity i-series 分析仪默认的校准周期为 30 天。

（二）创建新的校准品批号

点击系统→设置→项目→校准品组→选择需要添加新批号的项目→查看/编辑→点击批号后空白框→下拉菜单中选择新批号→手动输入创建新的校准品批号或直接扫描校准品包装盒表面的条码，系统将自动导入新批号校准品的批号和失效日期信息→保存→完成。

（三）申请校准

1. 校准品准备

（1）Alinity i-series 分析仪的校准品均为液体，保存于 2～8℃或者小于等于－20℃环境。

（2）手动校准申请后，取配套样品杯置于样品架上，然后将校准品依次滴入样品杯中。

（3）自动校准时，将校准品瓶依次放置在瓶架中，打开瓶盖。

2. 手动申请 点击申请→创建申请→校准→扫描架子号→起始位置号→右侧选择待校准的项目→项目选项→确认校准品批号→试剂选择→选择校准的试剂盒→点击完成→添加申请→上机。

3. 自动申请

（1）将校准品瓶子依次放置在瓶架上，瓶身上的条码朝外，打开瓶盖。

（2）确认 RSM 和 PM 处于运行中状态，将瓶架推入 RSM 轨道。

（3）RSM 扫描和识别校准品瓶身上的条码，系统自动评估，并自动生成校准申请。

（四）校准品装载和运行

（1）确认 RSM 和 PM 状态为运行中。

（2）将样品架或样品架推入 RSM 轨道，系统开始运行测试。

（3）查看校准信息。

（4）在菜单栏中，点击校准，查看界面右侧校准状态界面。

（5）通过当前和历史选项卡，查看当前或历史校准记录。其中状态列显示校准状态。有效表示校准通过；失败表示校准失败。

（6）选择一条校准信息，点击界面下方详情键，查看校准信息详情。

（五）校准失败的处理

（1）打开校准信息详情界面，查看信息代码内容。

（2）需要时，返回主界面，在界面右侧点击异常报警图标，查看信息代码内容。

（3）使用界面上方的帮助图标，查看校准失败的可能原因及其纠正措施，据此采取处理措施。

注：校准失败的异常报警不可以执行重测，必须重新申请。

九、编辑工作单

（一）编辑工作单（条形码模式）

条码模式下：将条码扫入 LIS 雅培 Alinity i-series 分析仪报告单元 101 起号→条码朝外放置于样本架→推入 RSM 开始检测。

（二）编辑工作单（无条形码模式）

1. 单个患者样品的申请

（1）点击菜单栏申请，点击创建申请，选择标本。

（2）在申请类型下选择单个标本，输入 SID、架、位，选择检测项目，点击添加申请。

（3）检测样本：将样本插入样品架，推入 RSM 开始检测。

2. 批量处理条码样本

（1）点击菜单栏中申请，点击创建申请，选择标本。

（2）在申请类型下选择条码批量，输入起始SID和终止SID，选择检测项目，点击添加申请。

（三）查看检测结果

（1）点击结果→标本→查找标本结果。

（2）点击异常报警，查看发生异常报警的测试结果列表。

（3）手动转送结果到主机。

（4）在菜单栏，点击结果，选中未传输的标本，点击传输。

（四）检测结果的重检

（1）执行此程序，重新进行样品测试。

（2）取回原始样品并确认样品量充足、样品完整性可接受。

（3）传将样品返回至试剂和样品传输模块（RSM）。

（4）查找结果屏幕或样品状态屏幕中需要重新运行的测试结果。

（5）在查询到的列表中，点击一个或多个需要重测的测试（或点击全选）。

（6）点击屏幕下方重测键。

（7）对于重测选项浮框中的每个选定项目，执行以下步骤。

① 输入架子ID和位置编号。

注：如果使用条码标本，则不需要输入架子ID和位置编号。

② 在稀释方案/重复次数下，如果稀释/重复次数不正确，输入正确的稀释/重复次数。

③ 点击完成，保存重测选项选择。

十、维护保养

（一）每日保养

（1）点击程序，选择每日保养，点击2500每日保养，点击执行。

（2）将盛有25～30mL 0.5%次氯酸钠溶液的保养清洗瓶放入样本盘，仪器执行保养，等待执行完成。

（3）保养完成后，取出保养清洗瓶，点击完成。

（二）每周保养

（1）2620手工移液器探针清洗。

（2）2625手工清洗区探针清洗。

（3）2630手工清洗杯清洗。

十一、按需保养

在需要时更换样本针、试剂针。

十二、注意事项

(1) 操作过程中要戴手套，眼睛避免正对仪器条码阅读器的光源，以免造成损伤。

(2) 注意仪器上的各种提醒标志。

(3) 尽量延长样本水浴及离心时间，以免仪器检测到凝块。

(4) 不要碰到运动中的部件，否则可能造成停机。

十三、告警和处理

系统在遇见各类系统故障，操作失误，软件问题，结果错误等会出现不同的告警提示，并会有详细说明，请务必根据说明和提示执行下一步操作，或根据操作手册的故障排除章节进行处理。

十四、支持性文件

(1) Alinity i-series 分析仪操作手册。

(2) CNAS-CL02：2023《医学实验室质量和能力认可准则》。

(3) CNAS-CL02-A001《医学实验室质量和能力认可准则的应用要求》。

(4) GB/T 22576.4—2021《医学实验室质量和能力的要求 第 4 部分：临床化学检验领域的要求》。

十五、相关记录

(1) 室内温度、湿度记录表。

(2) 冰箱温度及保养消毒记录表。

(3) 仪器设备一览表。

(4) 仪器设备验收记录。

(5) 仪器设备基本情况登记表。

(6) 仪器设备使用授权书。

(7) 仪器设备使用及维护保养记录。

(8) 仪器设备安全检查记录。

(9) 仪器设备故障和维修记录。

(10) 仪器设备维修前后比对试验记录表。

(11) 仪器设备维修申请表。

(12) 仪器设备启用申请表。

(13) 仪器设备停用或报废申请及处理表。

(14) 医学检验测量系统校准计划及实施表。

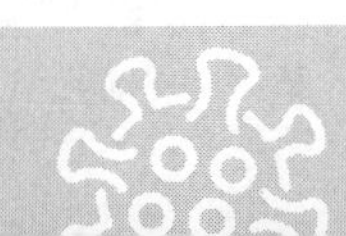

（15）仪器设备检定/校准报告验收记录表。

（16）定标记录表（月）。

附 5-1　雅培 Alinity i-series 日常操作简易操作卡。

附 5-2　雅培 Alinity i-series 保养简易操作卡。

附 5-1　雅培 Alinity i-series 日常操作简易操作卡

一、开机

打开 SCM 主电源开关→打开 SCM 显示器开关→打开操作系统电脑电源→输入用户名 1 点击登录→打开 PM 主电源开关→打开 PM、SCM 副电源开关→点击 PM、RSM 图标，点击启动。

二、供应检查与更新

（1）点击菜单栏中供应，查看供应品状态，确认需要更新的供应品。

（2）按需更换或添加后，用 SCM 条码阅读器扫描所更换试剂的二维码，点击更新供应，点击完成。

三、试剂装载、卸载

确保 RSM 在运行中状态，PM 在待机或运行中状态。

1. 装载试剂　打开试剂瓶盖，将其装载到 RSM，系统自动将其装载进试剂仓中。

2. 卸载试剂　系统自动卸载已过期或空的试剂架，在试剂状态界面，点击需要卸载的试剂架，点击界面下方卸载键。

四、校准申请

（1）手动申请：点击申请→创建申请→校准→扫描架子号→起始位置号→右侧选择待校准的项目→项目选项→确认校准品批号→试剂选择→选择校准的试剂盒→点击完成→添加申请。

（2）自动申请。

① 准备校准品，将其装载在瓶架上，瓶身条码朝外。

② 确认 RSM 和 PM 处于运行中状态，将瓶架推入 RSM，执行项目校准。

（3）校准完成后在校准界面查看校准结果，校准通过后检测质控品以确认校准有效。

五、质控测定

将装有质控品的样品杯放入对应样品架→点击申请→创建申请→标本→单个样本→样本数据里输入 SID（固定质控）、架、位置→选择检测项目或组合项目。（如 hCG 项目需选择稀释模式，选择项目选项，在屏幕界面的 1∶15 后面输入框内输入稀释次数 1，UNDILUTED 后面选次数 0）→点击完成→添加申请。

六、样本申请

（一）条码模式下

将条码扫入 LIS Alinity-series 报告单元 101 起号→条码朝外放置于常规样本架→上机。

（二）无条码模式下

在 LIS 上预先给定标本号→点击申请→创建申请→标本→单个样本→样本数据里输入 SID、架、位置→选择检测项目或组合项目（如 hCG 项目需选择稀释模式，选择项目选项，在屏幕界面的 1∶15 后面输入框内输入稀释次数 1，UNDILUTED 后面选次数 0）→点击完成→添加申请。

七、关机流程

（1）PM 和 RSM 处于已停止或待机，点击关机，点击是，关闭 UI 电脑。

（2）关闭显示器电源开关，关闭 PM 和 SCM 的主、副电源开关，系统关机完成。

注：在常规使用中，请保持系统处于 24h 开机状态。

附 5-2 雅培 Alinity i-series 保养简易操作卡

一、每日保养

（1）预先将探针调理液 Probe conditioning Solution 装载到试剂仓中。RSM 和 PM 状态为运行中或待机。

（2）点击程序→保养→每日或需要执行→选择 2500 每日保养→点击执行→OK→选择前进→前进。

（3）用量筒准确量取 25mL 0.5%次氯酸钠溶液，倒入保养瓶 i Cleaning 中，将其装载在 RSM 可用位置。

（4）点击前进，开始保养（23min）。

（5）保养结束时，点击完成，从 RSM 取出保养瓶，结束保养程序。

二、周保养——2620 手工移液器探针清洗

（1）点击程序，选择保养，点击每周，选择 2620 手工移液器探针清洗。点击执行，点击 OK。

（2）选择前进，前进，打开处理中心后盖，确认探针在清洗杯上方，用纯水沾湿棉签，擦拭所有探针针尖 3～4 次，关闭处理中心后盖，操作完成点击前进，选择完成。

三、周保养——2625 手工清洗区探针清洗

（1）点击程序，选择保养，每周，选择 2625 手工清洗区探针清洗。点击执

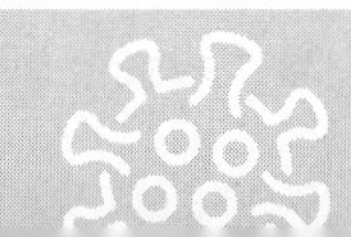

行→OK→前进。

（2）打开处理中心后盖，用纯水沾湿棉签，擦拭每个清洗区探针直到清除所有缓冲沉积，大约3～4次，沾湿新的棉签，擦拭清洗区歧管上探针进入歧管的区域，关闭处理中心后盖，操作完成点击前进，选择完成。

四、周保养—2630手工清洗杯清洗

（1）点击程序，选择保养，每周，选择2630手工清洗杯清洗。点击执行→OK→前进。

（2）打开处理中心后盖，从R1和R2清洗杯移除清洗杯挡板，用纯水清洗挡板，沾湿棉签，清洁样品和试剂清洗杯，去除所有可见残余物，将清洗杯挡板放入清洗杯中，其中标签朝向阀门，远离移液器。关闭处理中心后盖，操作完成点击前进，选择完成。

注：周保养前应该在主屏幕选中RSM和PM图标，点击停止，状态为已停止，周保养完成后需把已停止点击至运行中。

（刘盼）

JZ-010 Alinity i-series全自动化学发光免疫分析仪校准标准操作程序

一、目的

建立规范的标准的雅培Alinity i-series全自动生化免疫分析仪的校准标准操作程序，以保证检验结果的准确性。

二、范围

适用于生免组以及经授权的检验专业技术人员操作使用。

三、责任

由经过培训合格并经授权的专业技术人员操作，组长负责技术指导和质量监督检验项目的日常校准，硬件工程师负责仪器的周期校准。

四、仪器校准程序

（一）工作环境检测和仪器各部件状态检测。

（1）使用经计量的温度、湿度计测量环境温度和湿度。环境温度要求：15～30℃。

相对湿度要求：10%～85%。

（2）使用经计量的万用表测量仪器使用的外接电源电压。电压要求：(220～240) VAC±10% VAC。

（3）检查电线状况是否完好，检查除尘过滤网状况是否清洁，检查键盘、显示屏、传输系统是否工作正常。

（二）加样系统校准

1. 1111 样品移液器检查和校准。

（1）校验目的：执行本程序校准样品移液器和检查探针平直度。

（2）所需用物：水（自来水），无绒纸，吸水纸。

校验流程：按表 5-1 点选，按屏幕指导执行 1111 样品移液器的校准和探针平直度校准。

表 5-1　校验流程

PROCEDURES	DIAGNOSTICS	SELECT MODULE
PIPETTORS	1111 SAMPLE PIPETTOR CHECK AND CALIBRATION	PERFORM

（3）结果判断：程序结束显示完成（Completed）代表校准通过。

2. 1112 R1 移液器检查和校准。

（1）校验目的：执行本程序校准 R1 移液器和检查探针平直度。

（2）所需用物：水（自来水），无绒纸，吸水纸。

（3）校验流程：按表 5-2 点选，按屏幕指导执行 1112 R1 移液器的校准和探针平直度校准。

表 5-2　校验流程

PROCEDURES	DIAGNOSTICS	SELECT MODULE
PIPETTORS	1112 R1 PIPETTOR CHECK AND CALIBRATION	PERFORM

（4）结果判断：程序结束显示完成（Completed）代表校准通过。

3. 1113 R2 移液器检查和校准

（1）校验目的：执行本程序校准 R1 移液器和检查探针平直度。

（2）所需用物：水（自来水），无绒纸，吸水纸。

（3）校验流程：按表 5-3 点选，按屏幕指导执行 1113 R2 移液器的校准和探针平直度校准。

表 5-3　校验流程

PROCEDURES	DIAGNOSTICS	SELECT MODULE
PIPETTORS	1113 R2 PIPETTOR CHECK AND CALIBRATION	PERFORM

（4）结果判断：程序结束显示完成（Completed）代表校准通过。

4. 1115 R2移液器检查和校准。

（1）校准目的：执行本程序进行将样品移液器校准至LAS轨道上的吸入点。

（2）所需用物：高校准工具、低校准工具（由LAS供应商提供）。

（3）校验流程：按表5-4点选，按屏幕指导执行1115样品移液器LAS校准。

表5-4 校验流程

PROCEDURES	DIAGNOSTICS	SELECT MODULE
PIPETTORS	1115 SAMPLE PIPETTOR LAS CALIBRATION	PERFORM

（4）结果判断：程序结束显示完成（Completed）代表校准通过。

（三）仪器温度检测

1300温度状态。

1. 校验目的 确保分析仪反应过程中的温度达到满足免疫学反应需要且保持稳定。

2. 所需用物 无。

3. 校验流程 按表5-5点选，按屏幕指导执行1300温度状态校验。

表5-5 校验流程

PROCEDURES	DIAGNOSTICS	SELECT MODULE
TEMPERATURE	1300 TEMPERATURE STATUS	PERFORM

4. 结果判断 结束后各温度显示“Pass”代表检测通过。

（四）光路背景检测：1000光学装置背景及噪声

1. 校验目的 执行光学/温度诊断程序以确保光学背景读取的准确性。该过程中进行3次系统读取，一次没有反应杯，第二次只是空杯，第三次杯中放有预激发液。

2. 所需用物 预激发液、反应杯。

3. 校验流程 按表5-6点选，按屏幕指导执行1000光学装置背景校验。

表5-6 校验流程

PROCEDURES	DIAGNOSTICS	SELECT MODULE
OPTICS	1000 OPTICS BACKGROUND	PERFORM

使用仪器M&D1000光路背景程序重复测试20次，结果符合结果判断要求，按例公式计算仪器噪声I_B。

$$I_B=\bar{I}+2s$$

注：I—仪器噪声。$\bar{I}$—发光值的算术平均值。s—标准差。

4. 结果判断 光路背景值及噪声应在3～500dB范围内。

（五）光路确认检测

1. 校验目的 确定CMIA接收器是否正常工作。

2. 所需用物 β-hCG/TSH试剂、β-hCG/TSH/定标液、β-hCG/TSH高低水平质控液、缓冲液、激发液、预激发液、反应杯、样本杯、样本架。

3. 校验流程 使用仪器配套β-hCG/TSH试剂检测相应项目的低、高水平质控样品，每个水平质控重复测试20次。按变异系数（CV）公式计算，结果符合结果判断要求。

4. 结果判断 计算各水平质控结果变异系数（CV），CV值必须符合各项目说明书中的精密度要求。

（六）加液系统精密度验证（称重法）

1. 1120样品移液器注射器精密度和准确度

（1）校验目的：执行本精密度诊断程序以检测分发液体的精密性和样本针的准确性。

（2）所需用物：反应杯、精度为万分之一克的分析天平、生理盐水或自来水、样本杯、样本架。

（3）校验流程：按表5-7点选，按屏幕指导执行1120样品移液器注射器精密度和准确度校验。

表5-7 校验流程

PROCEDURES	DIAGNOSTICS	SELECT MODULE
PIPETTORS	1120 SAMPLE PIPETTOR SYRINGE PRECISION AND ACCURACY	PERFORM

（4）操作注意事项。

① 提示用户使用生理盐水或自来水装满样品杯，并放在样品容器中。

② 提示用户称量并标记20个RV。

③ 提示用户将这些RV加载到RV加载器的处理通道中。

④ 使用注射器向20个RV中的每一个RV移入从样品杯中吸入的50μL液体。在每次移液之后，使用2000μL缓冲液对该样品移液器进行一次被动清洗。

⑤ 提示用户在RV通道口卸载这些RV。

⑥ 本选项使用34000μL的缓冲液。

⑦ 显示精确度和准确度的规格。

（5）结果判断：称重20个空RV杯，样本针喷发50μL的清洗缓冲液后重测一次，计算两次结果之差。最终的结果必须在46～51μL，且CV值必须小于或等于1.0%。

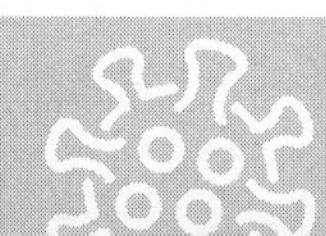

2. 1121 R1 移液器注射器精密度和准确度

（1）校验目的：执行本精密度诊断程序以检测分发液体的精密性和 R1 针的准确性。

（2）所需用物：反应杯、精度为万分之一克的分析天平、生理盐水或自来水、诊断试剂盒 LN 01R59。

（3）校验流程：按表 5-8 点选，按屏幕指导执行 1121 R1 移液器注射器精密度和准确度校验。

表 5-8 校验流程

PROCEDURES	DIAGNOSTICS	SELECT MODULE
PIPETTORS	1121 R1 PIPETTOR SYRINGE PRECISION AND ACCURACY	PERFORM

（4）操作注意事项。

① 提示用户使用生理盐水或自来水装满套筒的中型试剂瓶，并将套筒放置在试剂定位器上。

② 提示用户称量并标记 20 个 RV。

③ 提示用户将这些 RV 加载到 RV 加载器的处理通道中。

④ 对于 20 个 RV 中的每一个，使用注射器从试剂瓶中吸入 50μL 液体，并移入 RV 中。在每次移液后，使用 2000μL 缓冲液对 R1 移液器进行一次被动清洗。

⑤ 提示用户在 RV 通道口卸载这些 RV。

⑥ 本选项使用 34000μL 的缓冲液。

⑦ 显示精确度和准确度的规格。

⑧ 结果判断：称重 20 个空 RV 杯，R1 针喷发 50μL 的清洗缓冲液后重测一次，计算两次结果之差。最终的结果必须在 46～51μL，且 CV 值必须小于等于 1.0%。

3. 1122 R2 移液器注射器精密度和准确度

（1）校验目的：执行本精密度诊断程序以检测分发液体的精密性和 R2 针的准确性。

（2）所需材料：反应杯、精度为万分之一克的分析天平、生理盐水或自来水、诊断试剂盒 LN 01R59。

（3）校验流程：按表 5-9 点选，按屏幕指导执行 1122 R2 移液器注射器精密度和准确度校验。

表 5-9 校验流程

PROCEDURES	DIAGNOSTICS	SELECT MODULE
PIPETTORS	1122 R2 PIPETTOR SYRINGE PRECISION AND ACCURACY	PERFORM

（4）操作注意事项。

① 提示用户使用生理盐水或自来水装满套筒的中型试剂瓶，并将套筒放置在试剂定位器上。

② 提示用户称量并标记 20 个 RV。

③ 提示用户将这些 RV 加载到 RV 加载器的处理通道中。

④ 对于 20 个 RV 中的每一个，使用注射器从试剂瓶中吸入 50μL 液体，并移入 RV 中。在每次移液后，使用 2000μL 缓冲液对 R2 移液器进行一次被动清洗。

⑤ 提示用户在 RV 通道口卸载这些 RV。

⑥ 本选项使用 34000μL 的缓冲液。

⑦ 显示精确度和准确度的规格。每次结果必须在 46.0～51.0μL（mg），而且 CV 值必须小于或等于 1.0%。

（5）称重 20 个空 RV 杯，R2 针喷发 50μL 的清洗缓冲液后重测一次，计算两次结果之差。最终的结果必须在 46～51μL（mg），且 CV 值必须小于等于 1.0%。

4. 1130 样品针泵精密度和准确度

（1）校验目的：执行本精密度诊断程序以确认样品移液器泵移液的精密度和准确性。

（2）所需用物：反应杯、精度为万分之一克的分析天平、生理盐水或自来水。

（3）校验流程：按表 5-10 点选，按屏幕指导执行 1130 样品针泵精密度和准确度校验。

表 5-10　校验流程

PROCEDURES	DIAGNOSTICS	SELECT MODULE
PIPETTORS	1130 SAMPLE PIPETTOR PUMP PRECISION AND ACCURACY	PERFORM

（4）操作注意事项。

① 提示用户称量并标记 15 个 RV。

② 提示用户将这些 RV 加载到 RV 加载器的处理通道中。

③ 使用移液泵向 15 个 RV 中的每一个 RV 移入 1000μL 缓冲液。

④ 在移液之前，使用 4000μL 缓冲液对样品移液器进行一次被动清洗。

⑤ 本选项使用 19000μL 的缓冲液。

⑥ 提示用户在 RV 通道口卸载这些 RV。

⑦ 显示精确度和准确度的规格。

（5）结果判断：称重 15 个空 RV 杯，样本针喷发 1000μL 的清洗缓冲液后重测一次，计算两次结果之差。最终的结果必须在 950～1050μL，CV 值必须小于或等于 1.0%。

5. 1131 R1 移液器泵精密度和准确度

（1）校验目的：执行本精密度诊断程序以确认 R1 移液器泵移液的精密度和准确性。

（2）所需用物：反应杯、精度为万分之一克的分析天平、生理盐水或自来水。

（3）校验流程：按表 5-11 点选，按屏幕指导执行 1131 R1 移液器泵精密度和准确度校验。

表 5-11　校验流程

PROCEDURES	DIAGNOSTICS	SELECT MODULE
PIPETTORS	1131 R1 PIPETTOR PUMP PRECISION AND ACCURACY	PERFORM

（4）操作注意事项。

① 提示用户称量并标记 15 个 RV。

② 提示用户将这些 RV 加载到 RV 加载器的处理通道中。

③ 使用移液泵向 15 个 RV 中的每一个 RV 移入 1000μL 缓冲液。

④ 在移液之前，使用 4000μL 缓冲液对样品移液器进行一次被动清洗。

⑤ 本选项使用 19000μL 的缓冲液。

⑥ 提示用户在 RV 通道口卸载这些 RV。

⑦ 显示精确度和准确度的规格。每个结果必须在 950～1050μL（mg）。

（5）结果判断：称重 15 个空 RV 杯，R1 针喷发 1000μL 的清洗缓冲液后重测一次，计算两次结果之差。最终的结果必须在 950～1050μL（mg），CV 值必须小于或等于 1.0%。

6. 1132 R2 移液器泵精密度和准确度

（1）校验目的：执行本精密度诊断程序以确认 R2 移液器泵移液的精密度和准确性。

（2）所需用物：反应杯、精度为万分之一克的分析天平、生理盐水或自来水。

（3）校验流程：按表 5-12 点选，按屏幕指导执行 1132 R2 移液器泵精密度和准确度校验。

表 5-12　校验流程

PROCEDURES	DIAGNOSTICS	SELECT MODULE
PIPETTORS	1132 R2 PIPETTOR PUMP PRECISION AND ACCURACY	PERFORM

（4）操作注意事项。

① 提示用户称量并标记 15 个 RV。

② 提示用户将这些 RV 加载到 RV 加载器的处理通道中。

③ 使用移液泵向 15 个 RV 中的每一个 RV 移入 1000μL 缓冲液。

④ 在移液之前，使用 4000μL 缓冲液对样品移液器进行一次被动清洗。

⑤ 本选项使用 19000μL 的缓冲液。

⑥ 提示用户在 RV 通道口卸载这些 RV。

⑦ 显示精确度和准确度的规格。

（5）结果判断：称重 15 个空 RV 杯，R2 针喷发 1000μL 的清洗缓冲液后重测一次，计算两次结果之差。最终的结果必须在 950～1050μL，CV 值必须小于或等于 1.0%。

7. 1210 预激发液精密度和准确度

（1）校验目的：执行本精密度诊断程序以确认预激发液移液器泵移液的精密度和准确性。

（2）所需用物：反应杯、精度为万分之一克的分析天平、生理盐水或自来水。

（3）校验流程：按表 5-13 点选，按屏幕指导执行 1210 预激发液精密度和准确度校验。

表 5-13 校验流程

PROCEDURES	DIAGNOSTICS	SELECT MODULE
FLUID ICS WASH	1210 PRE-TRIGGER PRECISION AND ACCURACY	PERFORM

（4）操作注意事项。

① 提示用户称量并标记 15 个 RV。

② 提示用户将这些 RV 加载到 RV 加载器的处理通道中。

③ 向 15 个 RV 中的每一个 RV 移入 100μL 预激发液。

④ 提示用户本选项使用 1500μL 预激发液。

⑤ 显示精密度和准确度的要求。每次结果必须在 95～105μL（mg），而且 CV 值必须小于或等于 1.0%。

（5）结果判断：称重 15 个空 RV 杯，预激发液泵喷发 100μL 的预激发液后重测一次，计算两次结果之差。最终的结果必须在 95～105μL（mg），CV 值必须小于或等于 1.0%。

8. 1211 激发液精密度和准确度

（1）校验目的：执行本精密度诊断程序以确认激发液移液器泵移液的精密度和准确性。

（2）所需用物：反应杯、精度为万分之一克的分析天平、生理盐水或自来水。

（3）校验流程：按表 5-14 点选，按屏幕指导执行 1211 激发液精密度和准确度校验。

表 5-14　校验流程

PROCEDURES	DIAGNOSTICS	SELECT MODULE
FLUID ICS WASH	1211 TRIGGER PRECISION AND ACCURACY	PERFORM

（4）操作注意事项。

① 提示用户称量并标记 15 个 RV。

② 提示用户将这些 RV 加载到 RV 加载器的处理通道中。

③ 向 15 个 RV 中的每一个 RV 移入 300μL 预激发液。

④ 提示用户本选项使用 4500μL 激发液。

⑤ 显示精密度和准确度的要求。每次结果必须在 285～315μL（mg），而且 CV 值必须小于或等于 1.0%。

（5）结果判断：称重 15 个空 RV，预激发液泵喷发 300μL 的预激发液后重测一次，计算两次结果之差。最终的结果必须在 285～315μL（mg），CV 值必须小于或等于 1.0%。

9. 1221 清洗区 1 精密度和准确度

（1）校验目的：执行本精密度诊断程序以确认清洗区 1 移液器泵移液的精密度和准确性。

（2）所需用物：反应杯、精度为万分之一克的分析天平、生理盐水或自来水。

（3）校验流程：按表 5-15 点选，按屏幕指导执行 1221 清洗区 1 精密度和准确度校验。

表 5-15　校验流程

PROCEDURES	DIAGNOSTICS	SELECT MODULE
FLUID ICS WASH	1221 WASH ZONE 1 PRECISION AND ACCURACY	PERFORM

（4）操作注意事项。

① 提示用户称量并标记 15 个 RV。

② 提示用户将这些 RV 加载到 RV 加载器的处理通道中。

③ 向 15 个 RV 中的每一个 RV 移入 400μL 预激发液。

④ 提示用户本选项使用 6000μL 缓冲液。

⑤ 显示精密度和准确度的要求。每次结果必须在 360～440μL（mg），而且 CV 值必须小于或等于 1.0%。

（5）结果判断：称重 15 个空 RV 杯，清洗区 1 泵喷发 400μL 的预激发液后重测一次，计算两次结果之差。最终的结果必须在 360～440μL（mg），CV 值必须小于或等于 1.0%。

10.1222清洗区2精密度和准确度

(1) 校验目的：执行本精密度诊断程序以确认清洗区2移液器泵移液的精密度和准确性。

(2) 所需用物：反应杯、精度为万分之一克的分析天平、生理盐水或自来水。

(3) 校验流程：按表5-16点选，按屏幕指导执行1222清洗区2精密度和准确度校验。

表5-16 校验流程

PROCEDURES	DIAGNOSTICS	SELECT MODULE
FLUID ICS WASH	1222 WASH ZONE 2 PRECISION AND ACCURACY	PERFORM

(4) 操作注意事项。

参见1221清洗区操作注意事项。

(七)携带污染率检测

1. 校验目的 检测分析仪分析过程中的携带污染率是否符合正常工作要求。

2. 所需用物 β-hCG试剂、β-hCG定标液、β-hCG异常高值的标本或质控血清、生理盐水、缓冲液、激发液、预激发液、反应杯、样本杯、样本架。

3. 校验流程 使用仪器配套的总β-人绒毛膜促性腺激素试剂，准备高浓度样品，并确定其浓度至少为低浓度样品的10^5倍，按照高浓度样品、高浓度样品、高浓度样品、生理盐水、生理盐水、生理盐水的顺序为一组，在分析仪上测定其RLU值，共进行5组测定。

注：若因设备或试剂盒线性范围限定而使得系统无法准确检测hCG高于100000IU/L的样品，可采用稀释推算法获得。例如，若某一样品在被稀释1000倍后hCG为100IU/L，可推算出其实际浓度为100000IU/L。

(1) 每一组的测定中，第4个样品的RLU测定值为A_4，第6个样品的RLU测定值为A_6。

(2) 计算每组的携带污染率。

(3) 5组携带污染率中最大值应符合结果判断的规定。

4. 结果判断 仪器的携带污染率应$\leqslant 10^{-5}$。

(八)批内测量重复性

1. 校验目的 检测分析仪的批内测量发光值重复性是否满足结果检测的需求。

2. 所需用物 β-hCG试剂，β-hCG定标液，β-hCG高、低值质控品，缓冲液，激发液，预激发液，反应杯，样本杯，样本架。

3. 校验流程 使用仪器配套的总β-人绒毛膜促性腺激素试剂检测高、低值质控样品，重复测试20次，按公式计算变异系数(CV)，结果符合结果判断要求。

4. 结果判断　计算结果变异系数（CV），CV值必须小于等于5%。

（九）分析仪稳定性

1. 校验目的　检测分析仪工作过程中检测结果的发光值稳定性。

2. 所需用物　β-hCG试剂、β-hCG定标液、β-hCG高，低值质控品、缓冲液、激发液、预激发液、反应杯、样本杯、样本架。

3. 校验流程　分析仪开机处于稳定工作状态后，使用仪器的配套的总β-人绒毛膜促性腺激素试剂，校准品，质控品，上机测试中值质控品，重复测试3次，计算测定结果的平均值，过4h、8h后分别上机重复测试3次，计算结果的平均值，以第一次结果作为基准值，按公式计算相对偏倚（a,%），取最大偏倚值应符合结果判断的要求。公式如下：

$$a=\frac{(\overline{X}_n-\overline{X}_1)}{\overline{X}_1}\times 100\%$$

注：$\overline{X}_n$ 为第4h、第8h测定值的均值。$\overline{X}_1$ 为初始测定值的均值。

4. 结果判断　分析仪开机处于稳定工作状态后第4h，第8h的β-hCG试剂检测结果与处于稳定工作状态初始时的测定结果的相对偏倚不超过±10%。

（十）分析仪线性相关性

1. 校验目的　检测分析仪的发光值线性相关性满足检测的要求。

2. 所需用物　β-hCG试剂、β-hCG定标液、β-hCG异常高值的标本、蒸馏水、缓冲液、激发液、预激发液、反应杯、样本杯、样本架。

3. 校验流程　使用仪器配套的总β-人绒毛膜促性腺激素试剂，并准备浓度比不小于2个数量级的线性上限的样品和线性下限样品，将线性上限样品按比例稀释成至少5个不同浓度的样品，混合均匀后分别测定各个浓度的样品并重复测定3次。记录各样品的测定结果，并计算各样品3次测定值的均值（y_i）。以稀释浓度（X_i）为自变量，以测定结果均值（y_i）为因变量求出线性回归方程。按公式计算线性回归的相关系数（r）。应符合结果判断的要求。公式如下：

$$r=\frac{\sum[(X_i-\overline{X})(y_i-\overline{y})]}{\sqrt{\sum(X_i-\overline{X})^2\sum(y_i-\overline{y})^2}}$$

4. 结果判断　线性相关系数 $r\geqslant 0.99$。

（十一）反应区温度控制正确度和波动度

（1）将分辨率不低于0.1℃的温度检测仪的探头，或分析仪制造商提供的相同精度，且经过标定的专用测温工装，放置于制造商指定的位置，在温度显示稳定后，每隔30s测定一次温度值，测定时间为10min。温度测量值的均值与设定值之差为测量偏倚，最大值与最小值之差的一半为温度波动度，应符合要求。

（2）检测方法：机器在 ready 状态，在观察窗加一个装半杯水的反应杯，放温度检测仪的探头，稳定 5min 后，每 30s 读一次温度，连续测试 10min。

（3）结果判断：反应区温度的偏倚应在设定值（36.5±0.5)℃内，波动度不超过 0.5℃。

（刘　盼）

YP-010 癌胚抗原标准操作程序

一、目的

癌胚抗原（CEA）项目运用化学发光微粒子免疫检测技术（CMIA），定量测定人血清和血浆中的癌胚抗原。CEA 项目可用于辅助 CEA 浓度发生变化的癌症患者的预后和治疗。

二、原理和方法

（一）原理

癌胚抗原项目采用两步法免疫检测，运用 Chemiflex 技术，即 CMIA 技术与灵活的检测模式的结合，定量测定人血清、血浆和羊水中的癌胚抗原。

（二）方法

（1）将样本和癌胚抗原抗体包被的顺磁微粒子混合。样本中的癌胚抗原与癌胚抗原抗体包被的微粒子结合。

（2）冲洗后进入第二步，加入吖啶酯标记的癌胚抗原抗体复合物，形成反应混合物。

（3）再次冲洗后，将预激发液和激发液加入到混合物中。测量产生的化学发光反应，以相对发光单位（RLUs）表示。样本中的癌胚抗原含量与光学系统检测到的 RLUs 值成正比。

三、标本类型、容器及标本要求

（一）标本类型

血清。

（二）容器

血清标本采集用标准样本试管或含分离胶的试管。

（三）标本要求

（1）为保证检测结果准确，血清样本应不含纤维蛋白、红细胞或其他颗粒物质。从接受抗凝剂或溶栓剂治疗的患者身上获得的血清样本中可能含有纤维蛋白，这是由凝固不完全造成的。

（2）必须小心处理患者样本，避免发生交叉污染。建议使用一次性移液管或吸头。

（3）为保证检测结果准确，检查所有样本有无气泡。检测前用涂药棒去除泡沫。同一个涂药棒只能用于一个样本，以避免交叉污染。

（4）患者样本应在置于 Alinity-series 系统后的 3h 内检测。

四、患者准备

参见促甲状腺刺激激素标准操作程序相关内容。

五、所需仪器、试剂、试剂盒储存条件

（一）仪器

Alinity i-series 分析仪。

（二）试剂

癌胚抗原测定试剂盒。

1. 微粒子　CEA 抗体（小鼠，单克隆）包被的微粒子，储存于含蛋白（牛）稳定剂的 TRIS 缓冲液中。最低浓度：0.1%固体物质。防腐剂：抗菌剂。

2. 结合物　吖啶酯标记的 CEA 抗体（小鼠，单克隆）结合物，储存于含蛋白（牛）稳定剂的磷酸盐缓冲液中。最低浓度：0.8μg/mL。防腐剂：抗菌剂。

3. 项目稀释液　1 瓶（100mL）样本稀释液，含有磷酸盐缓冲液。防腐剂：抗菌剂。

（三）试剂盒储存条件

癌胚抗原测定试剂盒必须在 2～8℃储存，将试剂上下旋转 180°轻轻颠倒混匀 10 次，静置 1h 以上再上机使用。

六、校准程序

（1）校准品浓度：1、2。

（2）校准操作详见 Alinity i-series 全自动化学发光免疫分析仪标准操作程序。

七、操作步骤

详见 Alinity i-series 全自动化学发光免疫分析仪标准操作程序。

八、质量控制程序

（一）质控品的准备

每日从−80℃冰箱取出癌胚抗原质控品，室温放置20min左右，轻轻颠倒混匀数次，使质控品完全溶解，备用。

（二）质控品、浓度水平及频率

每批使用2个浓度水平的质控品，24h内进行一批质控品检测，一般在检测标本前进行，在质控在控的情况下进行常规标本的检测。

（三）失控后处理

根据定性项目的质控判断标准来判断室内质控结果是否为失控，失控后应先停止检测，停发报告，查找原因，消除原因后，再重新检测，发出报告。若处理后仍失控，则应请厂家技术人员前来处理。

九、干扰与交叉

(1) 接受小鼠单克隆抗体制剂诊断或治疗的患者，其样本中可能含有人抗小鼠抗体（HAMA），使用含有小鼠单克隆抗体的试剂盒检测此类样本时，检测值可能会假性升高或降低。Architect癌胚抗原试剂中含有一种组分可减小HAMA反应性样本对检测的影响，需要其他临床或诊断信息才能确定患者状态。

(2) 人血清中的异嗜性抗体可与试剂中的免疫球蛋白发生反应，干扰体外免疫测定，经常与动物或动物血清产品接触的患者，其样本可能容易受到此干扰，并使检测结果出现异常值，可能需要其他信息用于诊断。

(3) Architect CEA项目不能作为癌症筛查检测使用。

(4) 确诊为癌症的患者在接受治疗之前，其CEA水平通常与健康个体的CEA水平在同一范围内。在吸烟者和非恶性疾病患者的血液中也可观察到CEA水平的升高。基于这些原因，血清或血浆CEA值，无论水平为多少，不能作为判定恶性疾病存在与否的绝对依据。CEA检测值应与临床评估或其他诊断信息联合使用。

十、计算方法

对每一个样本，系统会自动计算CEA的含量。

十一、参考区间

0～5ng/mL。

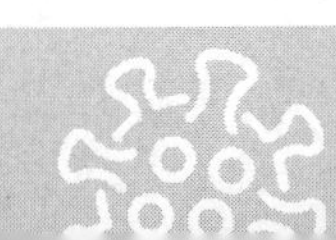

十二、分析性能

（一）分析灵敏度

癌胚抗原项目的灵敏度小于 0.5ng/mL（95%可信区间的水平，n=18）。

（二）分析特异性

使用含以下化合物的血清样本测定癌胚抗原项目的特异性。结果显示，以下水平的化合物对癌胚抗原项目的干扰率小于 10%。

（三）分析精密度

批内精密度低值 CV，高值 CV 均小于 1/4 TEA（6.3%）。批间精密度低值 CV，高值 CV 均小于 1/3 TEA（8.3%）。

十三、临床意义

（1）生理条件下，小肠、肝脏和胰腺细胞在胎儿早期合成 CEA 的能力较强，CEA 浓度较高。胎龄 6 个月后，其合成 CEA 能力逐步减弱，CEA 分泌量逐渐减少，出生后即与成人水平一致（<5μg/L，吸烟者为 15～20μg/L，6.5%的吸烟者可达 20～40μg/L）正常情况下 CEA 经由胃肠道代谢消除。病理条件下，位于胃肠道、呼吸道、泌尿道等空腔脏器部位的肿瘤大量分泌 CEA，这些 CEA 随即进入血液和淋巴系统循环，引起血清 CEA 水平异常升高，血清 CEA 水平检测结果呈阳性。

（2）CEA 属于非器官特异性肿瘤相关抗原，70%～90%的结肠腺癌患者 CEA 阳性，在其他恶性肿瘤中的阳性率顺序为胃癌、胰腺癌、小肠腺癌、肺癌、肝癌、乳腺癌、泌尿系癌。在妇科恶性肿瘤中，卵巢黏液性囊腺癌 CEA 阳性率最高，其次是 Brenner 瘤；子宫内膜样癌及透明细胞癌也有较高的 CEA 表达，浆液性肿瘤阳性率相对较低。

（3）良性肿瘤、炎症和退行性疾病（例如胆汁淤积、结肠息肉、酒精性肝硬化患者、慢性肝炎、胰腺炎、溃疡性结肠炎、克罗恩病、肺气肿）CEA 含量会轻度或中度上升，但通常不超过 10ng/mL。吸烟者中约有 30% CEA 大于 5ng/mL。CEA 可以作为良性与恶性肿瘤的鉴别诊断依据。

（4）CEA 测定主要用于指导肿瘤治疗及随访。能对病情判断、预后及疗效观察提供重要的依据。CEA 的检测对肿瘤术后复发的敏感度极高，可达 80%以上，往往早于临床、病理检查及 X 线检查半年。但 CEA 正常不能排除恶性疾病存在的可能。与 CEA 发生反应的抗体也能与胎粪抗原（NCA2）反应。

十四、支持性文件

（1）癌胚抗原测定试剂盒说明书。

（2）《全国临床检验操作规程（第4版）》（尚红、王毓三、申子瑜主编，2015年）。

（3）CNAS-CL02-A001《医学实验室质量和能力认可准则的应用要求》。

（4）GB/T 22576.4—2021《医学实验室　质量和能力的要求　第4部分：临床化学检验领域的要求》。

十五、相关记录

定标记录表（月）。

（李　月）

YP-011 糖类抗原15-3标准操作程序

一、目的

糖类抗原15-3（CA15-3）项目利用化学发光微粒子免疫检测法（CMIA）在Architect i-series分析仪上定量检测“人血清和血浆”中的DF3限定抗原。糖类抗原15-3项目可用于辅助Ⅱ期和Ⅲ期乳腺癌患者的监控。对患者进行连续检测得到的CA15-3检测值应与其他临床方法联合用于监控乳腺癌。

二、原理和方法

（一）原理

糖类抗原15-3项目采用两步法免疫检测测定人血清或血浆中的DF3限定抗原的含量。检测使用的技术是Chemfilex，即化学发光微粒子免疫检测法与灵活的检测模式的结合。

（二）方法

（1）把样本、清洗缓冲液和包被了115D8的顺磁微粒子混合。样本中的DF3限定抗原与115D8包被的微粒子结合。

（2）冲洗后，加入吖啶酯标记的DF3结合物。

（3）再次冲洗后，将预激发液和激发液加入到反应混合物中。

（4）测量产生的化学发光反应，以相对发光单位（RLU）表示。样本中的

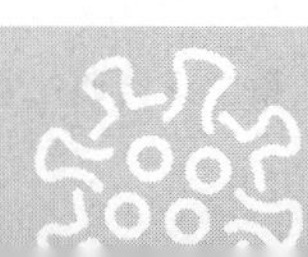

DF3 限定抗原的含量和光学系统检测到的 RLU 值成正比。

（5）本项目的独特性在于所提供的校准品是预稀释的。在检测过程中 Architect i-series 系统在稀释所有质控品和样本时采用与预稀释校准品相同的最终稀释系数。

三、标本类型、容器及标本要求

（一）标本类型

血清和血浆。

（二）容器

血清标本采集用标准样本试管或含分离胶的试管。

（三）标本要求

（1）为保证检测结果准确，血清样本应不含纤维蛋白、红细胞或其他颗粒物质。从接受抗凝剂或溶栓剂治疗的患者身上获得的血清样本中可能含有纤维蛋白，这是由凝固不完全造成的。

（2）必须小心处理患者样本，避免发生交叉污染，建议使用一次性移液管或吸头。

（3）为保证检测结果准确，检查所有样本有无气泡。检测前用涂药棒去除泡沫。同一个涂药棒只能用于一个样本，以避免交叉污染。

（4）患者样本应在置于 Alinity i-series 系统后的 3h 内检测。

四、患者准备

参见促甲状腺刺激激素标准操作程序相关内容。

五、所需仪器、试剂、校准品、试剂盒储存条件

（一）仪器

Alinity i-series 分析仪。

（二）试剂

糖类抗原 15-3 测定试剂盒。

1. 微粒子 包被了糖类抗原 15-3 包被抗体（115D8）（小鼠，单克隆）的微粒子，储存于含有蛋白（牛）稳定剂的三羟甲基氨基甲烷（TRIS）缓冲液中。最低浓度：0.09%固体物质。防腐剂：叠氮钠和 ProClin300。

2. 结合物 吖啶酯标记的糖类抗原 15-3 标记抗体（DF3）（小鼠，单克隆）结合物，储存于含有蛋白（牛）稳定剂的磷酸盐缓冲液中。最低浓度：0.05μg/mL。

防腐剂：叠氮钠和 ProClin300。

3. 项目稀释液 1 瓶（100mL）样本稀释液，含有磷酸盐缓冲液。防腐剂：抗菌剂。

（三）试剂盒储存条件

糖类抗原 15-3 测定试剂盒必须在 2～8℃下竖直向上放置，将试剂上下旋转 180°轻轻颠倒混匀 10 次，静置 1h 以上再上机使用。

六、校准程序

（1）校准品浓度：A-F。

（2）校准操作详见 Alinity i-series 全自动化学发光免疫分析仪标准操作程序。

七、操作步骤

详见 Alinity i-series 全自动化学发光免疫分析仪标准操作程序。

八、质量控制程序

（一）质控品的准备

每日从－80℃冰箱取出糖类抗原 15-3 质控品，室温放置 20min 左右，轻轻颠倒混匀数次，使质控品完全溶解，备用。

（二）质控品、浓度水平及频率

每批使用 2 个浓度水平的质控品，24h 内进行一批的质控品检测，一般在检测标本前进行，在质控在控的情况下进行常规标本的检测。

（三）失控后处理

根据定性项目的质控判断标准来判断室内质控结果是否为失控，失控后应先停止检测，停发报告，查找原因，消除原因后，再重新检测，发出报告，若处理后仍失控，则应请厂家技术人员前来处理。

九、干扰与交叉

（1）使用小鼠单克隆抗体制剂进行诊断或治疗的患者，其样本中可能含有人抗小鼠抗体（HAMA）。当使用含有小鼠单克隆抗体的试剂盒检测此类样本时，检测值可能会假性升高或降低。可能需要其他临床或诊断信息才能确认患者状态。

（2）人血清中的异嗜性抗体可以与试剂免疫球蛋白发生反应，干扰体外免疫检测。经常与动物或动物血清产品接触的患者，其样本可能容易受到该干扰，并使检测结果出现异常值。可能需要其他信息用于诊断。

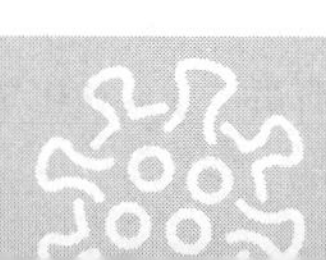

(3) 确诊为乳腺癌的患者，其 CA15-3 检测值的范围也可能会与健康个体相同。基于这些原因，CA15-3 值，无论水平高低，不能作为恶性疾病存在与否的绝对证据。在患有非恶性疾病者中，也可能会观察到循环 DF3 限定抗原的升高。CA15-3 检测值应与临床评估及其他诊断信息结合使用。CA15-3 检测不能作为癌症筛查方法使用。

(4) 提供的癌抗原 15-3 校准品是预稀释的。特定的稀释模式可在对所有质控品和样品稀释时采用与预稀释校准品相同的稀释系数。

十、计算方法

对每一个样本，系统会自动计算 CA15-3 的含量。

十一、参考区间

≤20U/mL。

十二、分析性能

(一) 分析灵敏度

糖类抗原 15-3 项目的分析灵敏度≤0.5U/mL（n＝24，各检测 10 次）。分析灵敏度对应于 95%置信区间上限，表示 DF3 限定抗原可以与 0 区分的最低检测浓度。

(二) 分析特异性

糖类抗原 15-3 项目的平均检测特异性≤12%。

(三) 分析精密度

批内精密度低值 CV，高值 CV 均小于 1/4 TEA（6.3%）。批间精密度低值 CV，高值 CV 均小于 1/3 TEA（8.3%）。

十三、临床意义

(1) CA15-3 是一种由腺体分泌的多形态上皮糖蛋白，在多种腺癌（乳腺癌、肺腺癌、胰腺癌等）细胞中表达。CA15-3 可用于判断乳腺癌的进展、转移及疗效监测，它对转移性乳腺癌的敏感性和特异性高于 CEA，可作为诊断转移性乳腺癌的首选指标。30%～50%乳腺癌患者 CA15-3 增高，有转移灶者增高可达 80%，发现癌转移的敏感性比癌胚抗原和组织多肽抗原高，且早于临床发现转移。CA15-3 亦是检测乳腺癌术后复发情况及转移的重要指标，血清 CA15-3 水平增高，提示乳腺癌的局部或全身复发，且增高早于核素检查和临床检查。CA15-3 与 CA125 联合检查，用于卵巢癌复发的早期诊断。CA15-3 与 CEA 联合检测时，可提高乳腺癌早期诊断的敏感性和特异性。但对早期肿瘤阳性检出率低，不宜作为早期筛查指标。

（2）CA15-3 血清增高亦可见于肺癌、卵巢癌、结肠癌、肝癌等其他恶性肿瘤。某些良性乳腺疾病，卵巢疾病等非恶性肿瘤疾病亦可引起 CA15-3 水平的增高。

十四、支持性文件

（1）糖类抗原 15-3 测定试剂盒说明书。

（2）《全国临床检验操作规程（第 4 版）》（尚红、王毓三、申子瑜主编，2015 年）。

（3）CNAS-CL02-A001《医学实验室质量和能力认可准则的应用要求》。

（4）GB/T 22576.4—2021《医学实验室质量和能力的要求　第 4 部分：临床化学检验领域的要求》。

十五、相关记录

定标记录表（月）。

（辛续丽）

YP-012 糖类抗原 19-9 标准操作程序

一、目的

糖类抗原 19-9（CA19-9）项目采用化学发光微粒子免疫检测法（CMIA）在 Architect i-series 分析仪上定量测定“人血清和血浆”中的 1116-NS-19-9 反应决定簇。CA19-9 项目可以与其他临床检查数据结合使用，监测胰腺癌患者。

二、原理和方法

（一）原理

CA19-9 项目采用两步法免疫检测原理，运用 Chemiflex 技术，即将灵活的检测模式与化学发光微粒子免疫检测（CMIA）技术相结合，对人血清或血浆中的 1116-NS-19-9 反应决定簇进行定量检测。

（二）方法

（1）把样本、清洗缓冲液和包被了 1116-19-9 的顺磁微粒子混合。样本中的

1116-NS-19-9 反应决定簇与 1116-NS-19-9 包被的微粒子结合。

（2）冲洗后，加入吖啶酯标记的 1116-NS-19-9 结合物。

（3）再次冲洗后，将预激发液和激发液加入到反应混合物中。

（4）测量产生的化学发光反应，以相对发光单位（RLU）表示。样本中的 1116-NS-19-9 反应决定簇含量和光学系统检测到的 RLUs 值之间成正比。

三、标本类型、容器及标本要求

（一）标本类型

血清和血浆。

（二）容器

血清标本采集用标准样本试管或含分离胶的试管。

（三）标本要求

（1）为保证检测结果准确，血清样本应不含纤维蛋白，红细胞或其他颗粒物质。从接受抗凝剂或溶栓剂治疗的患者身上获得的血清样本中可能含有纤维蛋白，这是由于凝固不完全造成的。

（2）必须小心处理患者样本，避免发生交叉污染。建议使用一次性移液管或吸头。

（3）为保证检测结果准确，检查所有样本有无气泡。检测前用涂药棒去除泡沫。同一个涂药棒只能用于一个样本，以避免交叉污染。

（4）患者样本应在置于 Alinity 系统后的 3h 内检测。

四、患者准备

参见促甲状腺刺激激素标准操作程序相关内容。

五、所需仪器、试剂、试剂盒储存条件

（一）仪器

Alinity i 分析仪。

（二）试剂

糖类抗原 19-9 测定试剂盒。

1. 微粒子 1116-NS-19-9（小鼠，单克隆）包被的微粒子，储存于含有蛋白（牛）稳定剂的柠檬酸盐缓冲液中。最低浓度：0.09%，防腐剂：叠氮钠和 ProClin300。

2. 结合物 吖啶酯标记的 1116-NS-19-9（小鼠，单克隆）结合物，储存于含

有蛋白（牛）稳定剂的磷酸盐缓冲液中。最低浓度：0.5μg/mL。

3. 项目稀释液 1瓶（100mL）样本稀释液，含有磷酸盐缓冲液。防腐剂：抗菌剂。

（三）试剂盒储存条件

CA19-9XR测定试剂盒必须在2～8℃下竖直向上储存，将试剂上下旋转180°轻轻颠倒混匀10次，静置1h以上再上机使用。

六、校准程序

（1）校准品浓度：A-F。

（2）校准操作详见Alinity i-series全自动化学发光免疫分析仪标准操作程序。

七、操作步骤

详见Alinity i-series全自动化学发光免疫分析仪标准操作程序。

八、质量控制程序

（一）质控品的准备

每日从－80℃冰箱取出糖类抗原19-9质控品，室温放置20min左右，轻轻颠倒混匀数次，使质控品完全溶解，备用。

（二）质控品、浓度水平及频率

每批使用2个浓度水平的质控品，24h内进行一批的质控品检测，一般在检测标本前检测，在质控在控的情况下进行常规标本的检测。

（三）失控后处理

根据定性项目的质控判断标准来判断室内质控结果是否为失控，失控后应先停止检测，停发报告，查找原因，消除原因后，再重新检测，发出报告，若处理后仍失控，则应请厂家技术人员前来处理。

九、交叉与干扰

（1）人血清中的异嗜性抗体可以与试剂免疫球蛋白发生反应，干扰体外免疫检测。经常与动物或动物血清产品接触的患者，其样本可能容易受到此干扰，并使检测结果出现异常值。

（2）使用小鼠单克隆抗体制剂进行诊断或治疗的患者，其样本中可能含有人抗小鼠抗体（HAMA）。当使用含有小鼠单克隆抗体的试剂盒检测含有HAMA的样本时，检测值可能会假性升高或降低。CA19-9试剂中含有可减小HAMA阳性样本影响的组分。可能需要通过其他临床或诊断信息来确认患者情况。

（3）确诊癌症的患者，治疗前其 CA19-9 检测值可能也会落在健康个体的检测值范围内。在患有转移瘤和非恶性疾病如肝炎、肝硬化、胰腺炎和其他肠胃道疾病的患者中，可能观察到循环 1116-NS-19-9 反应决定簇的升高。CA19-9 水平的升高也可见于囊性纤维化。基于这些原因，CA19-9 检测值，无论水平为多少，都不能作为恶性疾病存在与否的绝对证据。CA19-9 项目不能作为癌症筛查项目使用。

（4）具有 Lea-b-表现型的患者可能不会表达 1116-NS-19-9 反应决定簇。

（5）在参考值（参考范围）和产品性能指标部分中给出了具有代表性的性能数据。各实验室测得的结果可能不同。

十、计算方法

对每一个样本，系统会自动计算糖类抗原 CA19-9 的含量。

十一、参考区间

≤43U/mL。

十二、分析性能

（一）分析灵敏度

CA19-9 项目的分析灵敏度小于 2.00U/mL（n＝18，各检测 10 次）。

（二）分析特异性

样本中含有下列浓度的药物和胆红素、血红蛋白、甘油三酯及总蛋白时，对 CA19-9 项目的平均回收率（100±12）%。

（三）分析精密度

批内精密度低值 CV，高值 CV 均小于 1/4 TEA（6.3%）。批间精密度低值 CV，高值 CV 均小于 1/3 TEA（8.3%）。

十三、临床意义

（1）CA19-9 是细胞膜上的糖脂质，在血清中以唾液黏蛋白形式存在，主要分布于胎儿胰腺、胆囊、肝脏及肠等部位和正常成年人胰腺、胆管上皮等处。其在正常人血清中含量较低。

（2）CA19-9 是一种胃肠道肿瘤相关抗原，在胰腺癌和胆管癌中阳性率最高。CA19-9 的检测值可以帮助鉴别诊断胰腺癌，敏感性达到 70%～87%，但其检测值高低与肿瘤的大小无相互关系，不能作为胰腺癌的早期检查指标。其检测值升高主要见于胰腺癌、胆管癌、结肠癌和胃癌等恶性消化道肿瘤，诊断胆管癌CA19-9的敏感性为50％～75％。

（3）良性疾病如慢性胰腺炎、胆石症、肝炎及肝硬化等也有一定程度增高，但往往为一过性增高，且其浓度多低于120U/mL，必须加以鉴别。

（4）CA19-9可用于病程评估、预后判断和转移复发监测，若手术治疗后2～4周CA19-9不能降至正常者提示手术失败；若降低后又升高者预示肿瘤复发；当CA19-9＞1000U/mL时，几乎均存在外周转移。与AFP、CEA联合检测可提高胃肠道肿瘤的检出率。

十四、支持性文件

（1）糖类抗原19-9测定试剂盒说明书。

（2）《全国临床检验操作规程（第4版）》（尚红、王毓三、申子瑜主编，2015年）。

（3）CNAS-CL02-A001《医学实验室质量和能力认可准则的应用要求》。

（4）GB/T22576.4—2021《医学实验室　质量和能力的要求　第4部分：临床化学检验领域的要求》。

十五、相关记录

定标记录表（月）。

（辛续丽）

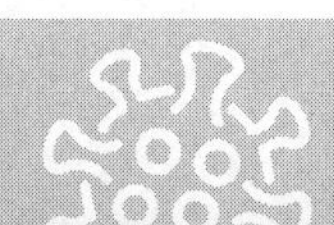

第六章

糖化血红蛋白分析仪标准化操作程序

YQ-002 MQ-2000PT 糖化血红蛋白分析仪标准操作程序

一、目的

MQ-2000PT 糖化血红蛋白分析仪与配套试剂和层析柱套件，用于检测样品中的糖化血红蛋白占总血红蛋白的比例。

二、范围

适用于授权的检验专业技术人员操作使用。

三、责任

由培训合格且经授权的专业技术人员操作，由生免组组长负责技术指导和质量监督。

四、工作条件

（一）环境温度

10～30℃。

（二）相对湿度

≤80%。

（三）大气压力

79～106kPa。

（四）电源电压

AC220V。

（五）电源频率

50Hz。

（六）其他

避免阳光直照，避免灰尘，避免腐蚀性气体，避免震动及强烈电磁场干扰。

五、安全条款

（1）防止电击危险。

（2）防止机械伤害。

（3）防止传染性病原体污染。

（4）注意化学品安全。

六、开机程序

（一）开机前准备

（1）检查A液、B液、H液3种试剂的余量，不够请补足。更换相应不足的试剂后，在仪器的主屏幕点击“设置”→“更换试剂”界面，点击“相应试剂（A液、B液或H液）”后，点击“确认”→“运行”→“确定”→“返回”，系统软件会自动将可试剂量恢复到最大值。

（2）检查仪器顶部打印盒内打印纸是否足够本次测试，不够请及时更换。

（3）检查废液桶液量，当废液到达标准线时需要倾倒废液。

（二）仪器开机

直接打开仪器后部开关电源，仪器会进行自检，自检通过后仪器会自动进行一次开机清洗，在清洗过程中请注意观察屏幕左上方ADC（光度值）的读数是否稳定（ADC读数应该稳定在5300000～7300000，如读数较低或者波动较大，考虑是否有气泡在管路中，这种情况下须做1～2次灌注）。打开LIS电脑，登录LIS系统。

七、测量程序

（1）条码模式：将样本从103号起扫入LIS糖化血红蛋白报告单元中，将标本按序放入试管架，并连同试管架放入仪器进样通道，在主菜单下点击“分析”，仪

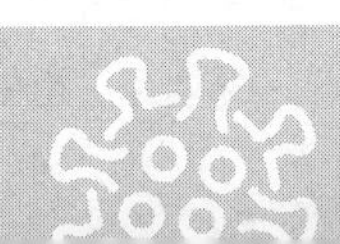

器会进入分析界面。

（2）无条码模式：将标本信息录入 LIS 系统后直接上机，出结果时需对应仪器上的相应位置的结果手动录入 LIS。

（3）若标本量少，则可采用稀释模式，取 5μL 全血加入 1000μL 溶血素 H，按无条码模式上机检测。

（4）测量结果会自动储存并传输至 LIS 糖化血红蛋白单元格中，如未传输，可以在主菜单“查询”中浏览、打印和传输结果。

（5）在测量的过程当中，如果发生突发故障，操作者可在测量界面下点击“停止”来停止测量。

八、安装或更换滤柱

为了保护分析柱，在分析柱的管路之前安装了一个“滤柱”，一个“滤柱”能过滤 400 个标本。达到 400 个标本后，更换“滤柱”，滤柱如图 6-1 所示。

（1）按逆时针方向拧开管路接头，如图 6-2 所示。

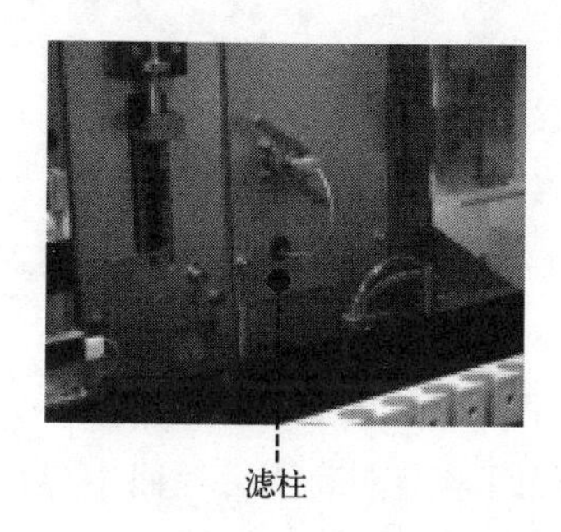

图 6-1 滤柱

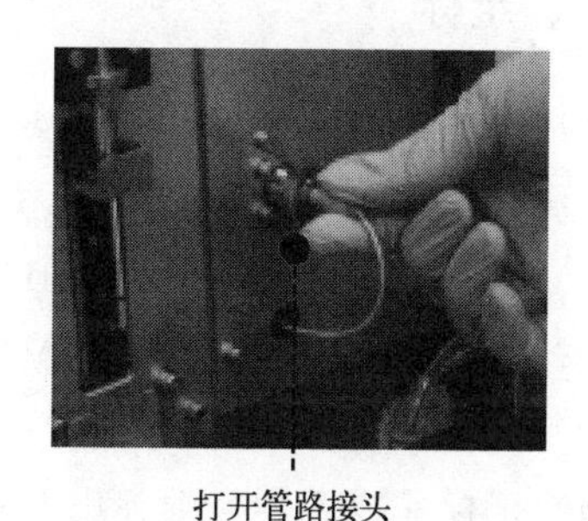

图 6-2 拧开管路接头

（2）按逆时针方向拧开拧盖帽，如图 6-3 所示。

（3）用镊子拨出滤柱，如图 6-4 所示。

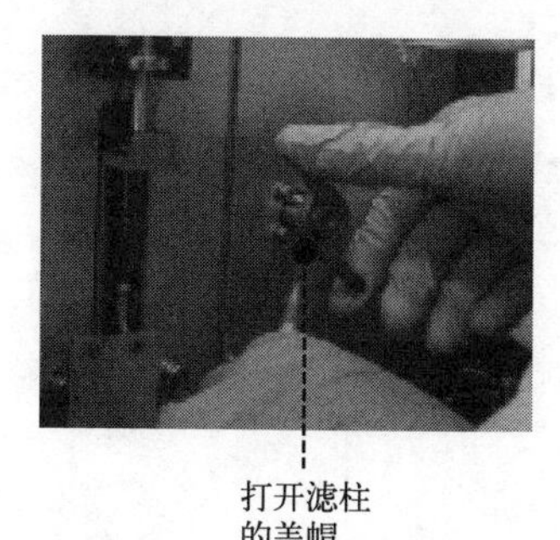

图 6-3 拧开滤柱的盖帽

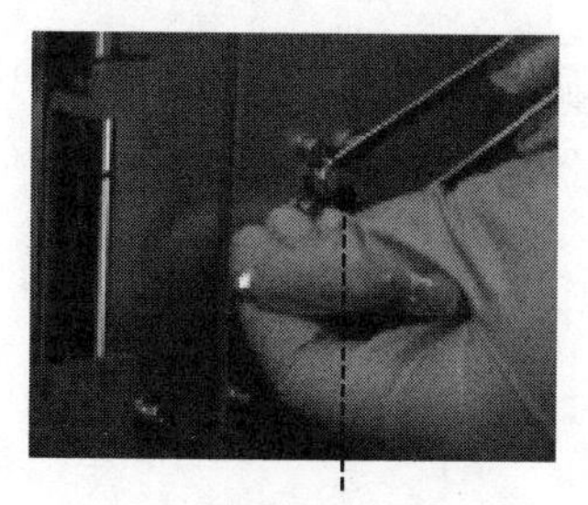

图 6-4 用镊子拨出“滤柱”

（4）换上新的滤柱。

（5）按顺时针方向拧紧盖帽。

（6）按顺时针方向拧紧管路接头。

（7）安装或更换滤柱后，应点击“设置”→“更换试剂”界面，点击“换滤柱”后，然后点击“确认”“返回”，系统软件会自动将可过滤标本数恢复到规定值（400），之后，每测试一个标本，会自动递减。当显示剩余过滤数为0时，仪器会停止检测。

九、更换分析柱操作

分析柱上方标签上有方向指示，保持和仪器温槽上的方向保持一致即可。安装或更换分析柱后，应点击“设置”→“更换试剂”界面，点击“分析柱”后，点击“确认”→“返回”，系统软件会自动将可分析数恢复到规定值（800），之后每测试一个标本，会自动递减。

十、定标

（1）在主菜单下，点击“定标”→“定标设置”，输入定标次数（为保证定标准确性建议为2次），定标液高低浓度的批号、参数（定标品靶值）。

（2）将定标液稀释好后，低值放入样本架的1号位置，高值放入2号位置，再将整个样本架放入仪器自动进样位置。

（3）点击“运行”，仪器会自动执行定标校准程序。

（4）定标完成后会自动弹出新曲线的斜率和截距，点击确认后返回主界面，点击“定标”，可看到定标结果是否通过，若定标通过需执行质控测试来检测本次定标结果的准确性；若定标失败，需查找原因后重新定标。

十一、质量控制

将质控品平衡至室温，水平1、2各加1000μL溶血素H，充分混匀后放入带有适配器的试管架上，点击“分析”→“确定”→“分析”。

十二、结果处理

仪器自动传入LIS系统。

十三、结果审核

根据仪器状况和患者的临床诊断，同时结合患者既往血糖相关指标进行结果审核。

十四、维护保养

（一）每日保养

（1）倾倒废液。

（2）检查仪器清洗或测试标本时屏幕上显示的压力，应该在1.5～3.5MPa。如果显示的压力低于1MPa，可能管路有泄漏或进了空气，需检查试剂管路。如果显示的压力大于3.5MPa，查看滤柱中的筛板使用次数和层析柱的分析样本数，如果分析的标本数远低于规定的数量，可能是管道有堵塞现象，可以用一个两通代替层析柱，点击分析，如果显示压力低于1MPa，则管路是通畅的，可能是筛板或层析柱提前损坏。反之，说明管路有堵塞，应逐段检查排除。

（二）每周保养

清洁样品针。

（三）每季度保养

清洁过滤网。

十五、关机

当日的标本测试完成后必须进行关机清洗，直接关闭仪器后部开关电源。

十六、支持性文件

MQ-2000PT糖化血红蛋白分析仪使用说明书。

十七、相关记录

（1）仪器设备一览表。

（2）仪器设备验收记录。

（3）仪器设备基本情况登记表。

（4）仪器设备使用授权书。

（5）仪器设备使用及维护保养记录。

（6）仪器设备安全检查记录。

（7）仪器设备故障和维修记录。

（8）仪器设备维修前后比对试验记录表。

（9）仪器设备维修申请表。

（10）仪器设备启用申请表。

（11）仪器设备停用或报废申请及处理表。

（12）医学检验测量系统校准计划及实施表。

（13）仪器设备检定/校准报告验收记录表。

附 6-1　MQ-2000PT 糖化血红蛋白分析仪简易操作卡

一、开机

直接打开仪器后部开关电源，仪器会进行自检，自检通过后仪器会自动进行一次开机清洗。打开 LIS 电脑，登录 LIS 系统。

二、试剂检查与更换

（1）当检查 A 液、B 液、H 液试剂量不足时，更换相应不足的试剂后，在仪器的主屏幕点击“设置”→“更换试剂”界面，点击“相应试剂（A 液、B 液或 H 液）”后，点击“确认”→“运行”→“确定”→“返回”，系统软件会自动将可试剂量恢复到最大值。

（2）当废液量达到相应刻度时，需及时倾倒。

（3）安装或更换滤柱后，应点击“设置”→“更换试剂”界面，点击“换滤柱”后，然后点击“确认”“返回”，系统软件会自动将可过滤标本数恢复到规定值（400），之后，每测试一个标本，会自动递减。

（4）更换分析柱操作：更换分析柱后，应点击“设置”→“更换试剂”界面，点击“分析柱”后，点击“确认”→“返回”，系统软件会自动将可分析数恢复到规定值（800），之后每测试一个标本，会自动递减。

三、校准

（1）复溶定标液：加入 4mL 溶血素 H 复溶定标液，放置 20min。

（2）在主菜单下，点击“定标”→“定标设置”，输入定标次数（为保证定标准确性建议为 2 次）、定标液高低浓度的批号、参数（定标品靶值）。

（3）将定标液放入样本架，低值为 1 号位，高值为 2 号位，上机后点击“定标”→“运行”→“确定”。

四、质控

（1）复溶质控品：加入 1mL 溶血素 H 复溶质控品，充分混匀。

（2）将质控品放入带有适配器的样本架，低值为 1 号位，高值为 2 号位，上机后点击“分析”→“运行”→“确定”。

五、样本测定

（1）将样本从 103 号起扫入 LIS 糖化血红蛋白报告单元中，将样本条码朝外放入样本架后上机；若为无条码样本上机后需根据对应仪器上的相应位置的结果手动录入。

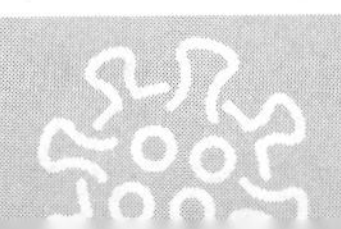

（2）如样本血量少需稀释：EP管加入5μL全血和1000μL溶血素混合匀后上机。

（3）主菜单下点击“分析”→“运行”→“确定”。

六、结果查询及传输

（1）结果自动传输。

（2）如不自动传输，主菜单下点击“查询”→“历史数据查询”→找到相应结果，点击“数据导出”。

七、关机程序

关闭仪器后方可关闭电源键。

八、仪器保养

（1）日保养：检查和倾倒废液。

（2）周保养：每周擦拭取样针。

（辛续丽）

JZ-002 MQ-2000PT糖化血红蛋白分析仪校准标准操作程序

一、目的

建立规范的标准的MQ-2000PT糖化血红蛋白分析仪的校准标准操作程序，以保证检验结果的准确性。

二、范围

适用于生免组以及授权的检验专业技术人员操作使用。

三、责任

由经过培训合格后，并经授权的专业技术人员操作，组长负责技术指导和质量监督检验项目的日常校准，硬件工程师负责仪器的周期校准。

四、仪器校准程序

（一）校准周期

MQ-2000PT糖化血红蛋白分析仪校准周期为一年。

（二）校准方

仪器生产厂方或由其授权的单位。

（三）校准方法

仪器校准有效期将至时，由组长联系工程师上门校准。

（四）校准内容

1. 工作环境要求　环境温度：10～30℃；相对湿度：15%～75%；电压：220V±10V，接地。

2. 背景计数要求　HbA1c≤0.01%；图形：波峰渐直。

3. 校准品检测要求　仪器校准结果的校准参数要在校准品的靶值及允许范围内。

4. 质控品检测要求　仪器校准结果的校准参数要在质控品的靶值及允许范围内。

5. 精密度检测要求　精密度确认标准：精密度指数<1。

精密度指数=实测精密度/厂商提供的精密度，其中厂商提供的CV<2%。

6. 线性验证要求　判断标准：相对偏倚<10%，$r2$≥0.95，则可直接判断线性范围在实验已涉及浓度。

（五）校准后审核

校准完成后，应当由校准方出具有签名盖章的校准合格证书，并注明有效期限，同时附有完整的校准记录，包括校准后的各种数据等内容。校准报告收到后应当经过生免组组长的审核并签名确认，然后妥善保管。

（六）校准记录

仪器校准完成后，及时在仪器设备档案中记录校准时间，校准结果及有效期，并注明下次拟校准的日期。保存校准报告及校准记录至少2年。

（辛续丽）

HZ-001 MQ-2000PT糖化血红蛋白分析仪检测项目标准操作程序

一、目的

指导使用MQ-2000PT糖化血红蛋白分析仪进行糖化血红蛋白的测定。

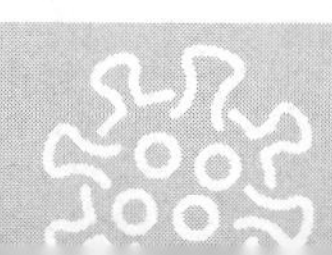

二、原理和方法

MQ-2000PT 糖化血红蛋白分析仪采用高效液相色谱法，根据 HbA1c 与非糖化血红蛋白带电性质不同进行分离。非糖化血红蛋白带正电荷，而糖化血红蛋白几乎不带电，根据他们带电性质的不同，利用弱酸性阳离子交换法将其分离。使用的固定相为弱酸性阳离子交换固定相，该固定相带有可交换阳离子的基团，能与带正电荷的非糖化血红蛋白通过静电作用相结合，而糖化血红蛋白不带电，故不能与固定相结合。在选定低浓度洗脱液条件下洗脱，糖化血红蛋白首先被洗脱，再用高浓度洗脱液洗出非糖化血红蛋白。被分离出来的血红蛋白洗脱液通过 415nm 波长的紫外光检测吸光度，得到相应的血红蛋白层析色谱。HbA1c 值以色谱图中 HbA1c 的峰面积占全部血红蛋白面积的百分率来表示。然后在显示屏上显示结果并在热敏打印机上打印出结果。

三、标本采集要求

（1）用一次性无菌注射器或抗凝真空采血管采静脉血 2.0mL，置于 EDTA-K2 管颠倒混匀抗凝，及时送检。

（2）采血后一般 4h 内完成检测，检测前标本放置于室温即可。

四、患者准备

采血前受检者保持安静、放松状态、环境温暖、防止静脉挛缩。一般采用坐姿采血。

五、所需仪器、试剂、校准品、质控品和其他所需用物

（一）仪器

加样枪 1000μL。

（二）试剂

每试剂包中含有下列试剂：

试剂 A：2000mL×2 瓶。试剂 B：2000mL×1 瓶。

溶血素 H：2000mL×4 瓶。打印纸 6 卷。样品杯 100 只。

（三）校准品

与厂方配套的北京惠中医药科技有限公司生产的糖化血红蛋白（HbA1c）1、2 号校准品。

（四）质控品

伯乐糖化血红蛋白质控品：水平 1、水平 2，分别为低水平和高水平质控。

（五）其他所需用物

高压液相层析柱，可检测样本量 800 人份/根。

层析柱批号应与试剂批号保持一致，不同批号不可混用。

六、环境和安全控制

（1）防止所有标本及废液等传染性病原体感染。

（2）试剂含有 0.02%叠氮钠，避免皮肤或眼睛接触或摄入口中。

（3）避免含叠氮钠的废物与重金属接触，以免形成爆炸性成分。

（4）避免含叠氮钠的废物与酸接触，以免释放出有毒气体。

七、校准程序

（1）在主菜单下，点击“定标”→“定标设置”，输入定标次数（为保证定标准确性建议为 2 次），定标液高低浓度的批号、参数（定标品靶值）。

（2）将定标液稀释好后，低值放入样本架的 1 号位置，高值放入 2 号位置，再将整个样本架放入仪器自动进样位置。

（3）点击“运行”，仪器会自动执行定标校准程序。

（4）定标完成后会自动弹出新曲线的斜率和截距，接受本次定标点击“确认”，放弃点击“取消”。

仪器在执行完定标校准程序后，建议用户需执行质控测试来检测本次定标结果的准确性。

八、操作步骤

将样本从 103 号起扫入 LIS 糖化血红蛋白报告单元中，将标本按序放入试管架，并连同试管架放入仪器进样通道，在主菜单下点击“分析”，仪器会进入分析界面。

全血：放入试管架点执行即可。

稀释：标本要求为 5μL 全血（末梢血或抗凝血）+1000μL 溶血素 H 混合后检测。

九、质量控制程序

（一）质控品

使用伯乐糖化血红蛋白质控品水平 1 和水平 2 来进行质量控制。

（二）质控品的稳定性

质控物未复溶 2～8℃密闭避光保存可稳定至标示的有效期，复溶后 2～8℃密闭避光保存可稳定 7 天，－10～20℃密闭避光保存可稳定 1 个月（冻融一次）。

（三）质量控制规则及失控纠正

详见生免组室内质量控制管理程序。

十、计算方法

仪器根据校正曲线自动给出检测结果，测定结果以％表示。

十一、参考范围

HbA1c 正常人参考值：4％～6％（NGSP）。

十二、可报告范围

线性测定范围：HbA1c 4％～17％，CV＜2％。

十三、临床意义

（1）HbA1c 与红细胞寿命和平均血糖水平相关，是评价糖尿病患者长期血糖控制较理想的指标，可反映过去 3 个月的平均血糖水平，不受每天血糖波动的影响。

（2）与微血管和大血管并发症的发生关系密切。HbA1c 水平升高，糖尿病视网膜病变、肾脏病变、神经病变、心血管事件发生风险均相应增加。

（3）HbA1c 对于糖尿病发生有较好的预测能力。

（4）HbA1c 水平在 5.7％～6.4％为糖尿病高危人群，预示进展至糖尿病前期阶段，患糖尿病和心血管疾病风险均升高。2011 年世界卫生组织（WHO）也推荐 HbA1c≥6.5％作为糖尿病诊断切点。

十四、支持性文件

（1）Mdeonn MQ-2000PT 操作手册。

（2）《全国临床检验操作规程（第 4 版）》（尚红、王毓三、申子瑜主编，2015 年）。

（3）高志红．糖尿病及糖调节受损的诊断标准及其变迁．国际内分泌代谢杂志，2006，26（2）：141-144.

（4）周翔海，纪立农．空腹血糖和糖化血红蛋白用于筛查糖尿病的研究［J］．中国糖尿病杂志，2005（03）：47-49.

十五、相关记录

定标记录表（月）。

（辛续丽）

第七章

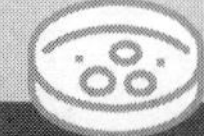

血气分析仪标准化操作程序

YQ-016 Roche cobas b 123 系列血气分析仪标准操作程序

一、目的

明确在设备安装、调试、培训及维护中的一系列作业，指导 Roche cobas b 123 系列血气分析仪的日常操作与维护的作业过程。血气分析仪 cobas b 123 用于快速检测患者血液中的氧气、二氧化碳等气体的含量和血液酸碱度及相关指标的变化，还能快速反映血液中钾、钠、钙等离子的含量，为危重患者抢救中快速、准确的检测提供了保障。

二、范围

适用于授权的检验专业技术人员操作使用。

三、责任

由培训合格且经授权的专业技术人员操作，由生免组组长负责技术指导和质量监督。

四、环境要求

（1）环境温度：15～32℃。

（2）环境气压：797～526mmHg（106.225～70.13kPa）。

（3）相对湿度：15%～90%。

（4）测量室温度：(37±0.2)℃。

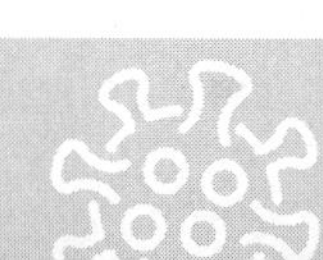

（5）BG & ISE：(30±0.2)℃。

（6）MSS COOX：(37±0.2)℃。

（7）总血红蛋白/血氧饱和度：37℃（35～37.5℃）。

（8）血气分析仪应有良好接地且在无强烈电磁场干扰的环境下工作。

（9）储存和运输条件：温度－20～50℃，湿度20%～85%（非凝露），抗冲击性能<30g。

（10）电源电压范围：100～240 VAC（±10%）。

（11）频率：50～60Hz（±5%）。

（12）电源要求：最大120W。

注意：cobas b 123 POC system电力供应为仪器提供12V（10A）电源。

（13）测量方法：离子选择性电极法（电极膜）、光学吸光度法。

五、安全使用要求

（1）在操作、维护、保养和修理此系统时，操作人员必须遵守手册中的操作程序。

（2）使用专用的工具和零件进行系统的检验和维修，禁止使用替代零件。

（3）系统中所有与患者的尿样接触或有潜在性接触可能的表面与零件都应被作为污染物考虑。在操作、维护和检验时有必要穿戴保护性的外套和手套。

（4）在处理废弃样本或组装/拆卸组合零件时不可触摸废弃物。如果操作人员不小心接触了废弃物或其他生物性的危险物时，立即用清水冲洗被感染区域并遵守实验室的清理及排除污染的步骤。

（5）操作仪器时必须考虑与所在的实验室有关的一切规则。

六、仪器原理

（1）pO_2：使用Clark原理（氧气还原所产生的电流的测量）。

（2）pCO_2：使用Severing house原理（由CO_2引起的电极中pH值变化的电势测定法测量）。

（3）pH、Na^+、K^+、Ca^{2+}和Cl^-为电势测定电极。特殊玻璃用作pH和Na^+的灵敏元件。钾和钙膜含有专门的中性载体。氯膜使用了一个专用的离子交换器。这些变量的计算需要使用参考电极——这是一种在Roche cobas 123中使用的接触性氯电极。

（4）乳糖：乳酸被乳酸氧化酶氧化以形成丙酮酸盐。生成的H_2O_2使用二氧化锰/碳电极在350mV下对照Ag/AgCl参比电极通过电流计的方法来测定。

（5）血细胞比容：测量标本的电导率。

七、标本的采集与处理

血气样品首选桡动脉血，肱动脉血和股动脉血亦可。插入导管或外科手术中可接近其他动脉部位采样。

使用带有平衡肝素的动脉采血器，采血时，患者需要处于稳定的通气状态，至少休息 5min。穿刺所致的疼痛和焦虑可能会影响呼吸的稳定。

采集完充分混合血样，让血样与抗凝剂充分混合。垂直方向颠倒 8 次，手掌滚动 8 次。

八、常规操作程序

（一）开机准备

仪器建议 24h 待机，若需开机，则打开仪器背部左上角的绿色电源开关即可。使用前应确保所测参数定标通过，方能进行样本测试。

（二）标本准备

（1）标本需要充分混匀。未充分混匀的标本测量，不能反映真实的血红蛋白数量。

（2）排出注射器顶端血。注射器顶端血易凝结，不能代表样本。

（3）输入样本 ID，患者体温及吸氧状况。

（三）试剂装载

1. 更换试剂卡 选择“工作区”菜单，点击“更换 Sensor Cartridge”，等待仪器准备工作完成。根据提示打开仪器门并移除 Sensor Cartridge，插入新的 Sensor Cartridge，关闭仪器门，等待仪器后续步骤自动完成。

2. 更换试剂包 选择“工作区”菜单，点击“更换 Fluid Pack”，等待准备工作完成。打开仪器门，移除 Fluid Pack，插入新的 Fluid Pack，关闭仪器门，等待仪器后续步骤自动完成。

（四）标本检测

仪器正常待机界面状态下。

（1）将样本条码扫入 LIS 血气 cobas b 123 报告单元，轻轻摇晃注射器，以便正确混合样本。

（2）在“综述”屏幕上，选择/取消所需的参数或参数组合。

（3）按下“开始注射器测定”按钮。

（4）将注射器紧密连接进样口并按下“是”。

（5）样本已被吸入。

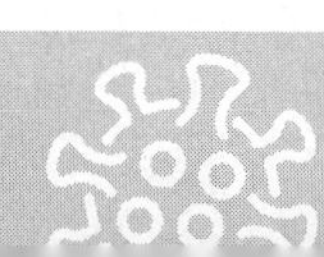

（6）当出现“移除注射器”提示后，拔出注射器并按下“是”。

（7）测定开始。

（8）输入所有的输入值。必须输入正确的样本类型，以免产生错误值。

（五）报告查阅与打印

点击主屏幕的工作区，点击测定数据，选择相应的患者数据并点击，如果需要查询，输入相应的数据查询您所需要的患者数据，点搜索。

（六）关机

（1）建议机器 24h 待机。

（2）如果小于 24h 关机可直接点击效用里面的关机按钮，大于 24h 关机必须在效用里面做停止操作取出所有耗材。

注：耗材离机时间不能超过 24h，否则失效。

（七）校准程序

1. 定标原则 仪器采用离子选择性电极（血样模块采用光学吸光度法）实现各参数的测定，为了保证仪器准确性，仪器采用自动循环定标（一点定标，两点定标或系统定标），其原理如下所述：定标 cobas b 123 POC system 的参数需要使用三种稳定的水溶液（位于 Fluid Pack 内部的气密袋中），不需要额外的定标介质。因此，其他仪器所需的精密供气在这里已无必要。

2. 定标间隔 见表 7-1。

表 7-1 定标间隔

Calibrations	Time intervals	Duration(typical)/min
System calibration	Every 24h	16
2P calibration	Every 12h(altern. 4、8 or 12h)	12
1P calibration	Every 60min	3
Standbycalibration	Every 30min	1

3. 定标方法 仪器自动根据定标间隔进行定标。

4. 校准条件

（1）仪器光路系统经过光路保养或更换光源等重要部件后。

（2）挪动仪器的安装地点。

（3）更换试剂包或电极。

（4）室内质控失控。

（八）质控程序

1. 质控控制要求 为保证测量结果的质量，在每次电极调换，每次溶液更换和每天至少启动一次仪器之后，完成一次质控测试。质控测试流程见图 7-1。

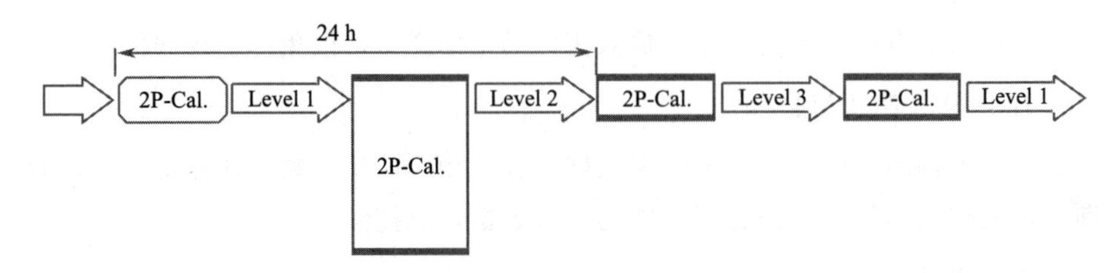

图 7-1　质控测试流程

将质控品充分颠倒混匀，用注射器吸出对应浓度质控点，排出气泡。就绪状态主菜单下点击“开始注射器测定”将注射器紧密连接进样口并按下“是”，质控样本已被吸入，当出现“移除注射器”提示后，拔出注射器并按下“是”，输入质控号 1（温度和吸氧量为默认）。

2. 室内质控标准操作程序　室内质控的方法同本节“仪器原理”中的（3）标本检测方法。

质控规则为 1（3S），2（2S）。

若有失控，需重新定标并重做质控；若考虑试剂包的原因需要更换试剂包。

九、日常维护

每日维护。

（1）随时检查试剂包和测试卡的可使用次数。

（2）检查打印机的打印纸是否够用，及时添加。

（3）每日清洁仪器表面。

十、性能参数

（一）实测参数

实测参数见表 7-2。

表 7-2　实测参数

实测参数	
血气	检测范围
pH	6.5～8.0
pCO_2	10～150mmHg(1.33～19.95kPa)
pO_2	10～700mmHg(1.33～93.10kPa)

续表

实测参数	
电解质	检测范围
Na^+	100～200mmol/L
K^+	1～15mmol/L
Ca^{2+}	0.1～2.5mmol/L
Cl^-	70～150mmol/L
Hct	0.10～0.75
生化	检测范围
Lactate	1～20mmol/L
血氧	检测范围
tHb	4～25g/dL(2.5～15.5mmol/L)
SO_2	30%～100%
O_2Hb	30%～100%
COHb	0～70%
MetHb	0～70%
HHb	0～70%

（二）计算参数

计算参数见表7-3。

表7-3 计算参数

计算参数
H^+, $cHCO_3^-$, pHst, $cHCO_3^-$ st, pHt, H^+t
nCa^{2+}, AG, RIt
$ctCO_2$(P), FO_2Hb, Hct(c)
PaO_2, $AaDO_2$, a/AO_2, avDO_2, RI
pCO_2t, pO_2t, PaO_2t, $AaDO_2$t, a/AO_2t
SO_2(1), P_{50}, ctO_2, $ctCO_2$(B), BO_2, BE, BE_{act}, BB

（三）参考范围

参考范围见表7-4。

表7-4 参考范围

参数	中文名称	参考值
pH	酸碱度	7.35～7.45
PCO_2	二氧化碳分压	32～48mmHg
PaO_2	动脉血氧分压	83～108mmHg

续表

参数	中文名称	参考值
Hct	血细胞比容	44%～55%
Na^+	钠离子浓度	136～145mmol/L
K^+	钾离子浓度	3.5～5.1mmol/L
Ca^{2+}	钙离子浓度	1.15～1.33mmol/L
Cl^-	氯离子浓度	99～110mmol/L
tHb	总血红蛋白	130～175g/L(男性) 115～150g/L(女性)
$cHCO_3^-$	实际碳酸氢根	21～28mmol/L
$cHCO_3^-$ st 或 SBC	标准碳酸氢盐	21～28mmol/L
BE_{act}	当前氧饱和度下碱剩余	-2～+3mmol/L
BE	全血碱剩余	-2～+3mmol/L
BE_{ecf}	细胞外液碱剩余	-2.0～+3.0mmol/L
$ctCO_2$(B)	全血中二氧化碳总浓度	22～28mmol/L
$ctCO_2$(P)	血浆中二氧化碳总浓度	22～28mmol/L
nCa^{2+}(7.40)	钙离子含量(pH 7.40)	1.15～1.35mmol/L
AG	阴离子间隙(K^+计算在内)	10.0～20.0mmol/L
SO_2	氧饱和度	94%～98%

十一、常见故障与处理

常见故障与处理见表 7-5。

表 7-5 常见故障与处理

错误	原因	处理方式
参数区域某项显示红色	参数定标未通过	仪器→“系统定标三次”
检测结果电脑上无数据	电脑上打印软件时间与当天时间不同步	关闭软件重新打开或调整软件上时间
患者编号没有输入，检测已完成	电脑上无数据	“工作区”→“测定数据”→“放大镜”→“输入值”，点击笔头图标输入数值后保存→点击数据传输按钮
检测结果一栏显示“无附属样本或者位置错误”	超时状态	需在连接注射器界面前两声提示声连接好注射器点击“是”
检测结果一栏显示“未检测到样本”	血凝块或微量凝血	检测样本状态，混匀后排出 3 滴血，若有凝血请勿上机检测，必须再次采集标本
检测结果一栏显示“非均质样本”	混匀不充分	需再次混匀，将标本放置手心来回轻轻搓动 7～8 次后排血检测
检测结果一栏显示“某一项液路错误”	标本有空气混入	①排除注射器里空气，混匀后上机检测；②施行仪器湿化(“效用→内部常规湿化”)

十二、支持性文件

Roche cobas b 123 POC system 使用说明书。

十三、相关记录

（1）仪器设备一览表。
（2）仪器设备验收记录。
（3）仪器设备基本情况登记表。
（4）仪器设备使用授权书。
（5）仪器设备使用及维护保养记录。
（6）仪器设备故障和维修记录。
（7）仪器设备维修前后比对试验记录表。
（8）仪器设备维修申请表。
（9）仪器设备启用申请表。
（10）仪器设备停用或报废申请及处理表。
（11）医学检验测量系统校准计划及实施表。
（12）仪器设备检定/校准报告验收记录表。

（王　畅）

Roche cobas b 123 系列血气分析仪简易操作卡

一、开机

（1）仪器常规处于 24h 开机状态。
（2）若需开机，则打开仪器背部左上角的绿色电源开关即可。

二、试剂装载

（一）更换试剂卡

选择“工作区”菜单，点击“更换 Sensor Cartridge”，等待仪器准备工作完成。根据提示打开仪器门并移除 Sensor Cartridge，插入新的 Sensor Cartridge，关闭仪器门，等待仪器后续步骤自动完成。

（二）更换试剂包

选择“工作区”菜单，点击“更换 Fluid Pack”，等待准备工作完成。打开仪器门，移除 Fluid Pack，插入新的 Fluid Pack，关闭仪器门，等待仪器后续步骤自动完成。

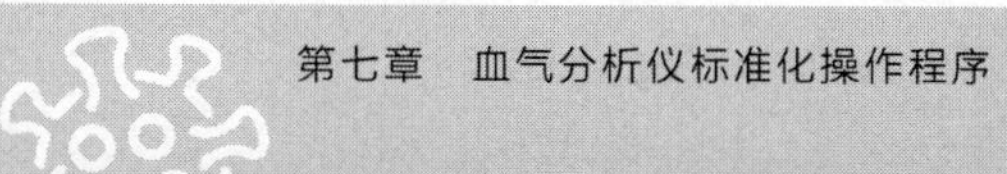

三、校准

仪器在自动定标完成后，可根据情况再进行相应的一点定标，两点定标和系统定标（定标过程中切勿终止）。

四、质控

（1）将质控品充分颠倒混匀，用注射器吸出对应浓度质控点，推出气泡。

（2）就绪状态主菜单下点击“开始注射器测定”将注射器紧密连接进样口并按下“是”，质控样本已被吸入，当出现“移除注射器”提示后，拔出注射器并按下“是”，输入质控号1（温度和吸氧量为默认）。

五、样本测定

将样本条码扫入LIS cobas b 123系列血气报告单元，将标本充分混匀后点击“开始注射器测定”，将注射器紧密连接进样口并按下“是”，样本已被吸入，当出现“移除注射器”提示后，拔出注射器并按下“是”，输入样本号，温度，吸氧浓度（FiO_2）百分比。{注：FiO_2=[21+4×(吸氧流量)L/min]×1%}。

六、关机程序

仪器24h开机。若需关机，则关闭仪器背面绿色电源开关。

七、仪器保养

日保养：75%酒精清洁仪器表面。

（王　畅）

JZ-009 Roche cobas b 123系列血气电解质分析仪校准标准操作程序

一、目的

明确在设备安装、调试、培训及维护中的一系列作业。

二、范围

适用于生免科室以及授权的检验专业技术人员操作使用。

三、责任

经过培训合格后，并经授权的专业技术人员操作，组长负责技术指导和质量监

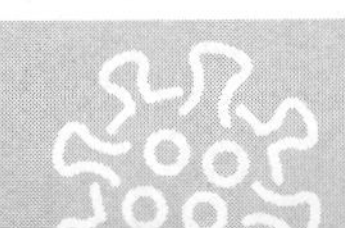

督检验项目的日常校准，硬件工程师负责仪器的周期校准。

四、仪器校准程序

（一）校准周期

Roche cobas b 123 系列血气电解质分析仪校准周期为一年。

（二）校准方

仪器生产厂方或由其授权的单位。

（三）校准方法

仪器校准有效期将至时，由组长联系工程师上门校准。

（四）校准内容

1. 环境条件

（1）环境温度：15～30℃。

（2）相对湿度：≤80％。

（3）大气压力：86～106kPa。

（4）电源：交流 100～240V，50/60Hz，有良好接地的单独三脚插座。

（5）工作台面积：长×宽≥$(1.5\times0.6)m^2$，台面平整。

（6）工作位置要求：距离其他仪器 0.5m。

2. 地线测量并检查 电压关系：火线与零线电压＝零线与地线电压＋火线与地线电压。零线与地线电压大于 3V 判断为地线接地不良。将万用表调至 AC750V 档位，黑笔接地，红笔对应测试火线与零线。若测量电压无接地，需要用一根铁丝或是电线通过仪器后盖的接地柱固定好，再将另一端引流到有金属传导作用的铝合金窗户或是不锈钢水管上，起到接地作用。

3. ISE 传感器、 pH 传感器、 CO_2 传感器 Na^+、K^+、Ca^{2+}、Cl^-、pH 和 CO_2 参数使用备用溶液和 CAL 2 溶液（这些溶液的 pH 缓冲体系包含定量的电解质和酸碱成分）进行定标。通过确保定标溶液的气密性，可保持 CO_2 含量稳定，然后将其用作定标基准。O_2 传感器 CAL 2 溶液氧浓度很低，因而用于定标较低的定标点。使用备用溶液校准高浓度校准点，1h 一次。备用溶液的氧浓度低于环境空气的氧浓度。每天用环境空气通过定标确认一次定标点。Hct 使用电子参考点和高导电率的备用溶液，通过导电率测定来定标 Hct。Glu/Lac（乳酸）电极由于校准曲线的组成，必须确定三个校准点，用于校准 Glu 和 Lac 测量参数。备用溶液、CAL（校准）1 溶液和 CAL 2 溶液正是用于此目的。

4. 血氧饱和度模块 对血氧饱和度模块进行定标时，需要使用多色仪的波长定标和比色杯的层厚定标。多色仪定标通过光谱源的已知最大强度，可用多色仪定

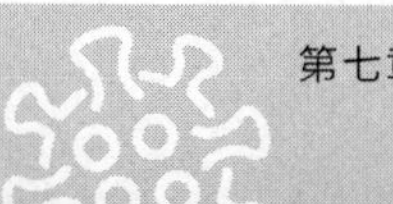

标进行测量信号和波长间的精确分配。比色杯的层厚必须定标比色杯的层厚，因为它与测定的吸收性能直接相关联。使用 CAL 2 溶液，含有专用的染色剂。

5. 通电运行步骤

（1）打开电源：按下机器后部的开关键，启动仪器（注：电池在使用过程中 3 个月内要进行一次充电保证电池的寿命）。

（2）仪器自检：检测系统硬件工作是否正常。

（3）质控测试：对于临床定量检测来说，通过血气质控可以监控仪器的使用状态并及时发现系统误差，从而校正仪器性能，提高检测精密度和准确度。质控操作时应注意：①仪器执行定标通过且定标稳定；②若质控品放冰箱，须在室温（约 25℃）下放置至少 4h，pCO_2 和 pO_2 的值与温度呈反向变化；③过期的质控物不能使用，无参考范围说明书的质控物不能使用，因为每个批号的质控物的参考范围存在一定的差异。

具体操作步骤如下：进入质控界面，编辑质控批号管理，添加质控批号，有效期和三个水平质控靶值并保存（注：在更换新批号质控品时需执行）。

6. 仪器校准报告内容

（1）仪器工作环境。

（2）温度和湿度是否符合要求。

（3）仪器工作电源。

（4）电压是否符合要求。

（5）仪器硬件及液路性能检查。

（6）温度。

（7）门测试（前门测试）。

（8）检查风扇。

（9）FCM。试剂控制自我检测。样本输入模块（SIM 初始化 Fluid Pack）。阀（初始化 Pouch 阀，有/没有 Fluid Pack）。

（10）Fluid Pack。

（11）蠕动泵。

（12）吸入—密封。

（13）检查试剂和 Bypass（检查 Cal1 和 STD BY）。

（14）清洗。

（15）各部件状况检测。①电源是否完好。②除尘过滤网是否完好。③气体供应是否正常④键盘工作是否正常。⑤打印机工作是否正常。⑥显示器工作是否正常。

7. 准确性测试 质控三水平测定结果均值是否在均值±2SD 范围内来判断仪器精密度是否合格。

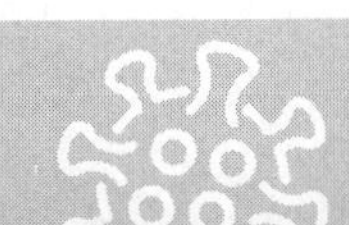

8. **精密度检测** 将同一批号质控进行十次测试所得结果，根据CV值判断仪器精密度是否合格。

9. **重复性检测** 待12h后定标3次后再用同一批号质控做10次测试，据此判断仪器重复性是否合格。

五、支持性文件

Roche cobas b 123 POC system 使用说明书。

（王　畅）

XQ-001 Roche cobas b 123 血气分析仪检测项目标准化操作程序

一、目的

指导使用Roche cobas b 123血气分析仪进行K^+、Na^+、Cl^-、Ca^{2+}、pH、HCT、pCO_2、pO_2、Lac等参数的测定。

二、标本类型、容器及样本的存放

（一）标本类型要求

血气样品首选桡动脉，肱动脉和股动脉亦可。插入导管或外科手术中可接近其他动脉部位采样。

（二）容器要求

使用带有平衡肝素的动脉采血器。若配制肝素，需注意肝素稀释对标本的影响。注意：避免溶血的影响（导致K^+偏高，Ca^{2+}偏低）。

（三）样本的存放

（1）存储条件由于气体的不稳定性和血液的新陈代谢，存储时间应尽量减少。室温下少于10min。

（2）如果储存超过10min，应冷藏（0～4℃）来降低新陈代谢。不能放置冰块中。

（3）估计高pO_2值的样本应立即分析。

三、患者准备

（一）完整填写患者资料

采集标本前，需要注明患者的体温、吸氧浓度、药物的使用。

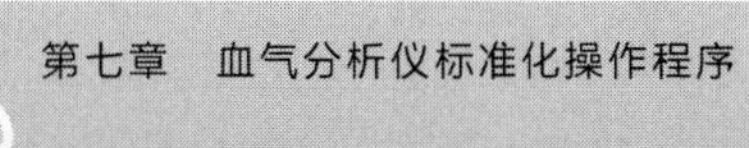

（二）选择合适的采血器

最好使用带有平衡肝素的动脉采血器。若配制肝素，需注意肝素稀释对标本的影响。

（三）患者呼吸状态

采血时，患者需要处于稳定的通气状态，至少休息 5min。穿刺所致的疼痛和焦虑可能会影响呼吸的稳定。

（四）部位选择

血气样品首选桡动脉血，肱动脉血和股动脉血亦可。插入导管或外科手术中可接近其他动脉部位采样。

（五）采样

(1) 轻缓退出针头。

(2) 一手抽出针头的同时，另一只手要拿着纱布，准备加压止血。

(3) 加压止血桡动脉至少在 5min，避免皮下血肿的产生。

(4) 肱、股动脉加压时间要延长。

(5) 如果凝血功能不好，则至少应在 10min，并观察穿刺部位有无出血现象。

(6) 充分混合血样，让血样与抗凝剂充分混合。垂直方向颠倒 8 次，手掌滚动 8 次。

四、所需仪器、试剂

（一）仪器

Roche cobas b 123 血气分析仪。

（二）试剂

1. 试剂组成　血气试剂包，试剂卡。
2. 校准品　无，仪器自动进行校准。
3. 质控品　名称：R2 血气质控液中值。规格：水平 2，15 支×2.0mL。

五、环境和安全控制

操作时必须穿戴手套和工作服；工作后的台面应消毒擦洗；用过的加样枪头等耗材应作为医用垃圾处理；遇到样本洒出，被污染的区域应立即用次氯酸钠溶液清洗，擦拭用的物品应丢弃在标有生物污染的垃圾桶中。

六、校准程序

（一）定标原则

定标 cobas b 123 POC system 的参数需要使用三种稳定的水溶液（位于 Fluid

Pack 内部的气密袋中)。不需要额外的定标介质。因此，其他仪器所需的精密供气在这里已无必要。

（二）校准间隔

校准间隔见表 7-6。

表 7-6　校准间隔

Calibrations	Time intervals	Duration(typical)[min]
System calibration	Every 24hours	16
2P calibration	Every 12hours(altern. 4,8or 12hours)	12
1P calibration	Every 60minutes	3
Standbycalibration	Every 30minutes *	1

（三）定标方法

仪器自动根据定标间隔进行定标。

（四）校准条件

（1）仪器光路系统经过光路保养或更换光源等重要部件后。

（2）挪动仪器的安装地点。

（3）更换试剂包或电极。

（4）室内质控失控。

七、操作步骤

详见 Roche cobas b 123 血气分析仪标准化操作程序。

八、质量控制程序

（一）质控品

使用 R2 血气质控液中值来进行质量控制。

（二）质控品的稳定性

质控物未开封于 5～25℃密闭避光保存可稳定至标示的有效期。

（三）质量控制规则及失控纠正

详见生免组室内质量控制管理程序。

九、干扰和交叉反应

以下原因可影响仪器检测的准确性，对结果产生干扰：地线断开（包括仪器内的地线)；电压不稳定；强光照射仪器；标准液变质；电极污染；内充液不足；电极芯涂层脱落；金属接触点受潮或生锈；质控物的防腐剂、添加剂；溶血、容器污染；药物影响：制霉菌素、两性霉素、普鲁卡因、利多卡因、溴化物、碘化物、硫氰酸钾、水杨酸钠。

十、计算方法

结果计算：机器自动给出检测结果，无需人工计算。

十一、参考范围

血气分析参考范围见表 7-7。

表 7-7 血气分析参考范围

项目	参考范围
钾	3.5～5.5mmol/L
钠	135～145mmol/L
氯	90～110mmol/L
总钙	2.3～2.7mmol/L
结合钙	1.1～1.35mmol/L
离子钙	1.1～1.3mmol/L
阴离子间隙	8～16mmol/L
半饱和度氧分压	24～28mmHg
呼吸指数	0.1～0.37
肺泡动脉氧压差	6～15mmHg
pH	7.35～7.45
二氧化碳分压	80～100mmHg
氧分压	80～100mmHg
碳酸氢根	21.4～27.3mmol/L
标准碳酸氢根	21.3～24.7mmol/L
二氧化碳总量	23～27mmol/L
红细胞外液碱剩余	－3～3mmol/L
全血碱剩余	－3～3mmol/L
氧饱和度	91.9%～99%
总血红蛋白	110～160g/L
糖	3.8～5.8mmol/L
乳酸	0.5～1.6mmol/L
血细胞比容	45%～55%

十二、测量参数范围

详见 Roche cobas b 123 系列血气分析仪标准化操作程序。

十三、性能特征

详见 Roche cobas b 123 系列血气分析仪标准化操作程序。

十四、临床意义

（1）判断机体的酸碱平衡情况。

（2）分析机体有无电解质紊乱情况。

（3）pH<7.35 为酸血症，pH>7.45 为碱血症，pH 正常并不能完全排除无酸碱失衡，可能为代偿性酸碱平衡紊乱。

（4）pCO_2：超出或低于参考区间称高、低碳酸血症，大于 7.33kPa（55mmHg）有抑制呼吸中枢的危险，是判断各型酸碱中毒的主要指标。

（5）pO_2：低于 7.31kPa（55mmHg）即表示有呼吸衰竭，低于 4.0kPa（30mmHg）可有生命危险。

（6）实际碳酸氢盐（AB）和标准碳酸氢盐（SB）：AB、SB 两个指标联合分析，更有参考价值，两者正常为酸碱平衡正常，两者皆低为代谢性酸中毒失代偿，两者皆高为代谢性碱中毒失代偿，AB>SB 为呼吸性酸中毒，AB<SB 为呼吸性碱中毒。

（7）碱剩余（BE）：BE 正值增加时，常提示代谢性碱中毒；BE 负值增加时，常提示代谢性酸中毒。

（8）阴离子间隙（AG）：目前多以 AG>16mmol/L 作为判断是否有 AG 增高型代谢性酸中毒的界限，它可鉴别不同类型的代谢性酸中毒增高：见于代谢性酸中毒糖尿病酮症酸中毒、尿毒症等，阴离子间隙正常的代谢性酸中毒如高血氯性代谢性酸中毒降低：临床表现为低蛋白血症等。

（9）缓冲碱（BB）：缓冲碱增高常见于代谢性碱中毒；减低常见于代谢性酸中毒，若此时实际碳酸氢盐（AB）正常，有可能为贫血或血浆蛋白低下。

十五、支持性文件

（1）Roche cobas b 123 POC system 使用说明书。

（2）《全国临床检验操作规程（第 4 版）》（尚红、王毓三、申子瑜主编，2015 年）。

（3）WS/T 404—2012《临床常用生化检验项目参考区间》。

（王　畅）

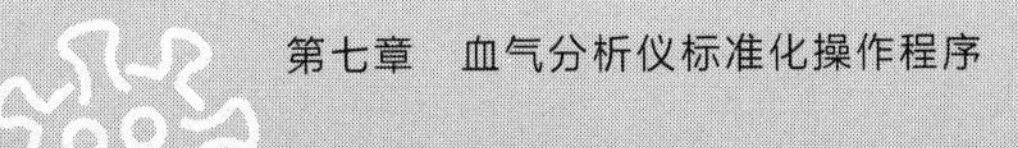

第八章

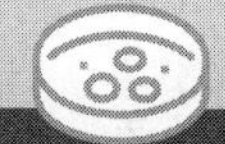

ELISA 法标准化操作程序

YQ-006 RT-6100 酶标分析仪标准操作程序

一、目的

规范仪器设备的操作程序，保证酶标分析仪的正常使用。

二、范围

适用于实验室酶联免疫试验的操作。

三、操作步骤

（一）开机

（1）连接好电源线和串口线，将酶标分析仪背后的开关置于“开”位。

（2）打开电脑显示器开关和主机开关，进入 windows 系统。

（3）双击运行桌面图标“雷杜酶联免疫管理平台软件中文版”。

（4）选择“用户名”，输入相应密码，点击“确定”按钮。

（5）仪器开始自检，顺利进入主界面，即开机完成。

（二）样本检测

（1）在主界面点击快捷键“样本测试”，进入布板程序界面。

（2）点击“项目列表”后的方框，选择待测板中要测试的项目。

（3）在屏幕上依次将板上放置的“空白孔”“阴性对照”“阳性对照”“样本号”“标准”和“质控”对应设置。

（4）将待测板放置在板架上，盖好盖。

(5) 点击左下角“测量”按钮，仪器开始测试。

(6) 点击“保存”按钮，将结果保存。

(7) 取出微孔板。

(三)关机

(1) 将微孔板取出，盖好盖。

(2) 在主界面点击“退出系统”，并在提示“你确实要退出本系统吗”时，选择“是”。

(3) 关闭电脑 windows 系统和显示器。

(4) 将酶标分析仪背后的开关置于“关”，关机完毕。

四、日常维护

(1) 定期清洁仪器外表面，用中性洗涤溶液浸湿柔软的布后擦拭。

(2) 如果仪器表面有生物危险物质污染，请用中性消毒液清洁。

五、注意事项

(1) 严格遵照仪器使用说明书对仪器进行正确操作和日常维护保养。

(2) 将待测板放入酶标分析仪载物台时，一定要卡牢，防止测试过程中卡板，不可用力过猛，否则可能造成载物台损坏，进而不能测试或影响精密度。

(3) 试验结束，一定要将样品微孔从酶标仪中全部取出，避免遗留。

(4) 当开机报警“405nm 光强过弱”时，要检查灯泡，不亮则要更换新灯泡。

六、支持性文件

RT-6100 酶标分析仪使用说明书。

七、相关附表

RT-6100 酶标分析仪简易操作卡见图 8-1。

八、相关记录

(1) 室内温度、湿度记录表。

(2) 仪器设备一览表。

(3) 仪器设备验收记录。

(4) 仪器设备基本情况登记表。

(5) 仪器设备使用授权书。

连接好电源线和串口线，将酶标仪背后的开关置于“开”位
↓
打开LIS电脑显示器开关和主机开关，登录LIS系统
↓
双击打开“雷杜酶联免疫管理平台软件中文版”，选择用户名，输入密码123
↓
在主界面点击“样本测试Ⅰ”
↓
在项目列表中选择待测试的项目
↓
选择“样本类型设置”，与待测样本类型一一对应，
↓
双击待测样本的位置更改编号(与LIS系统内样本编号一一对应)
↓
打开酶标仪的盖子，将待测板放置在板架上，关好盖
↓
在电脑屏幕左下角点击“测量”按钮，仪器开始检测
↓
显示结果后点击“定性”“定量”核对结果，然后点击“保存”→“确定”→“OK”
↓
取出微孔板，在LIS系统“酶标仪RT6100”中查看结果
↓
在主界面点击“退出系统”，并在提示“你确实要退出本系统吗”时，选择“是”
↓
关闭电脑LIS系统和显示器，将酶标仪背后的开关置于“关”

图8-1 RT-6100酶标分析仪简易操作卡

(6) 仪器设备安全检查记录。

(7) 仪器设备故障和维修记录。

(8) 仪器设备维修申请表。

(9) 仪器设备启用申请表。

(10) 仪器设备停用或报废申请及处理表。

(11) 通用测量仪器检定计划及实施表。

(刘延青)

YQ-011 安图 iWO-960 洗板机标准操作程序

一、目的

规范仪器设备的操作程序，保证洗板机的正常使用。

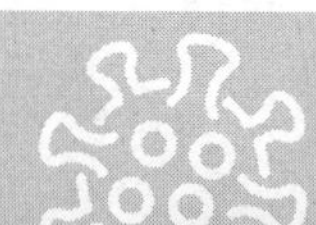

二、操作步骤

（一）开机前准备

（1）开机前应检查仪器后方的废液瓶内液体是否倒空，洗液瓶和蒸馏水瓶中液体是否足够，各连接管和清洗头是否接好。

（2）检查仪器的电源线是否接好。

（3）将标准酶标板放入小托盘 A 和 B 内。

（二）开机

（1）打开仪器后方的电源开关，仪器进行初始化，并用蒸馏水冲洗管路，完毕后屏幕显示如表 8-1 所示。

洗板程序：可设置 1～99 个程序。

洗板模式：有单板、双板、多板三种。

洗板次数：可设置 1～250 次。

加液量：可设置 50～12500μL，50μL 间隔

吸液时间：可设置 0.1～9.9s，0.1s 间隔。

清洗方式：有浸泡、振动两种。

板型：有平底、圆底、U 型和 V 型四种。

（2）洗液选择：手动、A 液和 B 液三种。

表 8-1　洗板机开机界面

通用	洗板模式:单板
洗板程序	洗板次数:5 次
	加液量:350μL
	吸液时间:0.8s
	清洗方式:浸泡 20s
	板型:平底

（三）程序参数

（1）光标默认在洗板程序代号上，仪器可设置 99 个洗板程序，通过▲或▼选择程序参数项，按＋或－修改程序参数项的值。

（2）板型为平底时执行两点吸液功能，其他板型则不进行两点吸液。

（3）位置调节是指校正清洗头长针正对酶标孔端面、左边、中心、右边、触底的位置以及两板之间的距离，按位置调节键，校正六个位置参数是否合适。

（4）参数设置完成后按返回键，保存最新程序内容并回主菜单。

（四）洗板操作

（1）检查洗板参数设置是否正确，根据实际标本数量设置洗板条数，键盘 1A、2B、3C、4D、5E、6F、7G、8H、9、10、11、12 对应酶标板各条，每条有相应的指示灯，灯亮则表示选定该条清洗，每按键一次切换选中与取消，灯灭表示该条不清洗，长按某键则该条及前面全部选定清洗，后面的全部选定不清洗。12 条×8 孔型仪器的数字键均有效，8 条×12 孔型仪器的后四个键无效，不可选择。

（2）根据需要手动按键盘上的洗液 A 或洗液 B 选择或由程序默认选择所需的清洗液。

（3）将酶标板放入相应的托盘内，按键盘上的洗板/暂停则开始洗板工作或暂停洗板工作，洗板过程中可按返回键终止洗板工作。单板洗板模式下默认清洗左边（A位置）酶标板。

（五）冲洗管路和关机

按冲洗管路键用当前洗液对管路进行冲洗，按关机程序键用清洗保养液或蒸馏水冲洗管路。冲洗完毕后提示“请关闭电源”，则关掉仪器后侧的电源开关。

三、注意事项

（1）用户使用仪器前应仔细阅读本操作程序，掌握仪器的使用方法。

（2）严禁废液进入泵内。每次开机前应检查废液瓶内废液是否排空，每次使用后应及时倒掉废液瓶内的废液。使用过程中，出现废液报警则应及时倒掉废液瓶内的废液。

（3）勤用蒸馏水冲洗管路是防止因清洗液结晶而发生堵塞清洗头最直接有效的方法。

（4）换用不同规格微孔板时，应用位置调节键调整洗板机的位置参数。

（5）拔掉与清洗头相连的胶管时，应先将清洗头从托架上取下，以保护清洗头托架。

（6）倾倒液体和拔插感应线时请务必关断电源后再进行，谨防液体进入仪器内部。

（7）更换保险管时，切记要先关掉仪器电源，拔掉电源线，谨防触电。

（8）每日用毛巾在稀释的消毒水中打湿并拧干后轻拭仪器表面和托盘导轨。

四、维护保养

（一）日常保养

检查蒸馏水瓶水量，检查洗液瓶水量，清理废液（使用2000mg/L含氯消毒液浸泡过夜），检查洗液针。

（二）管路保养

主要有洗液冲洗管路、蒸馏水冲洗管路两种程序。可通过灵活运用关机程序对仪器管路进行清洁。执行关机程序，切换到蒸馏水瓶冲洗管路，执行完毕提示请关闭电源按返回键回到主菜单，执行多次则管路可冲洗干净。

五、支持性文件

安图iWO-960洗板机说明书。

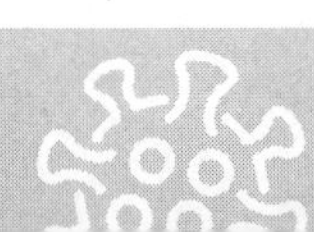

六、相关记录

（1）室内温度、湿度记录表。

（2）仪器设备一览表。

（3）仪器设备验收记录。

（4）仪器设备基本情况登记表。

（5）仪器设备使用授权书。

（6）仪器设备故障和维修记录。

（7）仪器设备维修申请表。

（8）仪器设备启用申请表。

（9）仪器设备停用或报废申请及处理表。

（10）医学检验测量系统校准计划及实施表。

JZ-006 安图 iWO-960 洗板机校准标准操作程序

一、目的

建立规范的安图 iWO-960 洗板机校准标准操作程序，以保证检验结果的准确性。

二、范围

适用于生免组以及授权的检验专业技术人员操作使用。

三、责任

由经过培训合格后，并经授权的专业技术人员操作，组长负责技术指导和质量监督检验项目的日常校准，硬件工程师负责仪器的周期校准。

四、仪器校准程序

（一）校准周期

安图 iWO-960 洗板机校准周期为一年。

（二）校准方

仪器生产厂方或由其授权的单位。

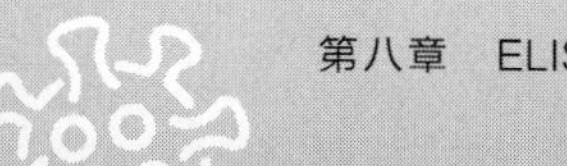

（三）校准内容

1. 校准工具 万分之一天平、带板条的干净微板、温湿度计。

2. 检测环境要求 环境温度 10～40℃。相对湿度≤80%。大气压强 85～106kPa。电源电压：交流 220V±22V，50Hz±1Hz。

3. 校准项目及要求 单孔残液量，每孔≤2μL；注液精度 CV 值≤2.0%。

（四）校准后审核

校准完成后，应当由校准方出具有签名盖章的校准合格证书，并注明有效期限，同时附有完整的校准记录，包括校准后的各种数据等内容。校准报告收到后应当经过生免组组长的审核并签名确认，然后妥善保管。

（五）校准记录

仪器校准完成后，及时在仪器设备档案中记录校准时间，校准结果及有效期，并注明下次拟校准的日期。保存校准报告及校准记录至少 2 年。

（刘延青）

YQ-013 数显恒温水箱标准操作程序

一、目的

规范仪器设备的操作程序，保证水浴箱的正常使用。

二、操作步骤

（1）在水浴箱内注入清洁温水，总高度保持在箱内 1/3～1/2 处（注：使用过程中需随时观察并保证水量充足）。

（2）打开电源开关，把温度控制器的温度调节旋钮旋至设定温度。

（3）当水槽内测定温度达到设定温度时加热中断，指示灯熄灭，温度保持稳定。

（4）在每次使用水浴箱之前，应同时放入标准水银温度计监测实际水温，以校正温度。

（5）水浴箱工作温度波动范围是：预设±2℃范围。

三、维护保养

（1）每天应使用标准水银温度计记录温度，如温度超出正常范围，该温度应画

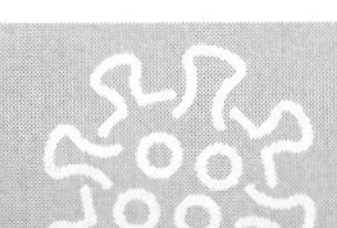

上红圈，并把修正操作记录下来。

(2) 水浴箱内外应保持清洁，外表面忌用腐蚀性溶液擦拭。

(3) 每季度更换一次水，更换时用75%酒精清洁内壁和外表面。

四、注意事项

(1) 水浴箱应置于坚固的水平台上，电源电压须匹配。

(2) 在未加水前勿切开电源，以防止电热管内电热丝烧断。

五、支持性文件

数显恒温水箱说明书。

六、相关记录

(1) 室内温度、湿度记录表。

(2) 仪器设备一览表。

(3) 仪器设备验收记录。

(4) 仪器设备基本情况登记表。

(5) 仪器设备使用授权书。

(6) 仪器设备故障和维修记录。

(7) 仪器设备维修申请表。

(8) 仪器设备启用申请表。

(9) 仪器设备停用或报废申请及处理表。

(刘延青)

WSW-YQ-010 生物安全柜标准操作程序

一、目的

规范仪器设备的操作程序，保证生物安全柜正常工作。

二、适用范围

本生物安全柜为ⅡA/B2级，适用于挥发性有毒的化学物质，或放射性核素为辅助剂的微生物实验室，生物危险度等级为1、2、3的工作场合。

注意：微生物所有临床标本的接种都必须在生物安全柜中进行操作，以保证临

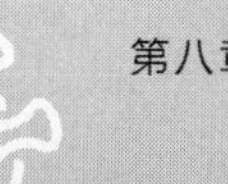

床标本不受污染，以及保护操作人员的安全。

三、操作程序

（1）接上 220V、50Hz 的交流电流。

（2）打开电源锁，使设备处于待机状态，等待操作者通过按键输入执行。

（3）电源键按下之后，按以下功能才能实现：照明、消毒、风机、消音、插座、电动门升降。

（4）使用前，将电动门下降，打开紫外灯，消毒半小时以上。

（5）使用完毕将电动门下降复原，打开紫外灯，消毒半小时以上后再关闭设备。

（6）简易操作步骤（图 8-2）。

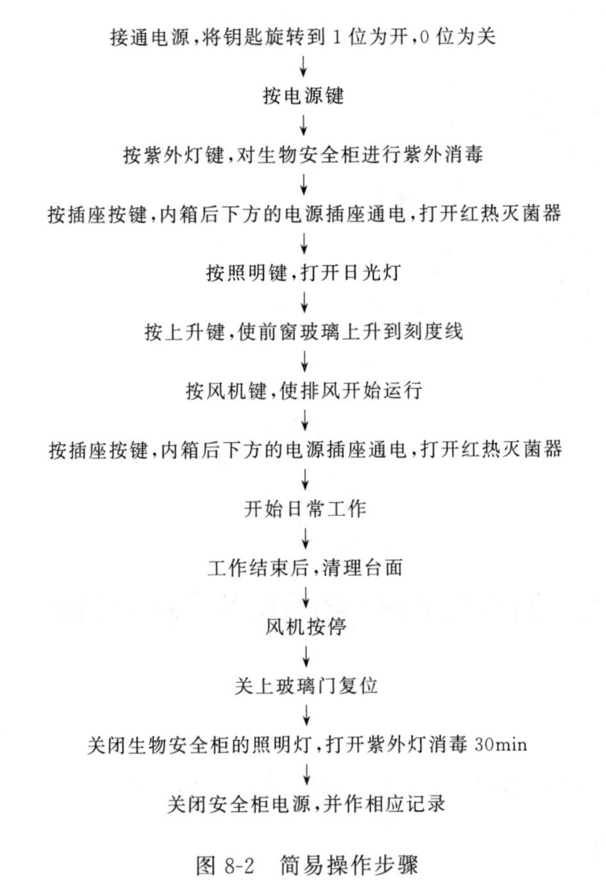

图 8-2　简易操作步骤

四、常见故障分析与排除

常见故障分析与排除见表 8-2。

表 8-2 常见故障分析与排除

故障现象	原因	排除方法
按键不灵	控制板	1. 确认电源是否正常 2. 确认按键未损坏 3. 更换控制板
照明灯、紫外灯不亮	1. 灯管损坏 2. 镇流器、灯座、线路 3. 控制板	1. 更换灯管 2. 检查、更换镇流器、灯座、线路 3. 更换控制板
不报警	1. 线路 2. 控制板 3. 微动开关	1. 检查连接线路是否良好 2. 更换控制板 3. 检查微动开关是否正常
风机不转	1. 风机、线路的故障 2. 控制板故障	1. 检查、更换风机 2. 检查、更换控制板

注：如遇不能解决的问题请及时联系厂家。

五、维护保养

（1）高效空气过滤器强度很小，因此物品在送入工作区域之前请检查一下，以免高效过滤器在吸入空气的同时也吸入异物。需要更换高效过滤器时，按照要求进行操作，不得违规操作。

（2）生物安全柜使用完毕后，须清洁内部所有物品（包括设备），并移出生物安全柜。

（3）在使用中出现异常情况及时联系厂家。

六、安全事项

（1）禁止在 1min 内反处复操作电源开关，以免因频繁动作而损坏电气元器件。

（2）如发现工作出现异常情况，应先及时切断电源，并通知有关人员进行检修处理。出现运行不良等问题的生物安全柜不能保护操作者。

（3）开启紫外灯后人员必须远离，以免造成伤害。

（4）不论什么时候使用生物安全柜都应当做好防护措施，穿戴防护服或工作装以及口罩。手套应当套在防护服或工作装的外面，可以戴加有松紧带的套袖来保护工作人员的手腕。必要时使用护目镜。

（5）工作人员在将手臂移动进出生物安全柜时，必须注意维持前面开口处的气流的完整性。手臂的移动应当尽可能慢，且和前面的开口垂直。对生物安全柜里的

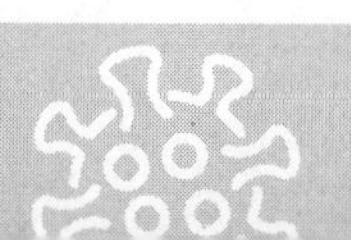

物质进行操作必须在将手放进去1min后进行，这样可调整安全柜内通过手臂表面的空气。在开始操作前，要将所有必需的物品置于安全柜内，以尽量减少手臂进出前面开口的次数。

（6）一旦生物安全柜内出现生物危险性溅出液，应在安全柜处于工作状态下立即进行处理。要使用有效的消毒剂，并在处理过程中尽可能减少气溶胶的产生。所有与溅出液物品接触的材料都应当消毒和（或）高压灭菌。

（7）当使用生物安全柜的时候，不能打开玻璃观察挡板。

（8）前面的空气通道不能被实验记录、移液管以及其他物质堵住，因为这些物品会干扰气流并引起潜在的物品污染以及使操作者暴露于其中。

七、质量控制

（1）需每天观察生物安全柜气流值，当下降气流/流入气流不在范围（0.305～0.355/0.505～0.555）m/s时，说明安全柜可能已经出现气体泄漏问题，需要及时联系厂家进行维修，并通知组长。

（2）每周需要做一次紫外灯的紫外线强度监测。

将紫外线强度指示卡放在与测定紫外灯垂直处照射1min后，与标准对照色比较，按其色变程度判断。应满足紫外线强度>$70\mu W/cm^2$。如果紫外线强度不符合要求，应更换紫外灯。

八、支持性文件

BSC-1100/1500ⅡA/B2-X型生物安全柜使用说明书。

九、相关记录

（1）室内温度、湿度记录表。

（2）生物安全柜使用及维护保养记录。

（3）仪器设备一览表。

（4）仪器设备验收记录。

（5）仪器设备基本情况登记表。

（6）仪器设备使用授权书。

（7）仪器设备安全检查记录。

（8）仪器设备故障和维修记录。

（9）仪器设备维修申请表。

（10）仪器设备启用申请表。

（11）仪器设备停用或报废申请及处理表。

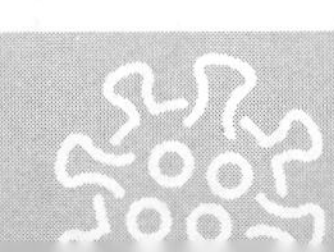

（12）通用测量仪器检定计划及实施表。

（刘延青）

LD-001 抗甲型肝炎病毒抗体 IgM 标准操作程序

一、目的

规范测定抗甲型肝炎病毒抗体 IgM 的操作程序，确保检验结果准确可靠。

二、原理

采用捕获法原理检测人血清或血浆样品中抗甲型肝炎病毒抗体 IgM（HAV-IgM），微孔中预包被鼠抗人-IgM（μ 链），首先加入待检标本的血清或血浆样品后，样品中的 IgM 抗体被捕获，未结合的其他成分（包括特异的 IgG 抗体）将被洗涤除去，第二步，加入酶标试剂（甲肝抗原及酶标“抗-HAV”混合物）进行第二次温育，“甲肝抗原-酶标抗体”将与“抗 μ 链-甲肝 IgM 抗体”复合物结合形成“抗 μ 链-甲肝 IgM 抗体-甲肝抗原-酶标抗-HAV”复合物，再次洗板后加入 TMB（四甲基联苯胺）底物显色。通过酶标分析仪检测吸光度（A 值）从而判定样品中的抗 HAV-IgM 抗体的存在与否。

三、标本采集

（一）标本种类

血清或血浆。

（二）标本要求

（1）含有 EDTA、柠檬酸钠、肝素钠等抗凝剂的标本均可用于本试验。

（2）采集量不小于 1mL，新鲜采集的标本应先充分离心，然后取澄清的液体进行检测，如果未充分离心，悬浮的纤维蛋白可能引起假阳性。

四、标本储存

标本储存在 2～8℃，一周内不需要检测的标本应储存在－20℃以下，避免反复冻融。

五、标本运输

密封，室温运输。

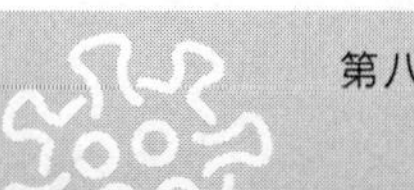

六、标本拒收标准

采血量不足、抗凝不充分、抗凝剂有误以及含悬浮的纤维蛋白或聚集物、已被微生物污染的标本。

七、试剂

（一）试剂名称

甲型肝炎病毒 IgM 抗体检测试剂盒（酶联免疫法）。

（二）试剂生产厂家

上海科华生物工程股份有限公司。

（三）试剂盒组成

微孔反应板、酶结合物、含甲型肝炎病毒抗原（HAV-Ag）、阳性对照血清、阴性对照血清、浓缩洗涤液、底物液 A、底物液 B、终止液、封口膜、自封袋。

（四）试剂储存条件及有效期

2～8℃避光保存，有效期 12 个月。

八、仪器设备

（1）自动酶标分析仪：RT-6100。

（2）电热恒温水浴箱：新康。

（3）洗板机：安图 iWO-960。

九、试剂准备

检查各种试剂的包装、批号、失效期，确定是否可继续有效使用。

十、操作步骤

（一）平衡

取出试剂盒置室温平衡 30min。将洗涤液用去离子水做 20 倍稀释。

（二）加样

1. 加对照　取出包被板，做好标记，阴性对照 2 孔，阳性对照 2 孔，各 100μL 对照血清。

2. 加样品　将待测血清用生理盐水按 1∶1000 稀释后，取 100μL 加入反应孔内，轻轻震荡混匀。

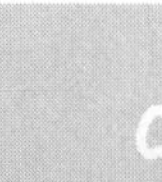

（三）温育

用封板膜封板后，置37℃水浴箱中反应20min。

（四）洗板

弃去孔内液体，用洗涤液洗板5次，拍干，每次浸泡30～60s。

（五）加酶

每孔加入HAV-Ag 30μL（或1滴），酶结合物50μL（或1滴），充分混匀。

（六）温育

用封板膜封板后，置37℃水浴箱中反应20min。

（七）洗板

弃去孔内液体，用洗涤液洗板5次，拍干，每次浸泡30～60s。

（八）显色

每孔加入底物A、B液各50μL，轻轻震荡混匀，用封板膜封板后，置37℃水浴箱中反应10min。

（九）终止

每孔加入终止液50μL，轻轻震荡混匀。

（十）测定

用酶标分析仪在双波长450/630nm处检测，测定各孔A值。

十一、结果判断与分析

（1）每个试验结果独立使用，通过（cut-off）值判定结果。

（2）计算临界值

cut-off(C. O)＝阴性对照平均(NC)A值×2.1

当阴性平均A值小于等于0.05时按照0.05计算；当阴性平均A值大于0.05时按照实际值计算。

（3）结果判定。阴性结果：标本吸光度值＜临界值为阴性。阳性结果：标本吸光度值≥临界值为阳性。

十二、质量控制

（1）阳性对照（PC）A值大于等于1.000。

（2）阴性对照（NC）A值小于等于0.100。

（3）如果质控是有效的，试验结果就是有效的。

十三、参考范围

阴性。

十四、临床意义

抗-HAV 检测可用于诊断既往或现症的 HAV 感染，以及观察接种 HAV 疫苗之后的免疫效果。抗-HAV IgM 阳性提示近期感染 HAV，结合临床可作为甲型病毒性肝炎诊断标准。感染 HAV 后，抗-HAV IgM 检测应呈阳性反应，但通常在 3～4 个月转阴，少数患者体内抗-HAV IgM 抗体存在时间略长，极少数患者接受 HAV 疫苗后，体内可产生抗-HAV IgM 抗体。一旦感染甲型肝炎，其总抗体即为阳性，首先出现的是 IgM 抗体，而 IgG 在感染 3～12 周后出现，并持续终生，可以保护机体不再受到 HAV 的感染。

十五、方法的局限性

（1）所有高敏感性免疫实验系统都具有潜在非特异性，因此不可接受的阳性结果可能由于 ELISA 方法的生物学假阳性造成。

（2）任何阳性结果均需要与临床信息联系来判定。

十六、注意事项

（1）标本中含有 EDTA、柠檬酸钠、肝素钠等抗凝剂时，不影响实验结果；胆红素、血红蛋白、脂肪或蛋白含量高的血样本通常不会影响实验结果；其他肝炎患者血清如甲肝、戊肝阳性血清通常情况下不会影响实验结果。

（2）本品仅用于体外诊断，操作应按说明书严格进行，反应温度和时间必须严格控制，封板膜不能重复使用，不同批号酶标板、酶标试剂和阴阳对照不可混用，不能与其他厂家试剂混用。

（3）避免在有挥发性物质及次氧酸类消毒剂（如 84 消毒液）的环境下操作。

（4）加液时必须用加样器，并经常校对加样器的准确性，加入不同样品或不同试剂组分时，应更换加样器吸头和加样槽，以防出现交叉污染。

（5）洗涤时各孔均需加满洗液，防止孔内有游离酶不能冲净，使用洗板机应设定 30～60s 浸泡时间，在洗板结束后，必须立即进行下一步，不可使酶标板干燥，避免长时间的中断实验步骤，以确保每孔实验条件的均一。

（6）结果判定必须以酶标分析仪读数为准。读取结果时，应擦干酶标板底部，且孔内不能有气泡，不要触碰孔底部的外部，指印或划痕都可能影响板孔的读值。

（7）所用样品，废液和废弃物都应按传染物处理，注意避免皮肤或黏膜直接接

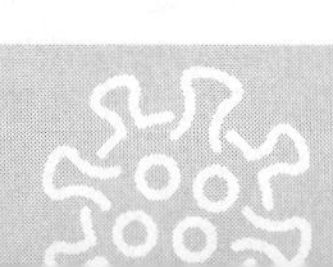

触试剂或样品。底物液B中含TMB，终止液含硫酸，含TMB的试剂在试验中会诱发其他反应，含硫酸的试剂有腐蚀性。一旦接触到这些液体，应立即用水彻底清洗。

（8）显色时必须先加显色剂A液后加显色剂B液，以免显色过低。

十七、安全防护

（1）底物液和终止液要小心操作，避免与氧化物及金属表面接触。

（2）避免液体洒出或形成气溶胶，一旦有损坏性液体洒出，应用浓度为2000mg/L的含氯消毒液浸泡30min后移除。

（3）所有的样品及生物试剂都应视为潜在性的传染源。

十八、当检测系统（仪器）不能工作时，所采取的补救措施

应保证所有操作步骤正确无误；可以比对阴阳对照，肉眼判读；无法准确判读者，应留样待系统正常后复查。

十九、支持性文件

甲型肝炎病毒IgM抗体检测试剂盒（酶联免疫法）说明书。

（刘延青）

LD-002 丁型肝炎病毒抗原标准操作程序

一、目的

规范测定丁型肝炎病毒抗原的操作程序，确保检验结果准确可靠。

二、原理

根据酶联免疫吸附试验的双抗体夹心法原理，以丁型肝炎病毒抗体（包被抗体）包被微孔板，当结合在固相载体的包被抗体与待检样本接触时，如果样本中存在丁型肝炎病毒抗原（待测抗原），则会与包被抗体结合在固相载体上，形成“待测抗原一包被抗体”结构的免疫复合物。再加入酶标记的丁型肝炎病毒抗体（酶标抗体），则酶标抗体会与上述复合物中的待测抗原进行结合，形成“酶标抗体一待测抗原一包被抗体”结构的免疫复合物。通过洗涤去除未结合的待测抗原和酶标抗体，再加入底物缓冲液和底物液，底物在酶的催化下生成蓝色产物。用终止液终止

酶反应后，微孔中的蓝色溶液变成黄色，颜色的深浅与样本中待测抗原的浓度在定范围内成正比。

三、标本采集

（一）标本类型

血清或血浆。

（二）标本要求

（1）含有 EDTA、柠檬酸钠、肝素钠等抗凝剂的标本均可用于本试验。

（2）采集量不小于 1mL，新鲜采集的标本应先充分离心，然后取澄清的液体进行检测，如果未充分离心，悬浮的纤维蛋白可能引起假阳性。

四、标本储存

标本储存在 2～8℃，一周内不需要检测的标本应储存在-20℃以下，避免反复冻融。

五、标本运输

密封，室温运输。

六、标本拒收标准

采血量不足、抗凝不充分、抗凝剂有误以及含悬浮的纤维蛋白或聚集物、已被微生物污染的标本。

七、试剂

（一）试剂名称

丁型肝炎病毒抗原检测试剂盒（酶联免疫法）。

（二）试剂生产厂家

北京贝尔生物工程股份有限公司。

（三）试剂盒组成

HDV 抗体包被板、阴性对照、阳性对照、酶标工作液、裂解液、底物液 A、底物液 B、终止液、浓缩洗涤液、自封袋、封板膜。

（四）试剂储存条件及有效期

2～8℃避光保存，有效期 12 个月。

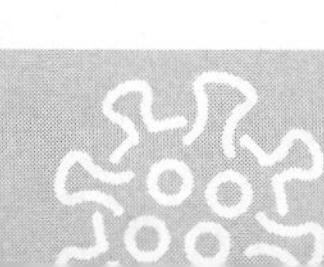

八、仪器设备

1. 自动酶标分析仪　RT-6100。
2. 电热恒温水浴箱　新康。
3. 洗板机　安图 iWO-960。

九、试剂准备

检查各种试剂的包装、批号、失效期，确定是否可继续有效使用。

十、操作步骤

（一）平衡

取出试剂盒置室温平衡 30min。将洗涤液用蒸馏水做 20 倍稀释。

（二）加样

1. 加对照　取出包被板，做好标记，阴性对照 3 孔，阳性对照 2 孔，直接加入 100μL 对照血清。

2. 加样品　加入待测标本各 50μL/孔于相应的反应板孔内，随后再加入裂解液 50μL/孔。

（三）加酶

每孔加入酶标工作液 50μL，将反应板轻轻震荡混匀。

（四）温育

用封板膜封板后，置 37℃水浴箱中反应 50min。

（五）洗板

弃去孔内液体，用洗涤液洗板 5 次，拍干，每次浸泡 30～60s。

（六）显色

每孔加入底物 A、B 液各 50μL，轻轻震荡混匀，用封板膜封板后，置 37℃水浴箱中反应 10min。

（七）终止

每孔加入终止液 50μL，轻轻震荡混匀。

（八）测定

用酶标分析仪在双波长 450/630nm 处检测，测定各孔 A 值。

十一、判读结果及报告

（1）每个试验结果独立使用，通过临界（cut-off）值判定结果。

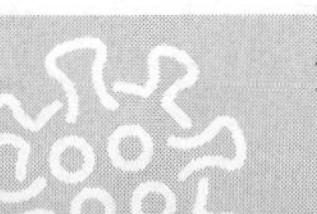

（2）计算临界值＝0.10＋阴性对照平均（NC）A 值。

当阴性平均 A 值小于 0.05 时，按 0.05 计算；当阴性平均 A 值大于或等于 0.05 时按实际值计算。

（3）结果判定。阳性结果：标本吸光度值≥临界值为阳性。阴性结果：标本吸光度值＜临界值为阴性。

十二、质量控制

（1）阳性对照（PC）A 值大于 0.30。

（2）阴性对照平均（NC）A 值小于 0.10。

（3）如果质控是有效的，试验结果就是有效的。

十三、参考范围

阴性。

十四、临床意义

抗-HDV IgM 在临床发病的早期即可检测到，于恢复期消失，是 HDV 感染中最先检测出的抗体，特别是在重叠感染时，抗-HDV IgM 往往是唯一可以检测出的血清学标志物。抗-HDV IgG 出现在 HDV IgM 下降时。慢性 HDV 感染，抗-HDV IgG 保持高滴度，并可存在数年。HDV 和 HBV 同步感染可引起典型的急性肝炎，部分患者表现为急性重型肝炎。在已有 HBV 感染的基础上再感染 HDV 的患者，被称为重叠感染，可引起慢性 HBV 携带者的急性发作，甚至引起急性重型肝炎，HDV 的重叠感染亦可导致肝炎的慢性化。

十五、方法的局限性

（1）所有高敏感性的免疫实验系统都具有潜在非特异性，因此不可接受的阳性结果可能是由于 ELISA 方法的生物学假阳性造成的。

（2）任何阳性结果均需要与临床信息联系来判定。

十六、注意事项

（1）常见的干扰因素如轻度溶血、高血脂、黄疸、类风湿因子样本通常情况下不影响实验结果。

（2）所有血清都应作为具有传染性样品对待。

（3）不同批号试剂请勿混用。

（4）严格按说明书操作，反应温度和时间必须严格控制。

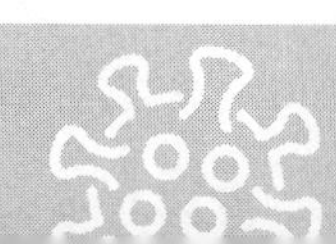

(5) 请将拆封后未用包被板放入自封袋内封紧保存。

(6) 本品仅用于体外诊断用。

十七、安全防护

(1) 底物液和终止液要小心操作，避免与氧化物及金属表面接触。

(2) 避免液体洒出或形成气溶胶，一旦有损坏性液体洒出，应用浓度为2000mg/L的含氯消毒液浸泡30min后移除。

所有的样品及生物试剂都应视为潜在性的传染源。

十八、当检测系统（仪器）不能工作时，所采取的补救措施

应保证所有操作步骤正确无误；可以比对阴阳对照，肉眼判读；无法准确判读者，应留样待系统正常后复查。

十九、支持性文件

丁型肝炎病毒抗原检测试剂盒（酶联免疫法）说明书。

（刘延青）

第九章

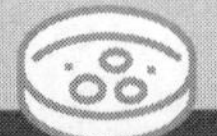

手工操作标准化操作程序

JZ-008 EBMⅡ全自动免疫印迹仪标准操作程序

一、目的

规范仪器设备的操作程序，保证 EBMⅡ全自动免疫印迹仪的正常使用。

二、范围

适用于科室所有工作人员，在使用 EBMⅡ全自动免疫印迹仪时应严格按照此规程进行。

三、仪器描述

EUROBlotMasterⅡ是一套用于免疫印迹法检测的全自动设备，属于紧凑型实验室设备。一次最多同时处理 50 个检测膜条。采用 6 个蠕动泵进行试剂分液，并利用液泵直接将废液从温育槽排到废液瓶中。在温育过程中，通过摇动使温育槽内液体充分混匀。

四、实验条件

实验条件见表 9-1。

表 9-1 实验条件

	工作环境条件	存储环境条件	运行环境条件
环境温度	15～40℃	－10～40℃	5～40℃
相对湿度	30%～80%	10%～90%	10%～90%
大气压	70～106kPa	50～106kPa	70～106kPa

五、操作步骤

（一）开机前准备

（1）准备好容器、试剂和膜条。确认试剂盒组分已平衡至室温。

（2）确认废液瓶是空的，将标有“Waste”（废弃物）字样的导管放入废液瓶内。

（3）确认温育槽安装正确。

（二）开始试验

（1）开启设备：开启设备（电源开关位于设备的左后方），显示屏显示主界面，用“Enter”确认。

（2）选择检测程序：抗核抗体用 Euro01 AAb EL30 程序，过敏原用 Euro11 Allergy1h 程序。用“+”或“−”翻页，用“up”或“down”选择程序，用“Enter”确认。

（3）输入起始膜条序号：输入实验开始膜条的序号。用“+”或“−”选择起始位置，用“Enter”确认。

（4）输入膜条数：输入需温育的膜条数量。用“+”或“−”输入膜条数，长按“+”或“−”输入步进为 3，用“Enter”确认。

注：膜条数可循环增减，如达到最大值 50 时，继续按“+”，膜条数会变为 1。

（5）选择灌注方式：用“Yes/+”选择自动灌注，用“No/−”选择手动灌注。

① 自动灌注：界面显示实验所用液体通道、试剂名称和所需量的信息提示，请按提示准备试剂。用“Enter”确认准备完毕，程序会自动灌注 A-F 泵。

② 手动灌注：按“−”灌注液体到导管，按“+”延迟此通道对导管的灌注，当实验过程中第一次用到此通道时，会提示用户进行灌注。通常利用这项功能添加底物液。用“up”或“down”选择灌注管路，用“Enter”确认，表示所有泵灌注完毕。

注：建议多配置 4mL 试剂用于补偿容器死体积和管道的冲洗。

（6）确认废液瓶：灌注每个通道后，显示屏显示：“废液瓶是否为空?”，用“Yes/+”确认。

（7）开始检测，用“Yes/+”确认，EUROBlotMaster Ⅱ开始进行检测。

（8）插入膜条：出现提示（通过文字和声音）后，将膜条放置于温育槽内。用“Yes/+”确认。

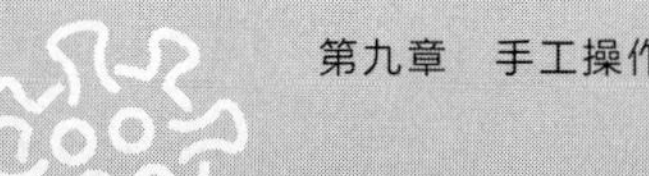

(9) 显示屏中显示当前运行检测的步骤："单步"代表当前步骤剩余时间，"总共"代表检测剩余时间。步骤依次进行。

(10) 加样：出现提示（通过文字和声音）后，将样本加到温育槽中。用"Yes/+"确认。步骤依次进行。

(11) 实验结束，将用过的通道导管放入蒸馏水瓶，用"Yes/+"选择灌注清洗，用"No/-"选择不灌注清洗，返回主界面。

(12) 显示屏显示："再次清洗?"，拿开蒸馏水瓶，用"Yes/+"确认，灌注空气。

六、维护保养

（一）每日维护

(1) 在每次检测结束后和每次关机前，必须用蒸馏水彻底地清洁分液系统。每次检测结束后，将所有导管插入一个盛有蒸馏水的容器内。如果导管不够长，使用两个或更多容器。

(2) 排空所有管路：从容器中取出所有导管，将其末端放在吸水纸上以避免滴水。

(3) 最后，清空试剂瓶和废液瓶，用蒸馏水彻底清洗所有容器。

（二）每周维护

(1) 用湿布清洁设备的表面。如有必要，使用温和的清洁剂。

(2) 清洗废液瓶，导管和试剂托盘并进行消毒。注：使用不含酒精的消毒剂。

（三）年度维护程序

联系欧蒙售后服务工作人员。

七、注意事项

(1) 请勿在电源线上放置任何物体。

(2) 若液体溅入设备，请及时关闭设备并断开总电源，然后清洁相应的部件。

(3) 使用设备时，必须保持工作表面（地板和工作桌面）干燥。

(4) 请勿将设备放置于不稳定的桌子，推车或其他的类似物上。

(5) 在设备运转过程中，请勿移除防护盖以及触摸工作区。

八、支持性文件

EBMⅡ全自动免疫印迹仪使用手册。

九、相关记录

(1) 室内温度、湿度记录表。

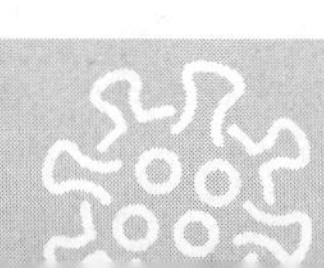

（2）仪器设备一览表。

（3）仪器设备验收记录。

（4）仪器设备基本情况登记表。

（5）仪器设备使用授权书。

（6）仪器设备故障和维修记录。

（7）仪器设备维修申请表。

（8）仪器设备启用申请表。

（9）仪器设备停用或报废申请及处理表。

（李　月）

YQ-012 EBMⅡ全自动免疫印迹仪校准标准操作程序

一、目的

建立规范的EBMⅡ全自动免疫印迹仪校准标准操作程序，以保证检验结果的准确性。

二、范围

适用于生免组以及授权的检验专业技术人员操作使用。

三、责任

由经过培训合格后，并经授权的专业技术人员操作，硬件工程师负责仪器的周期校准。

四、校准周期

EBMⅡ全自动免疫印迹仪校准周期为一年。

五、工作条件

（1）检查实验室环境条件是否满足仪器运行条件，确保仪器在良好的环境条件下运行，保证仪器持久的寿命及良好的工作状态。

（2）温度：10～40℃。

（3）湿度：＜80％。

（4）电压：AC100～240V。

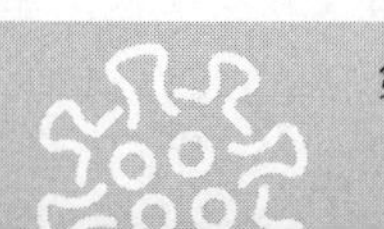

六、仪器各部件功能及运行状况

（1）从外观检查仪器各部件是否完好，配件是否齐全。

（2）打开仪器机箱，检查仪器内部管路是否有缠绕及磨损，是否有漏液情况。

（3）在组件测试模块中，进行滑轨、吸液头、摇床、A-F6个蠕动泵及废液泵的功能测试。检查滑轨水平滑动是否顺畅，吸液头前后移动无很大阻力，摇床携载温育槽无丢步打滑。在泵功能测试中，检查A-F6个蠕动泵正反转动是否正常；废液泵是否有明显吸力，能否将废液吸走。

七、分液泵的校准

开机，从主界面选择校准菜单，将导管A-F按校准顺序，先后放入盛有蒸馏水的容器中。校准泵：

（1）用up/down选择需要校准的泵。

（2）用Enter确认。相关界面见图9-1。

取出当前与校准泵连接的分液导管，将其插入量筒中，相关图片见图9-2。

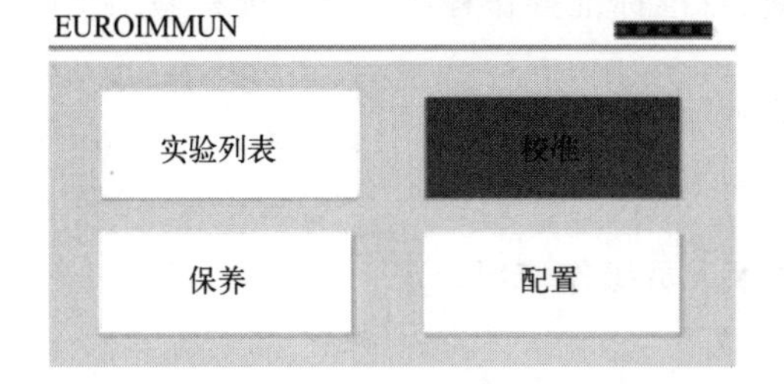

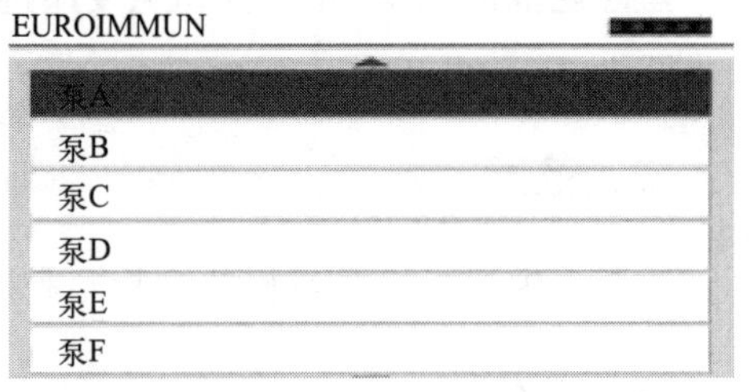

图9-1　相关界面

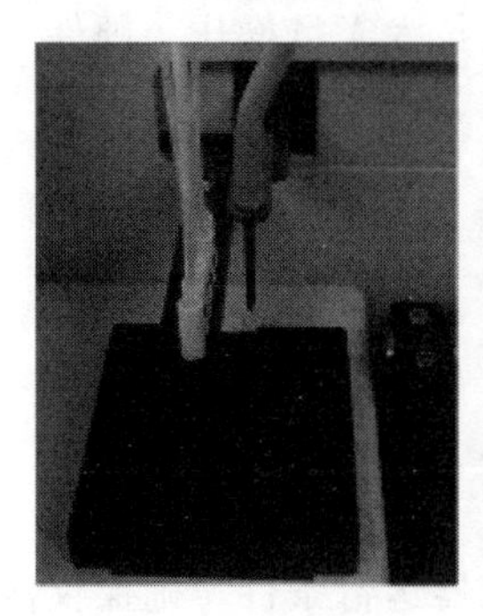

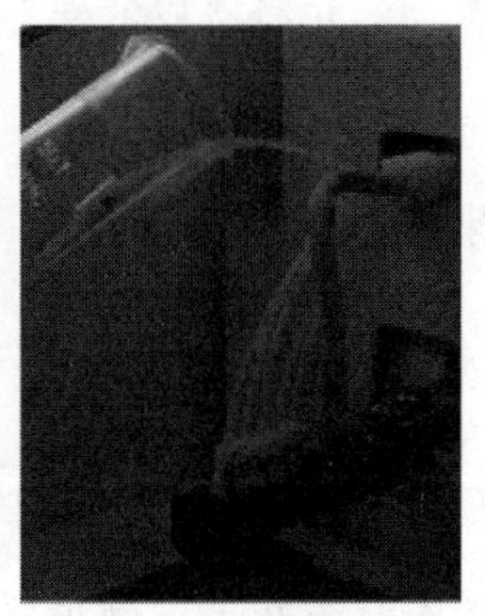

图9-2　相关图片

（3）用—灌满管路。

（4）用Enter确认，提示灌注体积40mL（图9-3）。

（5）用Enter确认，开始校准，EUROBlotMasterⅡ将液体注入量筒。注意：

在整个过程中始终保持输液导管的位置低于液面。

注液完成后，从量筒上读取所注液体的体积。校准泵：

（6）完毕，界面提示是否为 40mL？用“Yes/＋”确认，返回到泵列表界面，本次已完成灌注泵标识为完成。

（7）用“No/－”确认，进入下一界面（图 9-4）。

（8）输入实际体积，用 Enter 确认，倒空量筒，重复校准流程，直至所注入量筒的液量为 40mL 为止，校准完成（图 9-5）。

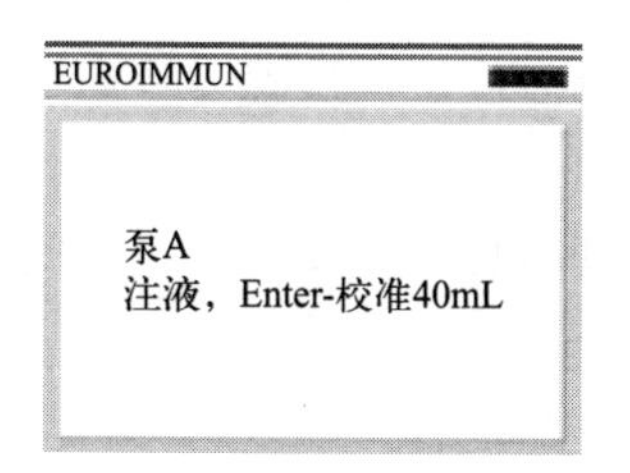

图 9-3　用 Enter 校准 40mL

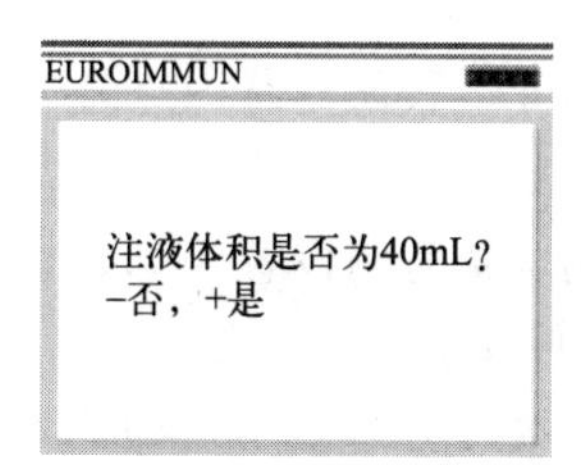

图 9-4　界面提示是否为 40mL

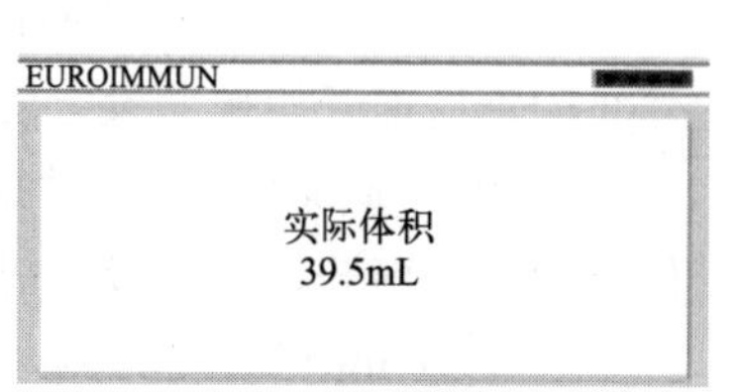

图 9-5　输入实际体积

重复该程序，依次对 B-F 各泵进行校准。

目标分液量：40mL；允许误差范围：±10%。

校准完毕后需将导管重新装回分液臂上的固定机构。

八、校准后审核

校准完成后，应当由校准方出具有签名盖章的校准合格证书，并注明有效期限，同时附有完整的校准记录，包括校准后的各种数据等内容。校准报告收到后应当经过生免组组长的审核并签名确认，然后妥善保管。

九、校准记录

仪器校准完成后，及时在仪器设备档案中记录校准时间，校准结果及有效期，并注明下次拟校准的日期。保存校准报告及校准记录至少 2 年。

（李　月）

YQ-014 翘板摇床和 3D 摇床标准操作程序

一、目的

规范仪器设备的操作程序，保证翘板摇床和 3D 摇床的正常使用。

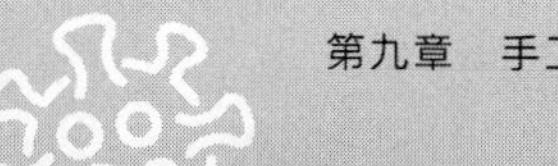

二、操作步骤

（1）将翘板摇床和3D摇床置于安全平稳处，检查铭牌上指定的工作电压与电网供电电压是否匹配。

（2）接入电源适配器。

（3）打开电源开关。

（4）屏幕闪烁，仪器自检。

（5）定时工作模式设定。

① 按下Mode按键，左侧屏幕转速设置闪烁，旋转调节旋钮，设置运转速度，停止闪烁后即开始按照设定转速运行。

② 按下Mode按键，右侧屏幕时间设置闪烁，旋转调节旋钮，设置工作时间，停止闪烁后即开始按照设定时间运行。

③ 转速和时间设置好后，按下参数调节旋钮，摇床开始运行。

④ 定时时间到，摇床停止运行。

（6）暂停：摇床运行过程中，按下参数调节旋钮，摇床停止运行。

（7）重新启动：再次按下参数调节旋钮，摇床按屏幕显示参数继续运行。

（8）试验结束后，关闭仪器电源。

三、注意事项

（1）交流电源应有可靠的接地线，电源电压应在规定范围内。

（2）工作时将器皿放在平台的合理位置，不要重压。

（3）为保证仪器使用寿命，仪器不宜长时间空载。

（4）不用时请关闭电源，不要打开外壳，以免触电。

（5）时间最开始显示为00：00，前面两位为小时，后两位为分钟，没有秒钟显示；若设定时间为30min则为00：30，1min则显示为00：01。

（6）运行过程中，转速显示为递增模式，数值会逐渐上升，直至设定频率后固定，这时摇床匀速摆动；时间显示屏为递减模式，显示的时间会从设定时间逐步减少至零。

（7）每次运行前均需要调节时间参数至要求数值。

（8）刚开机或设定运行时间到摇床停止运行，转速显示屏显示的是设定好的旋转频率，时间显示屏显示时间为00：00，此为连续工作模式，摁下参数调节旋钮，摇床开始连续摆动，开启连续工作模式，可长时间运行。

四、维护保养

（1）实验结束后应及时对机器进行清洁及消毒。

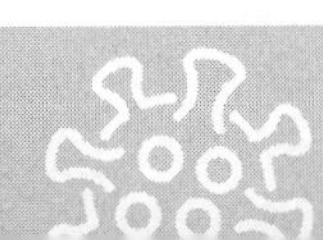

（2）仪器在连续工作期间应检查是否有水滴、污物落入电机和控制元件上，清洁机器上的灰尘。

五、支持性文件

翘板摇床和 3D 摇床说明书。

六、相关记录

（1）室内温度、湿度记录表。
（2）仪器设备一览表。
（3）仪器设备验收记录。
（4）仪器设备基本情况登记表。
（5）仪器设备使用授权书。
（6）仪器设备故障和维修记录。
（7）仪器设备维修申请表。
（8）仪器设备启用申请表。

（李　月）

ZX-001 水平梅毒旋转仪（振荡仪）标准操作程序

一、目的

规范仪器设备的操作程序，保证水平梅毒旋转仪（振荡仪）的正常使用。

二、操作步骤

（1）将水平梅毒旋转仪（振荡仪）置于安全平稳处，检查铭牌上指定的工作电压与电网供电电压是否匹配。
（2）接入电源适配器。
（3）工作模式设定。
① 旋转速度（r/min）参数调节旋钮到目标转速。
② 旋转时间（min）参数调节旋钮到所需时间。
（4）转速和时间设置好后，按下按钮“ON”，水平梅毒旋转仪（振荡仪）开始运行。
（5）定时时间到，水平梅毒旋转仪（振荡仪）停止振荡。

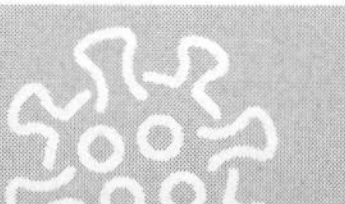

（6）暂停：工作状态下，按下按钮“OFF”，水平梅毒旋转仪（振荡仪）停止振荡。

（7）重新启动：再次按下按钮“ON”，水平梅毒旋转仪（振荡仪）按设定参数继续运行。

（8）完成每次操作后，不必把速度控制器调至开始位置或归零。

（9）关机：按下按钮“OFF”，拔下电源。

三、注意事项

（1）交流电源应有可靠的接地线，电源电压应在规定范围内。

（2）工作时将器皿放在平台的合理位置，不要重压。

（3）为保证仪器使用寿命，仪器不宜长时间空载。

（4）不用时请关闭电源，不要打开外壳，以免触电。

（5）请交给专业人员维修及保养。

（6）运行过程中，设定频率后，振荡仪匀速震荡，时间会从设定时间逐步减短至零。

（7）每次运行前均需要调节时间参数至要求数值。

四、维护保养

（1）使用前请详细阅读使用说明书。

（2）实验结束后应及时对机器进行清洁及消毒。

（3）仪器在连续工作期间应检查是否有水滴、污物落入电机和控制元件上，清洁机器上的灰尘。

五、支持性文件

水平梅毒旋转仪（振荡仪）使用手册。

六、相关记录

（1）室内温度、湿度记录表。

（2）仪器设备一览表。

（3）仪器设备验收记录。

（4）仪器设备基本情况登记表。

（5）仪器设备使用授权书。

（6）仪器设备故障和维修记录。

（7）仪器设备维修申请表。

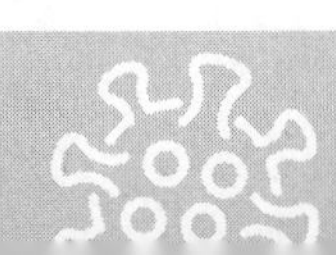

（8）仪器设备启用申请表。

（李　月）

ZX-002 抗梅毒螺旋体抗体 PA 标准操作程序

一、目的

规范测定抗梅毒螺旋体抗体 PA 的操作程序，确保检验结果准确可靠。

二、原理

梅毒的病原是苍白螺旋体（TP），感染后患者血清学反应较复杂，可产生 2 种抗体，一种是非梅毒螺旋体抗体，另一种是 TP 特异性抗体。前者在疾病活动期可检出，但治疗后很快下降，一般用 RPR 等检测，后者在治疗后相当长时间内都可检测到。SERODIA-TPPA 是将梅毒螺旋体的精制菌体成分包被在人工载体明胶粒子上。这种致敏粒子和样本中的梅毒螺旋体抗体进行反应发生凝集，产生粒子凝集反应（PA 法），由此可以检测出血清和血浆中的梅毒螺旋体抗体，并且可用来检测抗体效价。

三、标本采集

（1）标本采集前患者准备：空腹。

（2）标本种类：血清或血浆。

（3）标本要求：检测标本可以是血清，对于大范围筛选实验，也可用含 EDTA 的血浆。如果出现可疑结果，用血清标本来确证。用含抗凝剂（EDTA）的试管收集血液，离心收集血浆应在 24h 内检测。

四、标本储存

血清于 2～8℃可存放 48h，在－20℃可存放 4 周；血浆则用含抗凝剂（EDTA）的试管收集血液，离心收集血浆应在 24h 内检测。

五、标本运输

密封，室温运输。

六、标本拒收标准

标本量不足、污染、严重溶血或脂血标本。

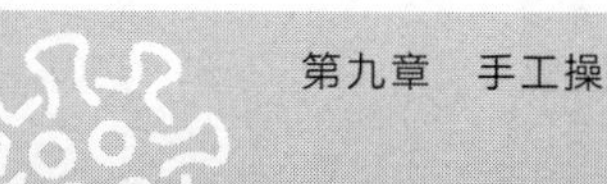

七、试剂

（1）试剂名称：梅毒螺旋体抗体检测试剂盒（凝集法）。

（2）试剂生产厂家：富士瑞必欧株式会社。

（3）试剂盒组成。

① 溶解液：用于调节致敏粒子和未致敏粒子。

② 血清稀释液：用于样本的稀释。

③ 致敏粒子：调制浓度为1%梅毒螺旋体致敏明胶粒子。

④ 未致敏粒子：经单宁酸处理调制浓度为1%明胶粒子。

⑤ 阳性对照血清：用抗梅毒螺旋体家兔免疫血清调制成抗体效价为1∶320（最终稀释倍数）。

（4）试剂储存条件及有效期：2～10℃保存，有效期为12个月。

八、试剂准备

检查各种试剂的包装、批号、失效期，确定是否可继续有效使用。

九、操作步骤

（1）每人份需4个孔，其中2个用于样品稀释。在第1个孔中加100μL（4滴）稀释液，在第2、3、4孔中加25μL（1滴）稀释液。

（2）在第1孔中加25μL标本。

（3）按以下步骤稀释标本：在第1孔加入25μL标本，混匀后取25μL加入第2孔，混匀后取25μL加入第3孔，混匀后取25μL加入第4孔，混匀后取25μL弃去。

（4）在第3孔加25μL（1滴）未致敏粒子，在第4孔加25μL致敏粒子。

（5）轻轻摇晃混匀后，加盖静置，室温120min后观察结果。

（6）对照的使用：每个试剂盒中的阳性对照血清都要与样品用相同的测定方法进行试验。阳性对照血清调制成抗体效价为1∶320（最终稀释倍数）。

十、结果判断与分析

通过与阳性血清比较，判读结果，确保未致敏粒子的反应均是阴性。根据凝集情况，记录为4＋、3＋、2＋、1＋、±或－。最终结果应根据患者的临床症状来判定。

4＋：完全覆盖底部。3＋：部分覆盖底部。2＋：外部有一红圈。1＋：外部有一颜色更深的红圈。±：中部有一较大的孔。－：中部有一较小的孔。阳性：4＋

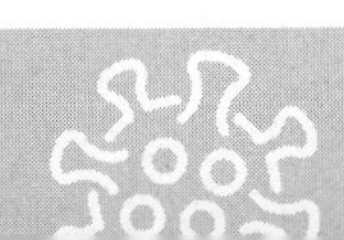

～1＋。临界：±。阴性：－。

十一、参考范围

阴性。

十二、警示值与危急值

抗梅毒螺旋体抗体阳性需填写检验科病毒标志物阳性登记及存放记录表并及时上报医院感控办。

十三、临床意义

早期感染出现的IgM抗体和稍后出现的IgG抗体都是相同抗原刺激产生的，虽然在治疗后和疾病后期IgM反应减弱，但IgG抗体在治愈后仍会存在，甚至终生阳性。因此，TP抗体ELISA和（或）CLIA检测为阳性反应只能说明正在感染或既往感染，不能作为梅毒疾病活动与否的判定，也不能作为治疗监测手段。非特异抗体检测［TRUST（甲苯胺红不加热血清反应素试验）和RPR（快速血浆反应素试验）］可用于有临床症状的梅毒患者的辅助诊断筛查检测和治疗效果的监测，而梅毒特异性抗体检测的特异性和灵敏度较高，可以用于梅毒早期感染的辅助诊断。

十四、方法的局限性

（1）严重溶血或脂血标本会影响结果判断。

（2）本试剂检测结果只能提示血清或血浆中有无梅毒螺旋体抗体存在，而不能作为临床诊断的唯一指标。

（3）抗体测试阴性的样品并不能排除梅毒感染的可能。

十五、注意事项

（1）试剂盒内的冷冻干燥品原则上仅限于调至当天使用，但如果保存在2～10℃下，7日之内都很稳定。但为了慎重起见，在检查之前请进行对照试验。

（2）在保存调制后的致敏粒子、未致敏粒子时，要特别注意不要混入异物，所以要用封膜等加以密封。

（3）使用前将试剂恢复至室温，使致敏粒子在使用前彻底悬浮。

十六、支持性文件

梅毒螺旋体抗体检测试剂盒（凝集法）说明书。

（李　月）

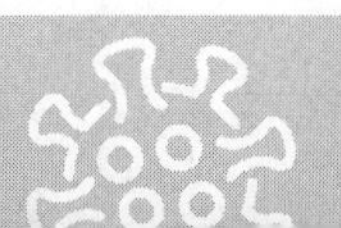

ZX-003 抗梅毒螺旋体非特异性抗体诊断试剂标准操作程序

一、目的

规范测定抗梅毒螺旋体非特异性抗体诊断试验 RPR 的操作规程，确保检验结果准确可靠。

二、原理

梅毒患者血清中存在着能与 VDRL（性病研究实验室实验）抗原发生凝集反应的反应素，本试剂利用这一原理，将 VDRL 抗原吸附于活性炭颗粒表面，当待测血清中存在反应素时，即与其发生凝集反应，出现肉眼可见的黑色凝块。

三、标本采集

（1）标本采集前患者准备：空腹。

（2）标本种类：血清或血浆。

（3）标本要求：检测标本可以是血清，对于大范围筛选实验，也可用含 EDTA 的血浆。如果出现可疑结果，用血清标本来确证。用含抗凝剂（EDTA）的试管收集血液，离心收集血浆应在 24h 内检测。

四、标本储存

血清于 2～8℃可存放 48h，在－20℃可存放 4 周；血浆则用含抗凝剂（EDTA）的试管收集血液，离心收集血浆应在 24h 内检测。

五、标本运输

密封，室温运输。

六、标本拒收标准

污染、标本量不足、严重溶血或脂血标本。

七、试剂

（一）试剂名称

梅毒快速血浆反应素诊断试剂。

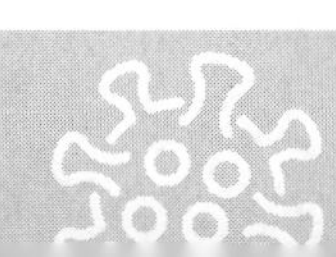

（二）**试剂生产厂家**

上海科华生物工程股份有限公司。

（三）**试剂盒组成**

RPR 试剂、RPR 阴性对照、RPR 阳性对照、纸卡、专用滴管、针头。

（四）**试剂储存条件及有效期**。

2～8℃避光保存，有效期 12 个月。

八、仪器设备

水平梅毒旋转仪（振荡仪）。

九、试剂准备

检查各种试剂的包装、批号、失效期，确定是否可继续有效使用。

十、操作步骤

(1) 分别吸取 50μL 梅毒阳性对照和阴性对照均匀铺在纸卡的两个圆圈中。

(2) 另吸取 50μL 待检血清均匀铺加在纸卡的另一圆圈中。

(3) 用盒中专用的针头、滴管吸取 RPR 试剂，分别垂直滴加 1 滴于上述血清中，充分混匀。

(4) 用 RPR 旋转仪水平转动纸卡 8min，100r/min，然后 3min 内在光线充足处判断结果。

(5) 滴度测定。

① 在纸卡圈内加入 50μL 的生理盐水（一般作 6～8 个稀释度）。

② 吸取 50μL 血清做系列稀释，当稀释到第六孔时弃去 50μL。

③ 重复（1）～（4）。

十一、结果判断与分析

(1) 阴性反应（—）：可见均匀的抗原颗粒而无凝集物。

(2) 弱阳性反应（+～++）：可见较小的黑色凝集物。

(3) 阳性反应（+++～++++）：可见中等或较大的黑色凝块，溶液清亮。

十二、质量控制

当阴性对照和阳性对照没有发生反应时，检测被认为无效，需要重复试验。

十三、参考范围

阴性。

十四、警示与危急值

抗梅毒螺旋体抗体阳性需填写检验科病毒标志物阳性登记及存放记录表并及时上报医院感控办。

十五、临床意义

早期感染出现的 IgM 抗体和稍后出现的 IgG 抗体都是相同抗原刺激产生的，虽然在治疗后和疾病后期 IgM 反应减弱，但 IgG 抗体在治愈后仍会存在，甚至终生阳性。因此，TP 抗体 ELISA 和（或）CLIA 检测为阳性反应只能说明正在感染或既往感染，不能作为梅毒疾病活动与否的判定，也不能作为治疗监测手段。非特异抗体检测（TRUST 和 RPR）可用于有临床症状的梅毒患者的辅助诊断筛查检测和治疗效果的监测，而梅毒特异性抗体检测的特异性和灵敏度较高，可以用于梅毒早期感染的辅助诊断。

十六、方法的局限性

（1）定性试验呈弱阳性或者阳性反应者，需结合临床进行综合分析判断，同时再做特异性密螺旋体试验加以确诊。

（2）麻风等患者可出现生物学假阳性反应。

十七、注意事项

（1）样品应按潜在污染源对待，应按实验室安全规程操作。

（2）试剂盒应置 2～8℃中避光保存，试剂必须在有效期内使用。

（3）所有标本、各种废弃物均应按传染物处理。

（4）试验条件：在 23～29℃的环境下进行。

（5）RPR 试剂在使用前应充分摇匀。

（6）血清中加入试剂后应充分摇匀。

十八、支持性文件

梅毒快速血浆反应素诊断试剂使用说明书。

（李　月）

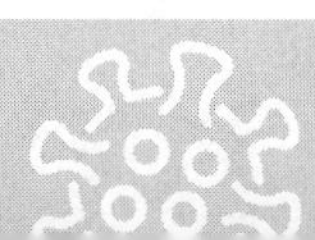

附　录

本文英文缩写及中文名称

英文缩写	中文名称	英文缩写	中文名称
AB	实际碳酸氢盐	BEact	当前氧饱和度下剩余碱
ACTH	促肾上腺皮质激素	BEecf	细胞外液碱剩余
ADA	腺苷脱氨酶	BUN	尿素氮
ADC	光度值	C3	补体 C3
AFP	甲胎蛋白	C4	补体 C4
AFU	α-L-岩藻糖苷酶	Ca	钙
AG	阴离子间隙	CA15-3	糖链抗原 15-3
AⅡ	血管紧张素Ⅱ	CA199	糖链抗原 199
ALB	血清白蛋白	Ca^{2+}	钙离子
ALD	醛固酮	CAL	校准
ALP	血清碱性磷酸酶	CB	结合胆红素
ALT	丙氨酸氨基转移酶	CCP	抗环瓜氨酸多肽抗体
AMM	血氨检查	CEA	癌胚抗原
AMY	血清淀粉酶	$CHCO_3^-$	实际碳酸氢根
apoA1	载脂蛋白 A1	$CHCO_3^-$ st、SBC	标准碳酸氢盐
apoB	载脂蛋白 B	CHE	胆碱酯酶
ASO	抗链球菌溶血素 O 试验	CHOL	胆固醇
AST	谷草转氨酶	CK	肌酸激酶
A-TG	甲状腺球蛋白抗体	CK-MB	肌酸激酶同工酶 MB 型
A-TPO	抗甲状腺过氧化物酶抗体	Cl	氯
BB	缓冲碱	Cl^-	氯离子
BCG	溴甲酚绿	CMIA	化学发光微粒子免疫检测
BE	全血碱剩余	CO_2	二氧化碳

续表

英文缩写	中文名称	英文缩写	中文名称
COR	皮质醇	HBDH	羟丁酸脱氢酶
CPS	C肽	HBeAb	抗乙型肝炎病毒e抗体
CREA	肌酐	HBeAg	乙型肝炎病毒e抗原
CRP	C-反应蛋白	HBsAb	抗乙型肝炎病毒表面抗体
$ctCO_2$(B)	全血中二氧化碳总浓度	HBsAg	乙型肝炎病毒表面抗原
$ctCO_2$(P)	血浆中二氧化碳总浓度	hCG	人绒毛膜促性腺激素
$CuSO_4$	硫酸铜	Hct	血细胞比容
CV	变异系数	HCV	丙型肝炎病毒抗体
Cys-C	胱抑素C	HCY	同型半胱氨酸
D-3-HBDH	D-3-羟基丁酸脱氢酶	HDL	高密度脂蛋白
DB	直接胆红素	HDL-C	高密度脂蛋白胆固醇
DBiL	直接胆红素	HEV-IgM	戊肝
DIL	稀释液	HIS	医院信息管理系统
E2	雌二醇	HIV	人类免疫缺陷病毒
ECLIA	电化学发光免疫分析技术	IgA	免疫球蛋白A
EDTA	乙二胺四乙酸	IgE	免疫球蛋白E
ELISA	酶联免疫吸附试验	IgG	免疫球蛋白G
FDH	家族性异常白蛋白高甲状腺素血症	IgM	免疫球蛋白M
Ferr	铁蛋白	INS	血胰岛素水平测定
FiO2	吸氧浓度	IS	标准液
FMN	果糖胺	ISE	离子选择性电极
Fol	叶酸	K	钾
fPSA	游离前列腺特异性抗原	K^+	钾离子
FSH	促卵泡成熟激素	KI	碘化钾
FT_3	游离三碘甲状腺原氨酸	Lac	乳酸
FT_4	游离甲状腺素	LAP	亮氨酸氨基肽酶
GGT	γ-谷氨酰转移酶	LDH	乳酸脱氢酶
Glb	球蛋白	LDL	低密度脂蛋白
GLU	葡萄糖检测	LDL-C	低密度脂蛋白胆固醇
HAMA	人抗小鼠抗体	LH	促黄体生成素
HAV-IgM	甲肝	LIS	实验室信息管理系统
Hb	血红蛋白	LP(a)	脂蛋白a
HbA1c	糖化血红蛋白	LPS	脂肪酶
HBcAb	抗乙型肝炎病毒核心抗体	mALB	尿微量白蛋白

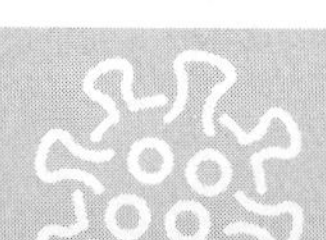

续表

英文缩写	中文名称	英文缩写	中文名称
MES	乙磺酸	SCM	系统控制模块
Mg	镁	SD	标准差
Na	钠	SID	样本号
Na^+	钠离子	SO_2	氧饱和度
NaOH	氢氧化钠	SOP	标准操作规程
NC	阴性对照	T	睾酮
nCa^{2+}	钙离子含量	T_3	总甲三碘状腺原氨酸
NTIS	非甲状腺疾病	T_4	甲状腺素
P	磷	TAT	周转时间
P	孕酮	TB	血清总胆红素
PA	血清前白蛋白	TBA	总胆汁酸
PC	阳性对照	TBIL	总胆红素
pCO_2	二氧化碳分压	TC	总胆固醇
PEI	PauL-Ehrlich 研究院	TDS	可溶性电导物质
PG-Ⅱ	胃蛋白酶原Ⅱ	TEA	允许总误差
PG-Ⅰ	胃蛋白酶原Ⅰ	TG	甘油三酯
pH	酸碱度	tHb	总血红蛋白
PIVKA-Ⅱ	异常凝血酶原	TMB	四甲基联苯胺
PM	免疫处理模块	TP	总蛋白
PaO_2	动脉血氧分压	TP	梅毒螺旋体
PRL	催乳素	TPA	三丙胺
PSA	前列腺特异性抗原	TPPA、RPR	梅毒
PT	能力验证	TRAb	促甲状腺素激素受体抗体
PTH	甲状旁腺激素	TRUST	甲苯胺红不加热血清反应素试验
RBP	视黄醇结合蛋白	TSH	促甲状腺刺激激素
RCF	相对离心力	UA	尿酸
REF	参比电极	UCB	非结合胆红素
Renin	肾素	UPS	不间断电源
RF	类风湿因子	UREA	尿素氮
RLUs	相对发光单位	U-TP	尿总蛋白
RPR	快速血浆反应素试验	VDRL	性病研究实验室实验
RSM	样品和试剂传输模块	WHO	世界卫生组织
Ru	钌	β2-MG	β2 微球蛋白
SB	标准碳酸氢盐	β-hCG	人绒毛膜促性腺激素的 β 亚单位